国家卫生健康委员会"十三五"规划教材

全国中医药高职高专教育教材

供医学美容技术等专业用

美容心理学

第 3 版

主　编　陈　敏　汪启荣

副主编　周雪妃　王　静　刘海洋

编　委　（按姓氏笔画排序）

王　静（江西中医药高等专科学校）

刘海洋（黑龙江中医药大学佳木斯学院）

汪启荣（沧州医学高等专科学校）

张馨予（江苏省连云港中医药高等职业技术学校）

陈　敏（江苏省连云港中医药高等职业技术学校）

陈巧云（黑龙江中医药大学佳木斯学院）

陈慧敏（安徽中医药高等专科学校）

周雪妃（蚌埠医学院护理学院）

侯艳芹（沧州医学高等专科学校）

人民卫生出版社

图书在版编目（CIP）数据

美容心理学/陈敏，汪启荣主编．—3 版．—北京：
人民卫生出版社，2019

ISBN 978-7-117-28450-9

Ⅰ.①美… Ⅱ.①陈…②汪… Ⅲ.①美容－医学心
理学－高等职业教育－教材 Ⅳ.①R395.1

中国版本图书馆 CIP 数据核字（2019）第 099019 号

| 人卫智网 | www.ipmph.com | 医学教育、学术、考试、健康，购书智慧智能综合服务平台 |
| 人卫官网 | www.pmph.com | 人卫官方资讯发布平台 |

美容心理学
第 3 版

主　　编：陈　敏　汪启荣

出版发行：人民卫生出版社（中继线 010-59780011）

地　　址：北京市朝阳区潘家园南里 19 号

邮　　编：100021

E - mail: pmph @ pmph.com

购书热线：010-59787592　010-59787584　010-65264830

印　　刷：人卫印务（北京）有限公司

经　　销：新华书店

开　　本：787 × 1092　1/16　印张：12

字　　数：276 千字

版　　次：2010 年 6 月第 1 版　2019 年 8 月第 3 版
　　　　　2025 年 4 月第 3 版第 11 次印刷（总第 19 次印刷）

标准书号：ISBN 978-7-117-28450-9

定　　价：42.00 元

打击盗版举报电话：010-59787491　E-mail: WQ @ pmph.com
（凡属印装质量问题请与本社市场营销中心联系退换）

《美容心理学》数字增值服务编委会

主　编　陈　敏　汪启荣

副主编　周雪妃　王　静　刘海洋

编　委　（按姓氏笔画排序）

王　静（江西中医药高等专科学校）

刘海洋（黑龙江中医药大学佳木斯学院）

汪启荣（沧州医学高等专科学校）

张馨予（江苏省连云港中医药高等职业技术学校）

陈　敏（江苏省连云港中医药高等职业技术学校）

陈巧云（黑龙江中医药大学佳木斯学院）

陈慧敏（安徽中医药高等专科学校）

周雪妃（蚌埠医学院护理学院）

侯艳芹（沧州医学高等专科学校）

修订说明

为了更好地推进中医药职业教育教材建设,适应当前我国中医药职业教育教学改革发展的形势与中医药健康服务技术技能人才的要求,贯彻落实《国家中长期教育改革和发展规划纲要(2010—2020年)》《医药卫生中长期人才发展规划(2011—2020年)》《中医药发展战略规划纲要(2016—2030年)》精神,做好新一轮中医药职业教育教材建设工作,人民卫生出版社在教育部、国家卫生健康委员会、国家中医药管理局的领导下,组织和规划了第四轮全国中医药高职高专教育、国家卫生健康委员会"十三五"规划教材的编写和修订工作。

本轮教材修订之时,正值《中华人民共和国中医药法》正式实施之际,中医药职业教育迎来发展大好的际遇。为做好新一轮教材出版工作,我们成立了第四届中医药高职高专教育教材建设指导委员会和各专业教材评审委员会,以指导和组织教材的编写和评审工作;按照公开、公平、公正的原则,在全国1 400余位专家和学者申报的基础上,经中医药高职高专教育教材建设指导委员会审定批准,聘任了教材主编、副主编和编委;确立了本轮教材的指导思想和编写要求,全面修订全国中医药高职高专教育第四轮规划教材,即中医学、中药学、针灸推拿、护理、医学美容技术、康复治疗技术6个专业83门教材。

第四轮全国中医药高职高专教育教材具有以下特色:

1. 定位准确,目标明确 教材的深度和广度符合各专业培养目标的要求和特定学制、特定对象、特定层次的培养目标,力求体现"专科特色、技能特点、时代特征",既体现职业性,又体现其高等教育性,注意与本科教材、中专教材的区别,适应中医药职业人才培养要求和市场需求。

2. 谨守大纲,注重三基 人卫版中医药高职高专教材始终坚持"以教学计划为基本依据"的原则,强调各教材编写大纲一定要符合高职高专相关专业的培养目标与要求,以培养目标为导向、职业岗位能力需求为前提、综合职业能力培养为根本,同时注重基本理论、基本知识和基本技能的培养和全面素质的提高。

3. 重点考点,突出体现 教材紧扣中医药职业教育教学活动和知识结构,以解决目前各高职高专院校教材使用中的突出问题为出发点和落脚点,体现职业教育对人才的要求,突出教学重点和执业考点。

4. 规划科学,详略得当 全套教材严格界定职业教育教材与本科教材、毕业后教育教材的知识范畴,严格把握教材内容的深度、广度和侧重点,突出应用型、技能型教育内容。基础课教材内容服务于专业课教材,以"必须、够用"为度,强调基本技能的培养;专业课教材紧密围绕专业培养目标的需要进行选材。

5.体例设计,服务学生 本套教材的结构设置、编写风格等坚持创新,体现以学生为中心的编写理念,以实现和满足学生的发展为需求。根据上一版教材体例设计在教学中的反馈意见,将"学习要点""知识链接""复习思考题"作为必设模块,"知识拓展""病案分析(案例分析)""课堂讨论""操作要点"作为选设模块,以明确学生学习的目的性和主动性,增强教材的可读性,提高学生分析问题、解决问题的能力。

6.强调实用,避免脱节 贯彻现代职业教育理念。体现"以就业为导向,以能力为本位,以发展技能为核心"的职业教育理念。突出技能培养,提倡"做中学、学中做"的"理实一体化"思想,突出应用型、技能型教育内容。避免理论与实际脱节、教育与实践脱节、人才培养与社会需求脱节的倾向。

7.针对岗位,学考结合 本套教材编写按照职业教育培养目标,将国家职业技能的相关标准和要求融入教材中。充分考虑学生考取相关职业资格证书、岗位证书的需要,与职业岗位证书相关的教材,其内容和实训项目的选取涵盖相关的考试内容,做到学考结合,体现了职业教育的特点。

8.纸数融合,坚持创新 新版教材最大的亮点就是建设纸质教材和数字增值服务融合的教材服务体系。书中设有自主学习二维码,通过扫码,学生可对本套教材的数字增值服务内容进行自主学习,实现与教学要求匹配、与岗位需求对接、与执业考试接轨,打造优质、生动、立体的学习内容。教材编写充分体现与时代融合、与现代科技融合、与现代医学融合的特色和理念,适度增加新进展、新技术、新方法,充分培养学生的探索精神、创新精神;同时,将移动互联、网络增值、慕课、翻转课堂等新的教学理念和教学技术、学习方式融入教材建设之中,开发多媒体教材、数字教材等新媒体形式教材。

人民卫生出版社医药卫生规划教材经过长时间的实践与积累,其中的优良传统在本轮修订中得到了很好的传承。在中医药高职高专教育教材建设指导委员会和各专业教材评审委员会指导下,经过调研会议、论证会议、主编人会议、各专业编写会议、审定稿会议,确保了教材的科学性、先进性和实用性。参编本套教材的近1000位专家,来自全国40余所院校,从事高职高专教育工作多年,业务精纯,见解独到。谨此,向有关单位和个人表示衷心的感谢! 希望各院校在教材使用中,在改革的进程中,及时提出宝贵意见或建议,以便不断修订和完善,为下一轮教材的修订工作奠定坚实的基础。

人民卫生出版社有限公司
2018 年 4 月

全国中医药高职高专院校第四轮规划教材书目

教材序号	教材名称	主编	适用专业
1	大学语文(第4版)	孙 洁	中医学、针灸推拿、中医骨伤、护理等专业
2	中医诊断学(第4版)	马维平	中医学、针灸推拿、中医骨伤、中医美容等专业
3	中医基础理论(第4版)*	陈 刚 徐宜兵	中医学、针灸推拿、中医骨伤、护理等专业
4	生理学(第4版)*	郭争鸣 唐晓伟	中医学、中医骨伤、针灸推拿、护理等专业
5	病理学(第4版)	苑光军 张宏泉	中医学、护理、针灸推拿、康复治疗技术等专业
6	人体解剖学(第4版)	陈晓杰 孟繁伟	中医学、针灸推拿、中医骨伤、护理等专业
7	免疫学与病原生物学(第4版)	刘文辉 田维珍	中医学、针灸推拿、中医骨伤、护理等专业
8	诊断学基础(第4版)	李广元 周艳丽	中医学、针灸推拿、中医骨伤、护理等专业
9	药理学(第4版)	侯 晞	中医学、针灸推拿、中医骨伤、护理等专业
10	中医内科学(第4版)*	陈建章	中医学、针灸推拿、中医骨伤、护理等专业
11	中医外科学(第4版)*	尹跃兵	中医学、针灸推拿、中医骨伤、护理等专业
12	中医妇科学(第4版)	盛 红	中医学、针灸推拿、中医骨伤、护理等专业
13	中医儿科学(第4版)*	聂绍通	中医学、针灸推拿、中医骨伤、护理等专业
14	中医伤科学(第4版)	方家选	中医学、针灸推拿、中医骨伤、护理、康复治疗技术专业
15	中药学(第4版)	杨德全	中医学、中药学、针灸推拿、中医骨伤、康复治疗技术等专业
16	方剂学(第4版)*	王义祁	中医学、针灸推拿、中医骨伤、康复治疗技术、护理等专业

续表

教材序号	教材名称	主编	适用专业
17	针灸学(第4版)	汪安宁　易志龙	中医学、针灸推拿、中医骨伤、康复治疗技术等专业
18	推拿学(第4版)	郭　翔	中医学、针灸推拿、中医骨伤、护理等专业
19	医学心理学(第4版)	孙　萍　朱　玲	中医学、针灸推拿、中医骨伤、护理等专业
20	西医内科学(第4版)*	许幼晖	中医学、针灸推拿、中医骨伤、护理等专业
21	西医外科学(第4版)	朱云根　陈京来	中医学、针灸推拿、中医骨伤、护理等专业
22	西医妇产科学(第4版)	冯　玲　黄会霞	中医学、针灸推拿、中医骨伤、护理等专业
23	西医儿科学(第4版)	王龙梅	中医学、针灸推拿、中医骨伤、护理等专业
24	传染病学(第3版)	陈艳成	中医学、针灸推拿、中医骨伤、护理等专业
25	预防医学(第2版)	吴　娟　张立祥	中医学、针灸推拿、中医骨伤、护理等专业
1	中医学基础概要(第4版)	范俊德　徐迎涛	中药学、中药制药技术、医学美容技术、康复治疗技术、中医养生保健等专业
2	中药药理与应用(第4版)	冯彬彬	中药学、中药制药技术等专业
3	中药药剂学(第4版)	胡志方　易生富	中药学、中药制药技术等专业
4	中药炮制技术(第4版)	刘　波	中药学、中药制药技术等专业
5	中药鉴定技术(第4版)	张钦德	中药学、中药制药技术、中药生产与加工、药学等专业
6	中药化学技术(第4版)	吕华瑛　王　英	中药学、中药制药技术等专业
7	中药方剂学(第4版)	马　波　黄敬文	中药学、中药制药技术等专业
8	有机化学(第4版)*	王志江　陈东林	中药学、中药制药技术、药学等专业
9	药用植物栽培技术(第3版)*	宋丽艳　汪荣斌	中药学、中药制药技术、中药生产与加工等专业
10	药用植物学(第4版)*	郑小吉　金　虹	中药学、中药制药技术、中药生产与加工等专业
11	药事管理与法规(第3版)	周铁文	中药学、中药制药技术、药学等专业
12	无机化学(第4版)	冯务群	中药学、中药制药技术、药学等专业
13	人体解剖生理学(第4版)	刘　斌	中药学、中药制药技术、药学等专业
14	分析化学(第4版)	陈哲洪　鲍　羽	中药学、中药制药技术、药学等专业
15	中药储存与养护技术(第2版)	沈　力	中药学、中药制药技术等专业

续表

教材序号	教材名称	主编	适用专业
1	中医护理(第3版)*	王　文	护理专业
2	内科护理(第3版)	刘　杰　吕云玲	护理专业
3	外科护理(第3版)	江跃华	护理、助产类专业
4	妇产科护理(第3版)	林　萍	护理、助产类专业
5	儿科护理(第3版)	艾学云	护理、助产类专业
6	社区护理(第3版)	张先庚	护理专业
7	急救护理(第3版)	李延玲	护理专业
8	老年护理(第3版)	唐凤平　郝　刚	护理专业
9	精神科护理(第3版)	井霖源	护理、助产专业
10	健康评估(第3版)	刘惠莲　滕艺萍	护理、助产专业
11	眼耳鼻咽喉口腔科护理(第3版)	范　真	护理专业
12	基础护理技术(第3版)	张少羽	护理、助产专业
13	护士人文修养(第3版)	胡爱明	护理专业
14	护理药理学(第3版)*	姜国贤	护理专业
15	护理学导论(第3版)	陈香娟　曾晓英	护理、助产专业
16	传染病护理(第3版)	王美芝	护理专业
17	康复护理(第2版)	黄学英	护理专业
1	针灸治疗(第4版)	刘宝林	针灸推拿专业
2	针法灸法(第4版)*	刘　茜	针灸推拿专业
3	小儿推拿(第4版)	刘世红	针灸推拿专业
4	推拿治疗(第4版)	梅利民	针灸推拿专业
5	推拿手法(第4版)	那继文	针灸推拿专业
6	经络与腧穴(第4版)*	王德敬	针灸推拿专业
1	医学美学(第3版)	周红娟	医学美容技术等专业
2	美容辨证调护技术(第3版)	陈美仁	医学美容技术等专业
3	美容中药方剂学(第3版)*	黄丽萍　姜　醒	医学美容技术等专业

续表

教材序号	教材名称	主编	适用专业
4	美容业经营与管理(第3版)	申芳芳	医学美容技术等专业
5	美容心理学(第3版)*	陈 敏 汪启荣	医学美容技术等专业
6	美容外科学概论(第3版)	贾小丽	医学美容技术等专业
7	美容实用技术(第3版)	张丽宏	医学美容技术等专业
8	美容皮肤科学(第3版)	陈丽娟	医学美容技术等专业
9	美容礼仪与人际沟通(第3版)	位汶军 夏 曼	医学美容技术等专业
10	美容解剖学与组织学(第3版)	刘荣志	医学美容技术等专业
11	美容保健技术(第3版)	陈景华	医学美容技术等专业
12	化妆品与调配技术(第3版)	谷建梅	医学美容技术等专业
1	康复评定(第3版)	孙 权 梁 娟	康复治疗技术等专业
2	物理治疗技术(第3版)	林成杰	康复治疗技术等专业
3	作业治疗技术(第3版)	吴淑娥	康复治疗技术等专业
4	言语治疗技术(第3版)	田 莉	康复治疗技术等专业
5	中医养生康复技术(第3版)	王德瑜 邓 沂	康复治疗技术等专业
6	临床康复学(第3版)	邓 倩	康复治疗技术等专业
7	临床医学概要(第3版)	周建军 符逢春	康复治疗技术等专业
8	康复医学导论(第3版)	谭 工	康复治疗技术等专业

* 为"十二五"职业教育国家规划教材

第四届全国中医药高职高专教育教材建设指导委员会

主 任 委 员　方家选　胡志方

副主任委员　（按姓氏笔画排序）

　　　　　　王义祁　王之虹　刘　斌　李　丽　何文彬
　　　　　　张立祥　张先庚　陈　刚　陈林兴　周建军
　　　　　　秦晓明　郭争鸣

委　　　员　（按姓氏笔画排序）

　　　　　　王秀兰　卞　瑶　孔令俭　刘　勇　李灿东
　　　　　　李治田　李景儒　李榆梅　吴　彬　张　科
　　　　　　张美林　张登山　张震云　陈文松　陈玉奇
　　　　　　陈景华　金玉忠　周忠民　顾　强　徐家正
　　　　　　唐家奇　曹世奎　龚晋文　董维春　董辉光
　　　　　　谭　工　潘年松

秘　　　书　滕艺萍　范　真　马光宇

第四届全国中医药高职高专医学美容技术专业教材评审委员会

主 任 委 员　陈景华

副主任委员　黄丽平　陈丽娟　卢　萍

委　　　员　申芳芳　陈美仁　胡　玲　范俊德

前　言

为了更好地贯彻落实国家发展战略和国家医药卫生人才发展规划,推动中医药高职高专教育的发展,培养中医药创新型人才,在总结汲取前一版教材成功经验的基础上,在全国中医药高职高专教材建设指导委员会和人民卫生出版社的组织规划下,按照全国中医药高职高专院校医学美容技术专业的培养目标,本着与时代融合、与现代科技融合、与现代医学融合的特色和理念,确立本课程的教学内容并编写了本教材。

美容心理学是医学美容技术专业的基础课,是以心理学特别是医学心理学为基础,以美容业为实践领域的一门应用心理学分支学科。美容业的健康发展必须要有医学人文知识的保障。其中,美容心理学是重要而核心的内容之一,是医疗美容业健康发展的重要保障,因而在医学美容技术专业中占有显著的地位。

全书分上下篇,上篇为基础篇,讲述心理学基础知识、人体审美心理、美容社会心理和容貌缺陷心理,侧重与美容实践工作相关的理论知识;下篇为应用篇,讲述美容心身医学、心理障碍与美容、美容心理评估、美容心理咨询与治疗、人际沟通与美容和营销心理与美容,侧重实践与应用。本版教材各章内容均有一定程度的调整和更新,同时顺应心理咨询实务的快速发展,将第2版第八章美容心理评估、咨询与治疗拆分为第八章美容心理评估和第九章美容心理咨询与治疗,在内容上也进行了许多增补。

配套教材方面,与本专业教材同步实现由网络增值服务向二维码数字增值服务转变,增加章节PPT课件、扫一扫知重点、扫一扫测一测等内容,线上学习得到进一步加强,并配有复习思考题答案及期中、期末试卷各两套,以供学习,这些立体化数字教学资源对美容心理学课程教学会有所帮助。

在本教材编写期间,虽然全体编写人员精诚团结,共同努力,但鉴于目前美容心理学的研究仍处于基础阶段,研究广度和深度都有待进一步提高,同时限于编者水平,难免存在不足之处,恳请广大读者提出宝贵意见,以便今后修订。

《美容心理学》编委会
2019 年 2 月

目 录

上篇 基 础 篇

下篇 应 用 篇

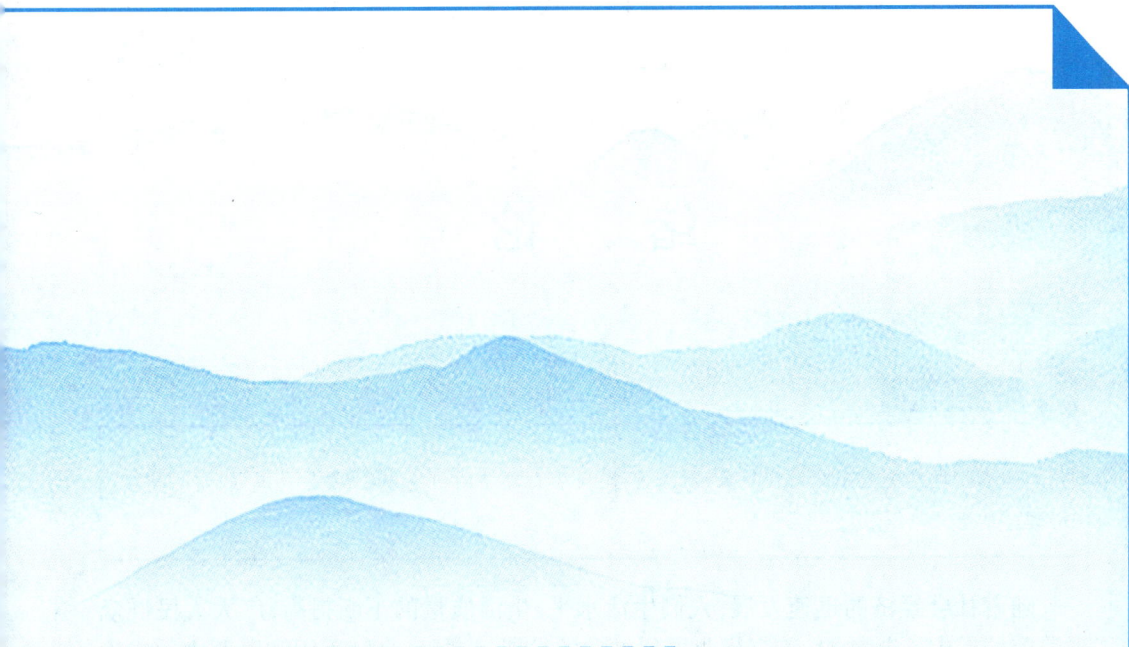

上篇

基 础 篇

课件
01章PPT

扫一扫
知重点

第一章

绪　　论

学习要点

美容心理学的概念及研究对象、研究内容;美容心理学的研究方法、发展及成因;学习美容心理学的意义与作用。

随着社会经济的迅速发展,人们生活水平、生活质量的不断提高,广大人民群众对美容的需求不断增加,美容行业得到迅猛的发展,中国已是继美国和巴西之后成为全球第三美容大国。爱美是人类亘古不变的追求,从最初人类的树叶裹体到现代最新美容方法与手段的应用,都是人们对美的追求的一种表达。美容为人们特别是女性所青睐,日渐成为生活的重要组成部分。美离不开心理,美是心的追求,美是心的满足,美容的最终目的是为了引发求美者心中的自我美感,增加自信心,因此,心理因素贯穿于美容业的方方面面。美容与心理的密切关系决定了美容心理学是美容的重要基础学科,美容心理治疗也是美容实践的必要手段。因此,美容心理学的作用和影响越来越多地被认识和肯定,研究美容心理学对促进美容业的健康可持续发展具有重要意义。

第一节　美容心理学概述

一、美容心理学的概念

心理学(psychology)是一门渊源千载而历史仅有百年的学科。psychology 一词由希腊文中 psyche(灵魂)与 logos(讲述)两个词演变而成,合起来的意思是"阐释心灵的学问"。在当时这一词的界定不含科学概念,仅具有哲学意义。随着社会的发展,心理学也由从属于哲学范畴发展为一门独立的学科,其研究内涵由只涉及人类的心理方面问题发展为研究行为与心理历程的科学。

美容心理学(cosmetic psychology)是以心理学特别是医学心理学为基础,以美容业为实践领域的一门应用心理学分支学科。广义的美容心理包括人们在爱美、求美和创造美的过程中的一切心理活动。如设计新颖发式,对服饰时尚潮流、容颜妩媚艳丽和匀称健美身材的追求,自身文化修养的提高等。狭义的美容心理是美容工作者根据求美者的心理,运用美容心理学的理论和实践,对求美者进行心理调适、心理诊断、心理治疗和护理等的过程,亦称"心理美容"。

心理美容是美容的特殊范畴。心理美容通过对人的神经系统调节和内分泌调节,影响人的生理和精神状态,进而影响容貌,从而参与到整形美容、保健美容、化妆美容等美容实践中。

二、美容心理学的研究对象

美容心理学是一门建立在心理学基础之上的应用心理学分支学科,涉及医学心理学、审美心理学及社会心理学等多门学科。它以上述学科为理论基础,以美容业为实践平台。

美容心理学的研究对象主要有:①在心理学的人格理论等基础上研究个体容貌对人格形成的影响,研究自像形成、美欲、求美动机等个体自我审美的心理学问题;②在缺陷心理学及病理心理学基础上研究容貌缺陷对人的心理的影响,研究容貌缺陷导致的各种心理障碍;③在社会心理学的基础上研究容貌美的社会价值,人们对美容的态度,文化观念导致的审美心理差异等问题;④在医学心理学基础上研究容貌对人心理的影响及其导致的各种心理障碍,包括心理咨询、心理诊断、心理护理和治疗;⑤在审美心理学的基础上研究容貌审美的心理学要素,美容纠纷的心理因素等。

三、美容心理学的研究内容

美容心理学是以美容业为实践领域的一门应用心理学分支学科,是美容业健康发展的医学人文知识保障。本教材的编写坚持"以岗位需求为前提,能力培养为重点"的原则,在做好心理学相关知识铺垫的同时,注重将心理学的相关理论与技能应用于美容实践中,以培养实用型、技能型人才。全书共 11 章,主要内容如下:

心理学基础主要学习心理学的基本理论,为学习美容心理学奠定基础,内容主要为心理现象及实质、心理过程和人格。心理过程包括认识过程、情感过程和意志过程,具体有感觉、知觉、记忆、思维、想象、注意、情绪、情感、意志等;人格包括人格倾向性和人格心理特征,具体有需要、动机、能力、气质、性格等。

人体审美心理主要阐释了人体美、医学人体美、体像、美感、美欲等概念;概述了人体美的美学与心理学评定;人体审美的特点;体像心理,体像知觉与自我体像的形成,体像与医学美容;消极体像、病态体像与错觉;美感心理作用的应用;美欲与其他心理需要的关系;求美动机的特点;求美动机的产生;求美行为的表现;人体审美趋势及时尚与医学美容。

美容社会心理是从社会和个体相互作用的观点出发,研究特定社会生活条件下求美心理活动和行为发生、发展及其变化规律的一门科学。容貌具有重要的社会心理价值,其中一个重要的社会心理价值体现在它对社会知觉和人际吸引的影响上。社会态度是美容行为的重要决定因素,是解释、预测和控制人们的求美行为的重要手段。社会影响是指社会中的个体或由个体组成的群体对他人求美心理与行为的影响,从众、模仿与时尚等都是其主要的表现形式。

容貌缺陷心理主要研究有容貌形体缺陷或有容貌形体缺陷感的人的心理行为问题。容貌缺陷是否导致缺陷心理由个体的心理过程、个性及心理防御机制等因素决定。

美容心身医学主要研究在美容医学实践中产生的心身疾病的病因、病理、临床表现、诊断、治疗和预防,使学习者能应用心身疾病治疗的相关知识鉴别心身疾病患者并帮助其解决心理问题,促进身心健康。

心理障碍与美容主要研究与美容相关的心理问题和神经症、容貌因素导致的神经症、心理障碍及心理障碍的判断标准,介绍躯体变形障碍与体像障碍的特征、诊断,从而为与美容相关的心理障碍的心理干预奠定理论和实践基础。

美容心理评估主要介绍美容心理评估的概念与基本方法,常用的美容心理测验的选择与应用。

美容心理咨询与治疗主要介绍美容心理咨询的概念、形式和程序,美容心理咨询中的咨访关系,美容心理咨询的技术,美容心理咨询师的基本要求;心理治疗的概念和主要技术。

人际沟通与美容主要介绍在医疗美容工作中必备的人际沟通技巧。

营销心理与美容主要介绍医疗美容实践中求美者和美容工作者的营销手段和营销媒介。学习双方心理特点及营销手段和媒介的心理效应,有助于美容营销人员在营销活动中取得最佳效果。

四、美容心理学的研究方法

心理学的研究方法很多,主要有观察法、调查法、实验法、访谈法、个案法和测验法等。在美容业常用的有以下几种方法:

(一) 访谈法

访谈是美容心理学在美容实践中采用的最基本形式和手段,也是美容和心理工作者重要而基本的技能,在心理诊断、心理咨询和治疗等工作中经常使用。访谈双方通过听、说、看、演 4 个途径,借助于语言和非语言交流,完成信息收集、交换和互动。访谈不同于普通的交谈,其区别在于访谈具有明确的目的性、计划性和控制性。

访谈有标准化访谈、半标准化访谈、非标准化访谈 3 种形式。

标准化访谈又称结构式访谈或控制式访谈,其特点是按事先计划好的谈话内容顺序进行,谈话效率高。半标准化访谈又称半结构式访谈或半控制式访谈,其特点是有事先准备好的谈话纲要,但在访谈过程中不拘泥于谈话的方式和顺序。非标准化访谈又称非结构式访谈或无控制式访谈,其特点是谈话是在一种自由开放的氛围中进行,无明确的主题和谈话提纲,气氛活跃,交谈轻松。

访谈中要注意当好一个倾听者,真诚、专注地倾听。倾听中注意保持中性立场,不以自己的是非观、道德观对访谈内容进行评判,并注意对面部表情、体态、声音、空间距离、相对角度、沉默等访谈技巧的把握。

(二) 观察法

观察法是指通过科学观察,了解观察对象心理现象的表现,研究和分析群体或个体心理行为活动特点,探索心理活动规律的方法。观察法也是美容心理学比较常用的方法之一。

根据观察法所采用的环境条件,分为自然观察法和控制观察法。

1. 自然观察法　自然观察法是指对观察环境不作任何人为的条件控制,了解在自然状态下群体或个体的心理行为表现并加以研究与总结。其优点是观察对象在纯自然环境下的心理行为表现真实、自然、切合实际;不足之处是研究过程缓慢,影响因素较多,对研究结论的可靠性有一定影响。

2. 控制观察法　控制观察法是将观察对象置于经过预先设置或处理的观察情境中,了解观察对象在控制情境中的心理行为表现并加以研究与总结。其优点是能够准确控制影响因素及影响因素的影响程度,研究过程较自然观察法快捷;不足之处是在控制条件下观察对象的心理行为现象可能失真,研究的成效常与研究者的水平及对条件的控制能力有关。

(三) 测验法

测验法是美容医学及临床心理学最常使用的一种方法。它是运用测验材料,通过标准化的方法,对被试者的心理和行为进行数量化的测量,并与常模进行比较,从而确定被试者心理活动的性质和程度的一种方法。在美容心理学中常用的有修订的韦氏智力测验,明尼苏达多相人格测验,艾森克人格问卷,焦虑、抑郁等情绪量表,还有在美容医学中常用的体像障碍自评量表、自尊量表等。通过以上量表,美容工作者可以把握求美者的心理特征,为心理诊断、心理咨询与治疗提供依据。

(四) 调查法

调查法也是一种被广泛采用的方法,根据调查的主题预先拟定相关的调查问题,由被调查者自由表达其态度和观点。问卷调查法,即将要调查的内容设计成问题或表格,以书面的形式发放到被调查者手中,由被调查者完成书面问卷的一种方法。问卷调查法简便易行,可广泛使用,但由于被调查者合作程度及对问题的理解把握有异,所以在一定程度上影响结果的可靠性。

知识链接

乔治·盖洛普的民意调查

乔治·盖洛普是现代民意调查研究的创始人之一。他在 1935 年成立了盖洛普民意调查研究所。盖洛普民意测验一般随机调查 1 000 人左右。盖洛普认为,只有随机选择被提问的人才能确保提问结果真正反映公众的意愿。使盖洛普一举成名的是 1936 年的总统大选,当时许多民意调查都不看好罗斯福总统连任,只有盖洛普预测,罗斯福能够连任。在 50 年的时间里,盖洛普民意调查研究所对 12 次总统选举的调查显示,盖洛普民意调查的准确率非常高。盖洛普民意调查之所以成功,在于他们深知并正确地运用了这样一个社会心理学原理:态度可以预测人的行为。

(五) 个案法

个案法是对个人或以个人组成的团体为对象的一种研究方法。个案法最早是医师通过了解患者病情及患者生活史来研究疾病的一种方法。个案法是研究美容心理学的重要工具,现广泛用于心理学、伦理学及社会学的研究。个案资料包括家族史、疾病史、教育背景、人格发展、个人经历、工作情况、社会关系和当前心理状态等。个案研究通过对个案进行系统全面的研究,探寻隐藏在个案背后规律性的东西。当然个案研究也有不足之处,因为个案研究的对象数量较少,结果是否具有代表性常受到置疑。

第二节　美容心理学的发展

一、美容心理学的发展简史

爱美是人类的天性,追求美、向往美、创造美是人们热爱生活的体现。人类在茹毛饮血的原始社会便产生了朴素的爱美心理,他们从用树叶美体到将矿物、有色土壤,植物的叶子、花果,动物的骨、毛皮做成五彩缤纷的装饰物来打扮自己、愉悦自己,显示自己的勇敢和人类战胜自然的力量。因此可以说爱美是人类的"本能"。我国甲骨文中的"美"字,就像一个"人"头上戴着羊头或羊角。羊是人类最早驯养的动物,人和羊在一起,人头上戴着羊角,是人改造自然、征服自然的力量的象征,因而很美。可见,美及美容心理起源于人类社会的生产劳动。人的爱美心理同人类改造自然界的实践活动密切相连。不同的国家和民族有着各自不同的审美情趣。古希腊为了抵抗异族的入侵,十分重视军事体育活动,人们追求完美健壮的身体,以赤露的肌肉强壮而柔韧为美。我们现在还可以看到许多古希腊的雕塑、古建筑中用结实的臂膀和矫健的双腿去表现美。社会发展到今天,高度发达的物质文明与精神文明为爱美心理提供了良好的基础和氛围。爱美成为一个约定俗成的社会现象,从中人类的感官得到畅快,内心得到满足,情绪得到释放,精神得到享受,视野得到开阔。这是一种社会进步,是一个社会政治、经济、文化欣欣向荣的反映。

对于美容心理学的研究,较早起步于西方国家。一些整形外科医师在整形美容外科的临床过程中认识到整形美容就医者并非传统意义上的患者。这些就医者可无某种生理上的病变,但心理异常的发生率却远远高于一般人群。众多的美容就医者存在程度不同的心理问题。整形美容外科的临床过程在很大程度上是一个心理和社会的过程,其中对有心理障碍的患者是否进行手术是一个十分棘手的问题,没有精神心理专家的参与,整形美容外科医师很难做出恰当的选择,因而在整形美容医疗实践中心理干预是治疗所必需的。如美国的 Edgerton 医师从 20 世纪 60 年代起就先后发表"隆乳术:精神医学的内涵和外科的适应证""美容整形外科患者的外科-精神医学的研究""鼻整形术后的外科与心理变化""美容整形医师对情绪障碍患者的义务""100 例心理障碍患者的整形外科与心理治疗"等关于美容心理学研究的文章。进入 20 世纪 80 年代,美容心理学的研究进一步深入,如美国南加州大学医学院外科与精神医学部的 JM. Goin 和 MK. Goin 联手研究美容整形外科心理学问题,并发表乳房整形手术及面部美容手术方面美容心理相关学术论文。精神心理学家 Napoleon 把心理学理论运用于美容外科实践,发表"老年美容外科求术者的心理学考虑""美容整形患者的人格问题"等有价值的文章。人的美丑不仅仅在于客观生理形态的存在,还在于对自己的感受,即自我的体像。人之所以要去美容就医,绝大多数并非是为美而美,而是对自身容貌形体存在这样或那样的不满。精神病学家 Phlillips 和精神医学专家 Pruzinsky 都在体像障碍方面进行过研究,发表相关专著。

尽管我国美容业起步晚,美容心理学更是一个全新的学术领域,但伴随着美容业的蓬勃发展,美容心理问题日益受到美容工作者的关注。随着何伦等主编的《美容心理学》以及相关图书及教材的出版,美容心理学得到更大范围的重视和普及。卫生部2002年第19号令发布的《医疗美容服务管理办法》将"医疗美容"列为一级临床科目,并明确了美容外科学、美容皮肤科学、美容牙科学及美容中医科为二级诊疗科目。《医疗美容服务管理办法》的配套文件之一《医疗美容项目》将医疗美容服务专业科目设置为:美容心理诊断和辅导技术、美容外科、美容牙科、美容皮肤科、美容中医科和美容医疗应用技术6大类。2016年卫生和计划生育委员会令第19号对《医疗美容服务管理办法》进行修订,医疗美容科为一级诊疗科目,美容外科、美容牙科、美容皮肤科和美容中医科为二级诊疗科目。尹康、高伟成等的"鼻整形术对受术者体像影响的研究",侯胜群、傅翠霞等的"化妆美容在改善肿瘤患者负性情绪中的应用现状"研究,叶伊琳的"心理干预对美容整形受术者心理状态和满意度的影响研究"等,均在美容心理学的不同方面进行了研究与探讨。当然,就现状而言,美容心理学仍处于发展阶段;美容心理专业队伍不够壮大,人才严重缺乏;美容心理学的学科体系有待于进一步建立与完善;美容心理学的研究在广度、深度上有待进一步提高。

二、美容心理学发展的成因

美容心理学是近年来出现并迅速成为美容教育不可或缺的核心课程。爱美之心,人皆有之。美容心理学与人们的日常生活紧密相关,其具有今天的学科地位主要取决于下列因素:

第一,社会发展的需求。自有人类历史以来,人类社会发展经历了农业社会、工业社会、知识经济社会3个阶段。在农业社会,人们创造物质财富的手段主要是体力,人们生活的主要任务是吃饱穿暖,主要满足的是生理需要,无暇顾及其他的社会需要。在工业社会,人们创造物质财富的手段主要是物力,即资金和设备,人们生活的主要任务是享有大量物质资源,主要满足的是物质需要。在当今知识经济社会,信息、智力为主要创造物质财富的手段,人们在享有物质的同时享有大量的心理资源来满足精神需要。

第二,个体发展的需求。人类个体的发展在农业社会主要表现为力量,在工业社会主要表现为技能,而在今天则表现为知识、技能、力量、文化、心理及美的综合,是人类社会任何发展时期的个体都无法比拟的。具有美的需求、掌握美的艺术成为当代人的重要特征。一个内在美、外在也美的人才能获得成功。

第三,人际交往的需求。当今社会人与人之间交换的不仅是商品、知识及信息,同时还有美。彼此以美的形象在人际交往中出现是一种相互尊重,并为人际交往的成功营造良好的氛围。一个人只有真正感觉到自我美的时候,才有充沛的精力和永恒的追求。美的形象使交往者在交往中更加自信,并不断地走向成功。

综上所述,美容心理学的发展是社会发展、人类文明进步的必然。

第三节 美容心理学与相关学科

一、美容心理学与美容医学

美容医学的目的是维护和改进人体美,引发美容受者自我及他人心中的美感,即容在身,美在心。由此也决定了美容医学与美容心理学之间的关系密不可分。

(一) 美容医学以美容心理学为重要基础

在美容医学的实践活动中,求美者的心理是特殊而复杂的,它与普通外科患者完全不同。他们有的明显畸形,有的基本正常,常因为情绪原因或生活中的挫折而突然决定要做美容手术,把解决生活中的难题寄托于美容手术。心理障碍较轻的就医者经过美容手术往往会自行缓解;但倘若存在较严重的心理障碍,手术是不可能解决根本问题的,反而常常会带来许多麻烦。从中,美容医师也切身体会到,对求美者心理与人格的把握,远比对其缺陷的了解要重要得多。同样,对其心理认识偏差的纠正,也并不比对其形态上的矫正简单。忽视求美者的心理因素而单纯地进行手术治疗是不可能做好美容医疗工作的。有些接受美容手术者,即使在外表缺陷纠正后,心理上的缺陷也不会随之消除,还需要进行心理调适和干预才能够使其真正接受自己。也就是说,用手术等医学美容的方法使容貌的改变是迅速的,但是心理缺陷的改变却不那么容易。因此,必须要对接受美容手术者的心理状态、动机、需要、人格特征等心理要素进行把握,在用手术刀美容的同时注重接受美容手术者的心理美容。在西方一些国家,接受美容手术者术前一般要进行常规的心理测量,以排除心理疾患。

(二) 美容心理学以美容医学为重要的实践平台

美容心理学对美容医学的重要作用必须要在美容医学的实践活动中体现和发展。美容心理学的理论体系建立在美容活动基础之上,是对美容实践过程中心理现象的抽象概括,是对美容活动中心理问题发生的思考、研究、探索和总结。离开美容医学这一重要的实践平台,美容心理学也就成了无水之鱼。在我国,美容心理学尚属起步阶段,更需要广大美容工作者密切关注美容实践中的心理现象,把美容心理学的理论与方法充分应用到美容实践活动中,通过两者的紧密结合,使美容心理学的理论体系得到充分建立和发展,促进我国美容业蓬勃健康发展。

(三) 美容心理学与美容医学既相互区别又密不可分

美容心理学是以心理学为基础,以美容实践为领域的医学心理学分支,属于应用心理学。它以求美者心理的发生、发展过程为研究对象,研究心理现象的规律和机制,并用于指导美容实践。而美容医学是医学的分支学科,是医学的组成部分,它是在人体美的指导下通过手术、药物等手段达到完善和重塑人的容貌与形体的一门学科,它侧重研究的是美容中的医学问题。因此,美容心理学与美容医学二者之间既相互区别,不可替代,但同时二者又密不可分。美容医学和美容心理学的最终目标都是为了引发求美者心中的自我美感,增强其自信心,以积极的心态去工作和学习,提高生活质量,最终达到个人与社会适应良好。

二、美容心理学与其他学科

美容心理学涉及的内容广泛,是建立在多学科基础之上的应用性心理学分支学科。下面简述一些最常见的学科。

(一) 容貌审美心理学

主要研究容貌的美感与丑感、美容中的审美关系、美容审美主体、美容审美客体、容貌审美心理构成、容貌审美感觉、审美知觉、审美想象、审美思维、审美情感、审美情趣、审美直觉、审美联想、审美差异等容貌审美所涉及的审美心理学问题。

(二) 容貌发展心理学

研究体像的产生和发展,影响体像的因素,儿童、青年、中年、老年等各年龄阶段对自身的审美心理;研究先天性容貌缺陷者的心理,容貌缺陷者的手术时机等。

(三) 美容社会心理学

研究美容医学的社会学特征、美容与社会态度、不同人群对美容的态度,包括对一般美容的态度、对社会美容的态度和对医学美容的态度等;研究美容偏见的原因、美容与从众、流行心理;美容与人际交往和吸引,文化对美容心理的影响等。

(四) 容貌缺陷心理学

研究容貌缺陷与心理障碍的关系、心理防御与容貌缺陷的心理补偿、容貌缺陷所引起的心理障碍,如焦虑、抑郁、悲观、自信心缺乏、自我封闭等;研究容貌缺陷引起的神经症和变态心理,如美容神经症、容貌抑郁症、美容焦虑症、美容癔症等。

三、学习美容心理学的意义

美容工作者学习美容心理学,关注求美者的心理非常重要。

(一) 现代医学模式的必然要求

医学模式是人们对人类健康与疾病问题的总的看法,并在这一看法下以一定的思维方式和观点去研究医学的属性、职能和发展规律。医学模式是随社会发展和科学进步而发展演变的。过去长期占主导地位的生物医学模式忽视不良的心理、行为以及社会因素对人群健康和疾病的影响,导致许多心身疾病久治不愈。在竞争日益激烈、生活步伐日益加快的现代社会,一个人如果没有经过完善的社会化,那么他在社会生活中常常会有恐惧、焦虑、紧张、绝望等心理表现。在与求美者进行沟通交流过程中也经常可以发现,求美者表面要解决的是五官或身体某部位形态的问题,但交流进一步深入后经常谈及的是面容、体态的变化在社会行为的诸多因素相互影响下带来的心理阴影,更多的关注焦点在于通过美容手段来改善自己的外观而调理已经倾斜的心态。作为美容工作者,必须学习美容心理学,要充分了解求美者的心理状态,提高自己对求美者心理社会因素作用的观察和分析能力,把握求美者的心理,达到美容的预期效果。

(二) 指导美容实践的重要手段

美容心理学对美容实践的指导作用概括起来有以下几个方面:

1. 了解求美者的心理状态 有研究认为,整形美容人员心理异常的发生率远远高于一般人群,重视并应用美容心理学的理论与方法去了解求美者的心理状态,对做好美容工作有很大的帮助。根据求美者的动机及期望,可将求美者的心理状态分为以下4个层次:①正常心理状态。能正确评价自我体像,对客观体像有正确的审美态度及科学的审美观念,有能够理解的求美动机和行为。②一般心理问题。指自我审美能力较偏,求美期望较高;或意见不成熟,无明确要求;有自我体像丑陋的先占观念,过分夸大自己的缺点。③体像障碍与心理障碍并存。④严重心理障碍。

2. 鉴定与筛选美容手术者 由于容貌的缺陷,求美者或多或少地存在心理问题,较轻者经过美容往往会自行缓解,但倘若存在较严重的心理障碍,单一手术是不可能根本解决问题的,并且术后会出现许多麻烦。因此,对有心理障碍的求美者不能简单地依靠美容技术,必须有精神心理专家的参与,对整形美容求美者进行心理评估,并从中选择适合做美容手术者。有些不适合手术的求美者,要对他们实施心理疗法,以非手术的方法解除心理负担,建立信心,调整求美者在社会中的自我定位,从而避免不必要的美容手术;对人格障碍、神经症、躯体变形障碍或有其他心理障碍及重症精神病患者,都不宜手术。

3. 进行针对性的心理护理　美容工作者通过收集求美者的心理状态、动机、需要、人格特征等心理要素做好心理护理。对接受美容手术者而言,若对手术有惧怕心理和种种顾虑,手术前后是心理问题较容易发生的时刻。临近手术时,受术者的心理负担会加重,心情更紧张,更加焦虑恐惧。美容工作者应帮助受术者消除顾虑,树立信心。术后,受术者会有强烈的情绪反应,进一步巩固心理护理可提高满意度和生活质量。特别是手术后结果不尽如人意时,更要及时做好心理疏导工作,解除手术对受术者心理的不良影响。

4. 可作为独立的美容技术　此即精神美容或心理美容。有一些求美者实际上并没有真正的容貌缺陷或不协调,可以通过美容心理咨询更好地认识人体的美,进行适当的心理调节,进一步提高自己的人体审美能力,建立良好的自我体像意识。意识上的美感经心理作用,使得内在的美转化为外在的美,从而使美容心理学成为一项美容技术。

5. 实施"手术 - 心理治疗"联合疗法　此疗法由美国 Johus Hopkins 医院整形科 Edgerton 等于 1991 年提出。他们对 100 名有较严重心理障碍的整形美容就诊者实施"手术 - 心理治疗"研究,即在心理治疗的基础上实施整形美容手术,使心理治疗效果和整形美容手术治疗的作用相辅相成,既解决形体缺陷,又解决心理问题。100 例患者中 87 例接受了手术,术后随访平均 6.2 年,最长 25.7 年,结果表明有 82.8% 患者得到明显的心理改善。不仅是主观感觉明显改善,客观上的心理社会功能也有中度以上的改善。国外许多医师的工作实践都证明,对具有体像障碍者实施"手术 - 心理治疗",可以减轻或消除其对容貌与形体的缺陷感。国内也在联合实施上做了一些工作。

(三) 美容业健康发展的重要保障

美容业是一个纠纷发生率较高的行业,其原因在于美容效果的分析和评价具有特殊性,成功的标准具有相对性,美容效果不是以单纯的形态改变、功能改善为标准。美容是否成功,除决定于美容工作者审美、经验和美容的设备条件外,还与求美者的心理状态、期望值紧密相关,同时还受到求美者的修养、文化程度、职业、爱好等因素的影响。求美者的心理状态是一个非常复杂的问题,也是一个非常重要的问题。从某种意义上讲,美容的目的就是要改变一个人的心理状态。有些人虽然从技术效果上看是成功的,但由于心态和动机不同,部分人会感到不满意和失望,也会引起美容纠纷。如果美容工作者没有足够的能力去了解求美者的期望和心理,没有足够的耐心去沟通,只是按照自己的审美观去实施,就可能出现求美者的不满意。成功是美容工作者、求美者和第三者都对美容效果表示满意,但以求美者为主,因此美容工作者要高度重视与求美者的心理沟通,了解其求美动机,掌握其人格类型,尊重求美者在美容过程中的心理需要,让他们的心理欲望得到释放,对美容效果的期望值比较切合实际,以良好的心态接受美容,才能有效降低美容纠纷发生的几率,保证美容能给求美者带来美的享受和快乐,同时也使美容工作者在工作中处于主动地位,促进美容业健康发展。

（陈　敏）

复习思考题

1. 简述美容心理学的研究对象。
2. 简述美容心理学与美容医学的关系。
3. 美容心理学对美容实践的指导作用有哪些?

扫一扫
测一测

第二章

心理学基础

学习要点

心理实质及心理现象的相关内容及其特点和联系;认知过程中的相关概念;情绪与情感的联系与区别、情绪对健康与美容的影响;气质与性格类型及其特点。

心理学也许是现代生活中人们最广泛关注的领域,因为人类对自我和外部世界充满好奇,而心理学的目的就是要解答我们自身的各种问题:人们是如何思考的,人们是怎样感受世界的,人们又是如何行动的。心理学是一个不断发展的领域,哲学家们一直没有放弃对人类思维的思考,德国心理学家艾宾浩斯称心理学有一个漫长的过去,但只有一个短暂的历史。科学心理学的诞生距离现在也只有100多年。1879年德国心理学家冯特在德国的莱比锡大学建立了世界上第一个心理学实验室,这个心理学发展史上的重大事件标志着心理学独立于哲学范畴,成为一门独立的科学。

知识链接

生活中的心理学

心理学从生物、心理、社会文化三个视角来看待周围的事物,心理学帮助我们理解为什么人们要那样感受、思考和行动。心理学蕴藏于现实生活之中,有人的地方就有心理学。生活中的很多细节都可以运用心理学知识加以解释和分析,视错觉经常运用在美容的化妆与形象设计当中。例如女生画眼影让他人感觉眼睛有神;矮个子女生穿高腰裤和短上衣,搭配帽子显得高一点。总之,心理学能够告诉我们生活中遇到的或者想知道的,例如"我们是谁? 我们的思想、感受和行为从何而来? 我们又是如何理解和影响身边的人?"

第一节　心理现象及实质

一、心理现象

心理学(psychology)是研究心理现象及其活动规律的科学,是关于个体的行为及心理过程的科学研究。人的心理现象是宇宙间最复杂而又奥妙的现象之一,恩格斯把它誉为"地球上最美的花朵"。人的心理现象主要包括心理过程和人格两方面,这两方面的内容在具体人身上通过实践活动可以得到生动的体现。如人眼可以看到五彩缤纷的世界,人耳可以聆听优美动听的音乐,人脑可以贮存异常丰富的知识等,人的心理现象是一个复杂的、多层次的、多维度的系统。一般复杂的心理现象可分为:

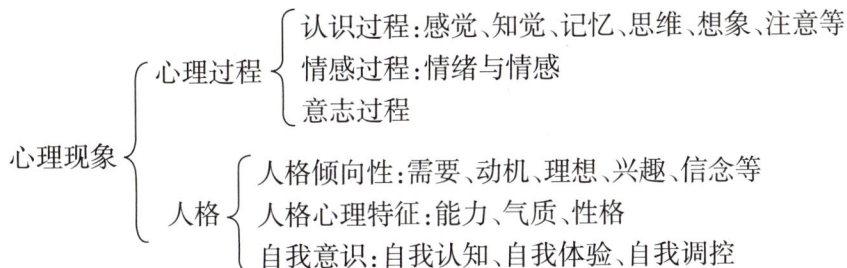

$$
心理现象
\begin{cases}
心理过程
\begin{cases}
认识过程:感觉、知觉、记忆、思维、想象、注意等 \\
情感过程:情绪与情感 \\
意志过程
\end{cases} \\
人格
\begin{cases}
人格倾向性:需要、动机、理想、兴趣、信念等 \\
人格心理特征:能力、气质、性格 \\
自我意识:自我认知、自我体验、自我调控
\end{cases}
\end{cases}
$$

心理过程和人格是心理现象的两个不同方面,二者既有区别而又紧密联系。首先,人格是在心理过程进行中逐渐形成、发展和表现出来的,人的心理过程的某些特点往往是人格的构成要素,只有在心理过程中才能表现出人格的差异。其次,心理过程的进行又要受人格的影响和制约,并在心理活动过程中得到表现,从而对心理过程产生重要影响,使之带有个人的色彩。

二、心理实质

什么是人的心理? 它的实质是什么? 这是心理学研究的根本问题,对这个问题的回答有许多不同的答案。在早期,人们由于知识水平的局限,不了解自己身体的构造和功能,把心理看成是非物质的、至高无上的灵魂活动,是产生宇宙万物的本源。随着社会生产力和科学的发展,人们在认识心理现象与客观现实的关系问题上产生了唯物主义与唯心主义两种根本对立的观点。

唯心主义观点在理论上是荒谬的,在实践上也是不符合客观现实的。唯心主义的心理观与科学心理观是不相容的,只有唯物主义才能正确解释心理现象。

唯物主义心理观主张客观世界是物质的,物质第一性,心理是物质活动的产物,是第二性。

(一) 心理是脑的功能

人的心理到底由什么器官产生? 由于科学发展水平的局限,古代人们往往把心脏看成心理的器官,把精神活动称为心理活动。汉字中精神活动有关的字多数带"心"部,如:思、念、想、怨等,以及与思考有关的成语如"胸有成竹""满腹经纶""口蜜腹剑""心中有数"等,都是和这种观点相关联的。我国古代哲学家孟轲说:"心之官则思,思则得之,不思则不得也",把心脏看成思考的器官。古希腊哲学家亚里士多德也认为心脏是思想和感觉的器官。18 世纪前后人们逐渐认识到"大脑是心理的器官"。

1. 从生物心理发展角度看,生物心理发展经过了感觉阶段、知觉阶段、思维萌芽阶段和意识阶段。心理是物质发展到高级阶段的产物,一切生物都具有反映属性,随着生物体由低级向高级不断发展,其反映形式也随着生物的发展而发展。生物进化史表明,心理是神经系统和脑长期演化的产物。生物进化到一定阶段,便产生了神经系统和脑。神经系统和脑在进化的不同阶段,发生了相应的、不同水平的心理现象。

2. 从个体心理发展角度看,心理的发生、发展与脑的发育完善紧密相连。大脑研究的资料表明,随着儿童脑重量的增加和脑皮质细胞的功能成熟,儿童的心理水平也随之提高,从感觉阶段发展到表象阶段,从形象思维阶段发展到抽象思维阶段,从受外部控制发展到自我内部控制。脑发育得越完善,心理发展所达到的水平越高。

3. 心理生理和医学临床研究表明,不同的心理活动对应着大脑的不同部位,如各种感觉都有一定的皮质感觉区,知觉定位于颞叶后部,记忆定位于海马、颞叶、额叶,意志、人格定位于额叶等部位,大脑两半球的功能各有一侧的优势(图2-1)。人的心理功能定位不仅限于皮质区域,还应该包括系列协同工作的脑区复杂系统。大量的临床观察发现,人脑的一定部位受到损伤,在发生生理功能变化的同时,也发生心理活动的变化,引起相应的心理功能失调或丧失。如左脑的布洛卡区,即运动性语言中枢,这个区域一旦损坏,人就不能说出复杂的语言;枕叶受到损伤,人就会失明等。上述现象表明,心理活动和脑组织密切相关,脑是心理的器官,心理是脑的功能。

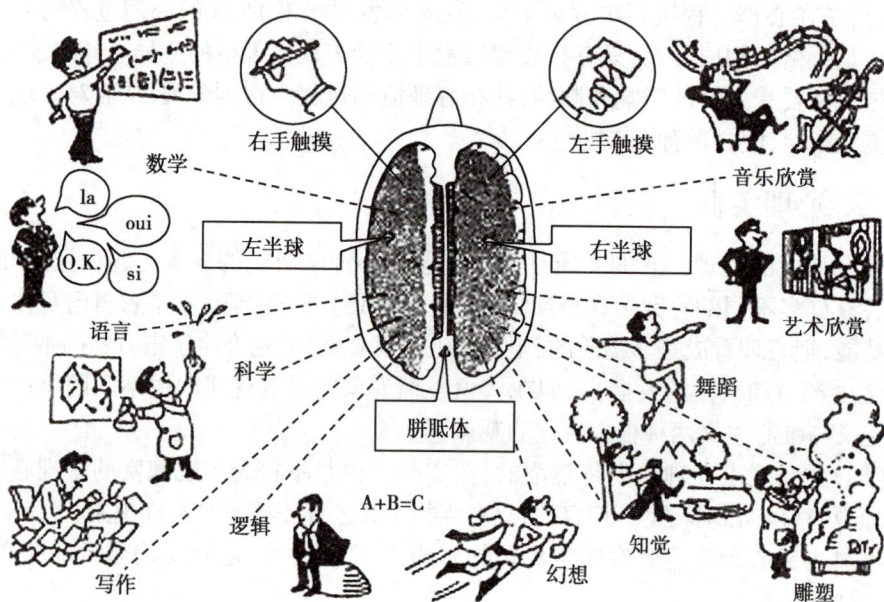

图 2-1　大脑两半球功能的一侧优势

(二)心理是客观现实的主观反映

脑是心理的器官,心理是脑的功能。但人脑本身不能独立产生心理,大脑是心理产生的物质前提,它为人产生心理活动提供可能性。而要把这种可能性变为现实,就必须依靠客观现实。

1. 心理反映的内容来自客观现实　客观现实是人的心理活动内容的源泉。人的一切心理现象都是对客观现实的反映,无论是最简单的感觉和知觉,还是复杂的思维和想象,甚至是离奇的梦与幻觉,它们的产生都离不开客观现实,都可以从客观现实中找到根源。

2. 心理反映的主观性　人在反映客观现实的过程中,逐渐形成了具有丰富内容的主观世界(认知、思想、观念等)和不同的心理状态和特征(动机和需要、兴趣与爱好、情感和意志等）。心理反映带有主观性特点，由于个体在遗传、生理成熟、需要、动机等方面存在差异，同时个体的知识经验、动机、兴趣、态度体验也不同，因而对客观事物的反映也不一样，个体对客观事物的反映总折射出其内部特点，形成人与人之间的个体差异。

3. 心理反映的能动性　人对客观现实的反映，并不是像镜子和照相机那样机械地反映，而是在人和环境的相互作用过程中，在人有目的地改造世界的过程中实现的。人能够积极地改造现实，心理反映具有选择性，人对客观世界的反映是根据主体的需要、兴趣、任务而有选择地进行的，人在反映中具有主动性。在反映现实的过程中，还能根据实践的检验不断调整自己的行动，使反映符合客观规律，并随时纠正错误的反映。这些都体现了人的心理反映的能动性。

4. 心理发展依赖社会实践　最简单的心理现象，感知觉的产生，离不开客观现实，如味觉是溶于水的物质作用于味蕾产生的。野兽哺育的幼童资料证明：脱离现实，脱离人类社会的交往和实践活动，尽管具有健全的人的神经结构，心理发展也只能停留在初级水平。1920年印度"狼孩"卡玛拉被发现时，7~8岁的她只有相当于6个月婴儿的智力水平。返回到人类社会后，虽然学会了穿衣和用手吃饭，并学会了一百多个单词，但直到死之前，智力仍停留在4岁左右孩子的水平上。尽管"狼孩"具备了人类的躯体和大脑，但由于缺乏人类社会的生活环境，没有利用工具参加劳动的机会，没有语言交际的条件，所以没有人的心理。这也表明人的心理活动不是大脑所固有的，而是人类社会实践的产物。离开了社会生活实践，无论人类心理还是人的个体心理的发生发展都是不可能的。

第二节　心理过程

一、认知过程

心理过程（cognitive process）是指在客观事物的作用下，在一定的时间内人脑反映客观现实的过程。认知过程是最基本的心理过程，是一系列心理活动的基础，包括感觉、知觉、记忆、思维等心理活动。

（一）感觉

1. 感觉的概念　感觉（sensation）是人脑对直接作用于感觉器官的客观事物的个别属性的反映。

人们周围的客观事物通常具有多种属性，如颜色、声音、气味、滋味、温度、硬度等。当事物的个别属性直接作用于人的眼、耳、鼻、舌、身等感觉器官时，人就会有所反映，这种反映就是感觉。感觉是人感受美的基础，其中对美的感觉以视觉为主。

人脑对刺激物个别属性的反映，通常与其过去的经验联系在一起。单纯的感觉通常不存在，感觉一经产生，知觉也随之产生。

感觉虽是最简单的心理现象，但它在人们的生活和工作中具有重要的意义。首先，感觉提供了内外环境的信息。只有通过感觉，我们才能感受事物的各种属性，感知它的色泽、软硬、温度等，才能了解自身的运动、姿势以及内部器官的工作情况。其次，感觉保证了机体与环境的信息平衡。人们要正常地生活，必须与环境保持平衡，其中包括信息平衡,如果长时间没有感觉提供的外界信息,人的心理就会受到影响,人就不能正常地生存。再次,感觉是一切较高级、较复杂心理现象的基础。

知识链接

感觉剥夺实验

1954年,加拿大麦克吉尔大学的心理学家贝克斯顿等人首先进行了"感觉剥夺"实验(图2-2)。实验过程中给被试者戴上半透明的护目镜,使其难以产生视觉;用空气调节器发出的单调声音限制其听觉;手臂戴上纸筒套袖和手套,腿脚用夹板固定,限制其触觉。被试者被要求单独待在实验室里,几小时后被试者开始感到恐慌,进而产生幻觉等。在实验室连续待了三四天后,被试者会产生许多病理心理现象如出现错觉幻觉、注意力涣散、思维迟钝、紧张、焦虑、恐惧等,实验后需数日方能恢复正常。这个实验表明:大脑的发育,人的成长成熟都是建立在与外界环境广泛接触基础之上的。感觉正是人们与外界环境联系、收集外界信息的通道,如果将人的感觉剥夺,人将很难形成较高级的心理现象。

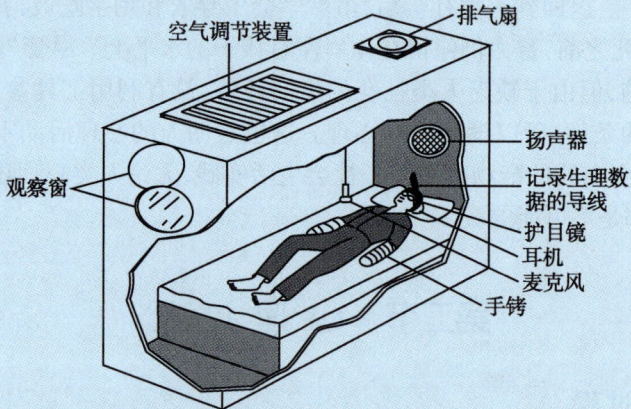

图 2-2 感觉剥夺实验

2. 感觉的种类 根据刺激来自外界事物还是机体本身,将其分为外部感觉和内部感觉两大类。

(1) 外部感觉:接受机体外的刺激,反映外界事物的个别属性,包括视觉、听觉、嗅觉、味觉、皮肤感觉。这类感觉的感受器位于身体的表面或接近身体表面。

(2) 内部感觉:接受机体内的刺激,反映机体的位置、运动和内脏器官的不同状态,包括运动觉、平衡觉、机体觉等。这类感觉的感受器位于内脏器官和身体组织内。

3. 感受性与感觉阈限 感觉器官对刺激物的感觉能力,叫感受性(sensitivity)。衡量感受性高低的标志是感觉阈限值的大小。刚刚能觉察到的最小刺激量称为绝对感觉阈限(sensory threshold)。绝对感受性指刚刚能够觉察出最小刺激量的能力。绝对感受性的高低与绝对感觉阈限的大小成反比关系。当刺激引起感觉之后,刺激量发生细微变化,主观上往往感觉不到它的变化,这种刚刚能够引起差别感的最小刺激量叫差别阈限。对两个刺激最小差别量的感觉能力,称差别感受性。差别感觉阈限的大小与差别感受性的高低同样成反比关系。

4. 感觉的基本特征

(1) 感觉的适应:由于刺激对感受器的持续作用而使感受性发生变化的现象叫适应。感受性具有随环境和条件变化而变化的特点,从而使人能更好地适应环境。适应可引起感受性的提高,也可以引起感受性的降低。据研究,各种感觉都存在适应现象,只有噪声听觉和痛觉很难适应。痛觉则最难适应或几乎没有适应。痛觉是伤害性刺激的信号,如果痛觉很容易适应的话就会危及有机体的生存,所以痛觉难以适应的特点具有生物学意义。在感觉的适应中,视觉的适应最明显,最常见的是明适应和暗适应。例如,当从光亮处走进电影院时,起初感到伸手不见五指,但经过一段时间就能慢慢看清周围的东西,这是视觉感受性提高的暗适应。反之,从暗处到光亮的地方,最初强光使人目眩,什么也看不见,但过一会儿视觉就恢复正常,这是视觉感受性降低的明适应。古语说"入芝兰之室久而不闻其香,入鲍鱼之肆久而不闻其臭",这是嗅觉适应。

(2) 感觉的相互作用:对某种刺激的感受性不仅决定于感觉器官的功能状态,而且也受其他感觉的影响,常见的有感觉对比、联觉和后像。

感觉对比是同一感受器接受不同的刺激而使感受性发生变化的现象,这是同一感受器中不同刺激效应相互影响的表现。例如,"月明星稀",天空中的星星在明月下看起来比较稀少,而在黑夜里看起来就明显增多;灰色的长方形放在黑色背景上看起来要比放在白色背景上更亮些,这是同时对比。又如,吃过糖后,再吃苹果,就会感到苹果不那么甜了,这是继时对比。

当某种感官受到刺激时出现另一感官的感觉和表象称为联觉。最容易产生联觉现象的是颜色感觉。例如,颜色有色温现象,所谓冷色调和暖色调,就是色觉引起温度觉的联觉现象。听觉和视觉也有联觉现象,在听觉的刺激下会产生视觉形象,这是人们欣赏音乐的一种心理基础。

对感受器的刺激作用停止以后,感觉并不立即消失,还能保持一段极短的时间。这种暂时保留下来的感觉印象叫后像。我们看电影电视就是依靠视觉后像的作用。

(3) 感觉的补偿与发展:感觉的补偿指某感觉系统的功能丧失后由其他感觉系统的功能弥补。例如,盲人竹竿探路如履平地,可通过触摸觉阅读盲文。有些聋人振动觉特别发达,他们甚至可以把手放在钢琴盖上感受振动,来欣赏钢琴乐曲,其听觉、触摸觉比常人更敏锐。

长期的职业和实践活动,可以使人的感受性提高,有经验的美容师能在很短的时间内觉察求美者的肤色,以及其美容需求与美容产品的匹配程度,从而提供最好的服务。可见人的感受性通过实践训练是可能充分发展的,人的感受性是可以通过实践提高和发展。

(二) 知觉

1. 知觉的概念　知觉(perception)是客观事物直接作用于感官而在头脑中产生的对事物整体属性的认识。

感觉是指人对事物的个别属性的认识,但是在人们的实际生活中,不仅要认识事物的个别属性,而且要认识事物的整体。我们认识到事物的整体,就是知觉。如看到一本书、听到一支歌曲等,这些都属于知觉现象。

知觉与感觉一样,是事物直接作用于感觉器官产生的,同属于对现实的感性认识形式。离开客观事物对感觉器官的直接作用,既不能产生感觉,也不能产生知觉。但感觉是对客观事物个别属性的反映,是通过某一感觉器官摄取事物个别属性信息的过程;而知觉是对客观事物整体属性的反映,往往是多种感觉器官协同活动,在头脑中把多种感觉信息整合为有意义的整体映象的过程。

知觉以感觉为基础,没有感觉对事物个别属性的反映,人们也就不可能获得对事物整体的反映。只有对事物的个别属性感觉得越丰富,才能对事物知觉得越完整。当然知觉不是个别感觉信息的简单总和,而是按一定方式来整合个别的感觉信息,形成一定的结构,并根据个体的经验来解释由感觉提供的信息。感觉和知觉在日常生活中是密不可分的,统称感知觉。

2. 知觉的种类

(1) 根据知觉时起主导作用感官的特性,可以把知觉分为视知觉、听知觉、嗅知觉、触知觉、味知觉等。

(2) 根据人脑所认识的事物的特性,可以把知觉分为空间知觉、时间知觉和运动知觉。空间知觉指对物体的空间特性在人脑中的反映,包括形状知觉、大小知觉、距离知觉、方位知觉等;时间知觉指对客观事物延续性和顺序性的反映,是一种感知时间长短、快慢、节奏先后的复杂知觉;运动知觉指对物体的静止和运动以及运动速度的反映,它依赖于物体运动的速度,物体运动的速度太慢或太快都不能产生运动知觉。知觉的一种特殊形态叫错觉。人在出现错觉时,知觉的映象与事物的客观情况不相符合。

3. 知觉的基本特征

(1) 知觉的整体性:知觉的对象有不同的属性,并由不同部分组成,人们在知觉它时却能依据既往经验组织成一个整体。知觉并非感觉信息的机械相加,而是源于感觉而又高于感觉的一种认识活动。如图2-3A,仅是3个黑点,即使没用线段相连,人们也把它看成一个三角形;还是这3个黑点,如果平行排列如图2-3B,则把它看成一条直线。

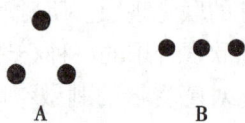

图2-3 点子图

(2) 知觉的选择性:客观事物是多种多样的,在特定的时间内人们只能依据任务选择少数或一种事物作为知觉对象,而对其他事物只作模糊的反映。被选为知觉内容的事物称对象,其他衬托对象的事物称为背景。从背景中区分出知觉对象,依存于下列两个条件:一是对象与背景的差别,二者的差别越大,从背景中区分对象就越容易;反之则越困难。二是注意的指向作用。当注意指向某个事物时,该事物便成为知觉的对象,而其他事物便成为知觉的背景。如图2-4,把花瓶选为知觉对象,花瓶就突出、鲜明、清晰了;如果把相对的两个人头像选为知觉对象,花瓶就好像后退了,两个人头像又突出、鲜明、清晰了。

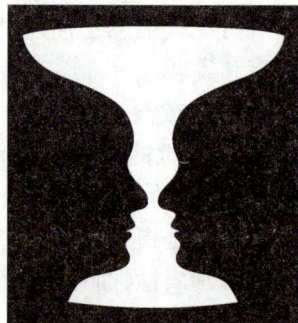

图2-4 双歧图形

(3) 知觉的理解性:指人总是根据自己的知识经验对感知的事物进行加工处理,并用概念的形式把它们标志出来,这种知觉的特性称为知觉的理解性。人们的经验不同,对同一事物的感知理解也不同。根据知觉的理解性特征,美容师在工作中要多学习、勤实践,积累实际经验,才能对顾客需求的理解更深刻、更精确。

(4) 知觉的恒常性:当知觉的客观条件在一定范围内变化时,知觉映象在相当程度上仍保持其稳定性,即知觉的恒常性。它是人们知觉客观事物的一个重要特性。它意味着虽然近距离的性质会随每次眼睛和头部的运动而改变,但感知的远距离的性质通常是恒定的,如图 2-5 是一扇从关闭到敞开的门,尽管这扇门在我们视网膜上的投影形状各不相同,但看上去都是长方形的。

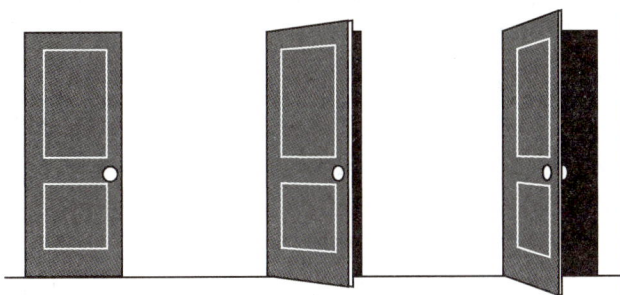

图 2-5　形状恒常性

4. 错觉

(1) 错觉的概念:错觉是对客观事物不正确的知觉。在特定条件下所产生的对外界事物歪曲的知觉。

(2) 错觉的种类:错觉现象十分普遍,如形重错觉、运动错觉、时间错觉,其中视错觉最常见。

(3) 错觉的意义:错觉具有双重作用,错觉的积极效应可运用于军事伪装,如士兵穿迷彩服,不容易被发现。在美容化妆中,体形偏胖者穿深色和竖条纹衣服显瘦。

(三) 记忆

1. 记忆的概念　记忆(memory)是通过识记、保持、再认或回忆等方式在人脑中积累和保存个体经验的心理过程。人们感知过、思考过、体验过和行动过的事物都可成为个体的经验。记忆是保存个体经验的形式之一,而只有在人脑中保存个体经验的过程才叫记忆。例如,分别多年的老朋友,不在我们眼前时,仍能想得起他的音容笑貌、言谈举止,当再见到他时还能认出,这就是记忆。

记忆与感知觉不同,感知觉是人们对当前直接作用于感官的事物的反映,而记忆则是对过去经历过的事物的反映。

运用信息加工的术语表述,记忆就是人脑对外界输入的信息进行编码、存储和提取的过程。

2. 记忆的种类　记忆可从不同角度进行分类。

(1) 按记忆内容:可分为:①形象记忆,是指在人脑中对感知过的事物以具体形象为内容的记忆;②语词逻辑记忆,是以概念、命题或思想等逻辑思维结果为内容的记忆;③情绪记忆,是指以个体体验过的某种情绪或情感为内容的记忆;④运动记忆,是指以人们操作过的动作为内容的记忆。

(2) 按记忆时间:可分为:①瞬时记忆,又称感觉记忆,指当外界刺激对感觉器官刺激停止后,刺激物的形象仍能持续极短的时间才消失的记忆。一般为 0.25~2 秒。人们往往意识不到它的存在,如果这些信息及时被加工,则进入短时记忆,否则就会被遗忘。②短时记忆,是指瞬时记忆和长时记忆的中间阶段,保存时间约为 5 秒 ~2 分钟。短时记忆的容量相当有限,大约为 7±2 单位,而且容易受到干扰。可经加工进入长时记忆,必要时还能将储存在长时记忆中的信息重新提取,解决面临的问题,成为当前的意识状态,即工作记忆。③长时记忆,是指信息经过充分和一定深度的加工后,在头脑中被长时间保留。其特点是时间长,从 1 分钟到许多年甚至终身;容量没有限度,是人类积累经验和知识的重要记忆形式;信息大部分来源于对短时记忆内容的加工,也可因印象深刻一次获得。

瞬时记忆、短时记忆和长时记忆的生理机制不同,但它们之间相互联系、相互影响。任何信息都必须经过瞬时记忆和短时记忆才可能转入长时记忆,没有瞬时记忆的登记和短时记忆的加工,信息就不可能长时间地存储在头脑中。

3. 记忆的过程 识记、保持、再认和回忆是记忆的 3 个基本阶段,用信息加工的术语来描述,就是人脑对外界输入信息进行编码、存储和提取的过程。

(1) 识记:是识别和记住事物,从而积累知识经验的过程,是记忆的初始环节。

1) 根据有无明确的目的和努力程度,可将识记分为无意识记和有意识记。①无意识记是没有明确目的,不需要意志努力而形成的识记;②有意识记是有明确目的,需要意志努力而形成的识记。心理学证明,有意识记的效果优于无意识记。

2) 根据识记材料的性质和对材料的理解程度,可将有意识记分为机械识记和意义识记。①机械识记是依靠机械地重复进行的识记;②意义识记是在理解和赋予记忆内容一定意义的基础上进行的识记。

(2) 保持:是把知识经验储存和巩固在头脑中的过程。保持是识记和再现的中间环节,它在记忆过程中有着重要的作用,没有保持也就没有记忆。

(3) 再认和回忆:是记忆过程的最后一个环节,是在特定的情况下,重现过去经验或知识的过程。记忆好坏是通过再认和回忆表现出来的。

1) 再认:经历过的事物再度出现时能够确认叫作再认。

2) 回忆:经历过的事物不在面前时能在头脑中重现叫作回忆。

4. 遗忘及其规律 记忆的内容不能保持或提取时有困难就是遗忘。艾宾浩斯最先研究了遗忘的规律,发现遗忘在学习之后立即开始,而且遗忘的进程最初很快,以后逐渐缓慢,提示了遗忘"先快后慢"的时间规律(图 2-6)。遗忘进程不仅受时间因素的影响,还受到许多其他因素的影响,主要有以下几个方面:①识记材料的性质和数量;②学习的程度;③记忆的系列位置;④识记者的态度。

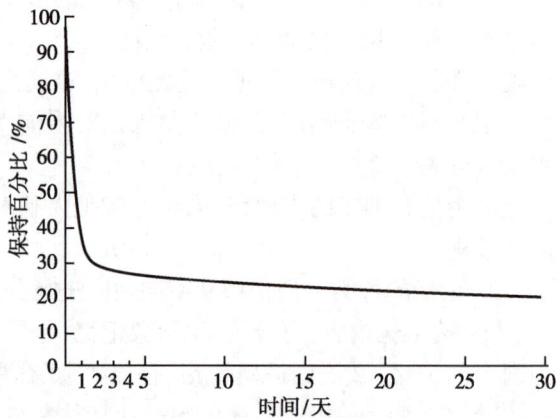

图 2-6 艾宾浩斯遗忘曲线

学习记忆术——PQ4R法

PQ4R分别代表预习(preview)、提问(question)、阅读(read)、反思(reflect)、复述(recite)和回顾(review)。PQ4R方法是一个有效的能帮助理解和记忆的学习技术,是由托马斯和罗宾逊提出,具体内容:①预习(preview),开始学习之前,通读记忆材料形成一个总体认识,注意记忆材料各部分的关系;②提问(question),阅读记忆时多设问,例如记住"记忆"这个概念,可以设置问句"记忆是什么?","怎样有效记忆?";③阅读(read),仔细阅读,搜索信息,并尝试回答先前提出的问题;④反思(reflect),尽力理解和把握记忆材料的主要内容,将新信息尽量纳入自己头脑中已有的知识结构;⑤复述(recite),尝试回忆所记忆的内容,在脑中过电影,重点加工;⑥回顾(review),复习所记忆的内容,回忆其中的重点,找出其中的联系。

(四) 思维

1. 思维的概念　思维(thinking)是人脑对客观事物本质特征和内在规律性联系的间接的、概括的反映。思维有以下两个显著特点。

(1) 间接性:感觉和知觉只反映直接作用于感觉器官的客观事物,而思维总是借助于一定的媒介和知识经验对客观事物进行间接的认识。例如,在美容临床中,美容医师可以通过求美者的问题和愿望来推断其内心的美容需求和动机。

(2) 概括性:思维是一种高级的认识活动,能反映事物的本质和事物之间的规律性联系。例如,当求美者有自我否定、不接受自己,并伴随着自卑感、自我封闭等行为时,可以推断为体像蔑视。

2. 思维的种类　人类思维可以从不同的角度进行分类。

(1) 根据思维任务的性质、内容和解决问题的方法,把思维划分为动作思维、形象思维和抽象思维。

1) 动作思维:指在思维过程中以实际行动解决直观、具体化问题的思维,动作是这类思维的支柱。动作思维无论是在人类进化中还是在个体发展中,都是最早出现的思维。它要解决的是操作性问题。解决问题的思维方式是一边动手操作,一边思考。

2) 形象思维:指运用已有表象进行的思维,表象是这类思维的支柱。例如,美容师在为求美者修眉的过程中,便在头脑中出现若干个求美者眉形的具体形象,并对这些形象进行分析、比较来做出最优的选择。艺术家、作家、导演、设计师等更多地运用形象思维。

3) 抽象思维:抽象思维也称逻辑思维,指利用概念进行的思维活动,概念是这类思维的支柱。概念是反映事物本质属性的一种思维形式,因而抽象思维是人类思维的核心形态。成人的思维大部分是抽象思维,是由语言、符号参加的思维。例如,科学定律、原理、理论等都是以抽象概念表现的,都属于抽象思维。

(2) 根据思维探索问题答案的方向划分,可分为聚合式思维和发散式思维。

1) 聚合式思维:又称求同思维、辐合思维,指把问题所提供的各种信息集中起来,得出一个正确的或最好的答案的思维方式,也就是在给予的信息中,产生逻辑的结论。这是传统教学所着重培养的一种思维。

2) 发散式思维:又称求异思维、辐射思维,是从一个目标出发,沿着各种不同途径寻求各种答案的思维。它是沿着不同方向思考和探索解决新的问题,是不循常规、寻求变异的思维方式。这是传统教学所忽视培养的一种思维。与聚合式思维相比,发散式思维具有更大的主动性和创造性。这种思维方式在解决问题时,可以产生许多答案、结论或假说,但需要经过检验才能知道究竟哪种答案最好。

(3) 根据思维的独立程度分为习惯性思维与创造性思维。

1) 习惯性思维:是指人们运用已获得的知识经验,按现成的方案和程序直接解决问题。

2) 创造性思维:是重新组织已有的知识经验,提出新的方案或程序,并创造出新的思维成果的思维活动。通过这种思维不仅能揭露客观事物的本质及其内部联系,而且能在此基础上产生新颖的、独创的、有社会意义的思维成果。创造性思维是人类思维的高级形式,是多种思维的综合表现。

3. 思维的基本过程　具体可分为分析与综合、比较与分类、抽象与概括、系统化与具体化。

(1) 分析与综合:分析与综合是思维过程中最基本的环节,也是思维过程中其他环节的基础。分析是在头脑中把事物由整体分解为部分的心智操作,如把人体分解成呼吸系统、循环系统、泌尿系统、生殖系统、运动系统等。综合是在头脑中把事物的各部分联合起来的心智操作,如学习人体的各个系统后,再将其结合起来,搞清各系统之间的相互关系,形成人体的整体形象。

(2) 比较与分类:比较是在头脑中确定事物之间异同的思维方法。首先把对象和现象的个别部分和个别方面的特征加以对比,确定被比较对象的共同点、区别点及其关系,然后在此基础上分析与综合。只有比较才有鉴别,才能使人的认识更精确。分类是在头脑中根据事物的共同点和差异点,把它们分为不同种类的思维方法。分类是以比较为基础的。

(3) 抽象与概括:抽象是抽出同类事物的本质特征、舍弃非本质特征的思维过程。概括是在头脑中把抽取出来的事物的本质属性联系起来,推广到一类事物,使之普遍化的思维过程。任何概念、理论都是抽象概括的结果。抽象与概括是相互依存、相辅相成的。抽象是高级的分析,概括是高级的综合。

(4) 系统化与具体化:系统化是在头脑中把学到的知识分门别类,按一定程序整理成层次分明的系统的思维方法。如动物,有无脊椎动物和脊椎动物两种,无脊椎动物包括原生动物、腔肠动物、环节动物和节肢动物等;脊椎动物则包括鱼类、两栖类、爬行类、鸟类、哺乳类等。具体化是把经抽象概括形成的对事物的一般认识应用于具体事物上去的思维方法。如引用例子、图解、具体事实,借以说明一般的理论、规律等。具体化是认识过程的第二次"飞跃"。系统化是在复杂的分析、综合、比较、抽象、概括和具体化的基础上实现的。

(五) 想象

1. 想象的概念　想象(imagination)是人脑对已有表象进行加工、改造,而创造出新形象的心理过程。

想象与思维有着密切的联系,同属于高级的认识过程,没有想象就不会有创造性思维。想象可以"跳过"某些思维阶段,构成事物的形象,使我们创造出从来没有经历过的、现实生活中尚未存在或者根本不可能存在的新事物的形象。例如,早在飞机发明之前,人们就想象能像鸟一样在天空自由地飞翔。

2. 想象的功能

(1) 想象具有预见作用,它能预见活动的结果,指导人们进行活动的方向。

(2) 在实际生活中,有许多事物是人们不可能直接感知的,想象具有补充知识经验的作用。

(3) 想象还有代替作用,当人们的某些需要不能得到满足时,可以利用想象的方式得到满足和实现。科学的假说、工程师的设计、作家的人物塑造、艺术家的艺术造型、工人的技术革新、农民对新品种的培育等,凡属人类的创造性劳动,无一不是想象的结晶。

3. 想象的种类　根据想象时有无预定目的和意识,可分为无意想象和有意想象。

(1) 无意想象:指无预定目的、不自觉地产生的想象。它是当人们的意识减弱时,在某种刺激的作用下,不由自主地想象某种事物的过程。例如人们在睡眠时做的梦,把蓝天上的朵朵白云看成某种景象或动物,都属于无意想象。

(2) 有意想象:按一定的目的、自觉进行的想象。根据想象内容的新颖程度和形成方式的不同,把有意想象分为再造想象、创造想象和幻想。

1) 再造想象:是根据语词的描述或图像的示意,在人脑中形成相应的事物新形象的心理过程。

2) 创造想象:是不依据现成描述而在头脑中独立创造出事物新形象的心理过程。创造想象比再造想象更复杂、更困难,创造想象产生的形象新颖、奇特并具有社会意义。

3) 幻想:是一种指向未来并与个人愿望相结合的想象,它是创造想象的一种特殊形式。幻想虽然不一定直接引向创造行动,但积极的幻想是创造活动的“翅膀”。空想是指脱离现实生活发展规律、毫无实现可能的幻想,属于消极幻想。

(六) 注意

1. 注意的概念　注意(attention)是心理活动对一定事物的指向和集中。注意本身并不是独立的心理过程,而是伴随心理过程并在其中起指向作用的心理状态,贯穿于心理活动的始终。人们平常所说的专心地听讲、仔细地观察、聚精会神地思考等,都是对注意状态的描述。

注意有两个特点:指向性和集中性。①指向性:是指人在某一瞬间,其心理活动选择了某个对象,而忽略了另一些对象。由于注意的指向性,才使得人们可在十分嘈杂的环境中对所注意的事物有一个清晰的反映,而抛开其他无关的刺激。②集中性:当心理活动指向某个对象的时候,它们会在这个对象上集中起来,即全神贯注起来,这就是注意的集中性。实际上,指向和集中是彼此紧密联系的,人在高度集中注意时,注意指向的范围就缩小。这时候,对自己周围的一切就可能“视而不见,听而不闻”了。只有达到指向与集中的有机结合,才能使人们更为准确而有效地认识事物。

2. 注意的种类　根据注意有无目的性,把注意分为无意注意、有意注意和有意后注意。

(1) 无意注意:也称不随意注意,指事先没有预定的目的、又不需要意志努力参与即可完成的注意。无意注意是注意的初级形式,人与动物都有。在人的发展中,最初产生的是无意注意,而后才是有意注意。

客观刺激物本身的特点是产生注意的原因之一。如刺激从无到有突然出现,或从有到无突然消失,可引起我们的无意注意;对象与背景间的对比强度很大,如"万绿丛中一点红",可引起我们的注意;对象很新颖、很奇特也可引起我们的注意。

另外,无意注意虽然是由外界刺激物所引起,但它与人的主观因素,即人自身的状态、需要、情感、兴趣、过去经验等有着密切关系。如刺激对象与人们主观需要和兴趣相关时,就特别能引起注意。美容机构应遵循无意注意的特点和规律进行有意设置,可以有效避免求美者对恶意推销的无意防卫。

(2) 有意注意:又称随意注意,指事先有预定目的,同时还需一定意志努力才能完成的注意。有意注意的产生和维持不依赖于刺激物的特点,而服从于一定的目的和任务。有些事物本来并不吸引我们,但由于它与个体的需要有直接关系,我们就去注意它。人类只有依靠有意注意才能学到系统的科学文化知识,才能从事各种有意义的实践活动。

(3) 有意后注意:又称随意后注意,它是有预定目的但不需要意志努力的注意。从特征上讲,它同时具有有意注意和无意注意的某些特征。一方面,它和自觉的目的和任务联系在一起;另一方面,不需要意志努力。从发生上讲,有意后注意是在有意注意的基础上发展起来的。如熟练地骑自行车、熟练地打字、熟练地弹钢琴等活动中的注意都是有意后注意。

3. 注意的品质

(1) 注意的广度:也叫注意范围,是指一瞬间能够清楚地注意到对象的数量。如在 1/10 秒的时间内,成人能注意 8~9 个点或 4~6 个没有联系的外文字母。这是一般人的注意广度。注意广度与对象本身的特点有关,对象排列越有规律、越集中,越能成为联系的整体,注意广度越大。同时与个体的知识经验和活动的目的任务有关,当个体知识经验越丰富、知觉活动的任务越少时,注意广度就越大。

(2) 注意的稳定性:指人的注意长时间保持在某一对象或同一活动上的特性。注意稳定性的标志是活动在某一段时间内的高效率。注意稳定性并不意味着注意总是指向同一对象,而是指注意的对象和行动会有所变化,但注意的总方向和总任务不变。注意的稳定性是保证顺利完成某项活动所必需的。

(3) 注意的分配:在同时进行两种或两种以上活动时,把注意同时指向不同的几种对象,叫作注意的分配。如上课时,学生一边听课,一边记笔记。实验证明,人在把注意分配到同时进行着的两种或几种活动中去时,必须有一种活动达到相当熟练以至自动化或部分自动化的程度,才能使同时进行的各种活动效率都不受到影响。

(4) 注意的转移:根据新的任务的要求,需要主动地把注意从原来的对象转移到新的对象上,叫注意的转移。如要求学生根据教学内容的变化,从注意语文转移到注意数学上来。

注意的转移与注意的分散不同。注意的转移是有目的地、主动地进行;而注意的分散是无目的地、被动地进行。

注意的上述 4 种品质是密切联系的。一个人注意力的好坏,取决于这几种品质的相互搭配和有机结合。人的注意品质主要是在后天的生活中,以及教育、训练中发展起来的。注意的品质与人们的学习、工作和生活有着密切联系。

二、情绪与情感过程

(一) 概述

1. 情绪与情感的概念　情绪(emotion)和情感(feeling)是指人对客观事物是否满足需要而产生的态度体验及相应的行为反应。情绪通常是指有机体在维持生存的自然需要是否获得满足而产生的体验。如人对食物、新鲜空气、御寒等相联系的态度体验。它具有独特的主观体验、外部表现,并总伴有自主神经系统的生理反应。情感经常用来描述那些具有稳定的、深刻的社会意义的感情,它与社会性需要是否获得满足相联系,是人类所特有的。

情绪情感是以个体的愿望和需要为中介的一种活动。当客观事物或情境符合主体的需要和愿望时,就能引起积极的、肯定的情绪情感,如高兴、满意、爱慕、欢喜等。当客观事物或情景不符合主体的需要或愿望时,就会产生消极、否定的情绪情感,如烦恼、不满、憎恨、忧愁等。由此可见,情绪情感是客观事物与人的需要之间的关系反映。

2. 情绪与情感的区别与联系　情绪和情感是既有区别又有联系的两个概念,表现在:①情绪具有鲜明的情景性、激动性和短暂性,它往往随情境改变和需要的满足而减弱或消失;作为一种态度体验,情感则具有稳定性、深刻性和持久性。②情绪是情感的外在表现,具有冲动性和明显的外部表现;情感是情绪的本质内容,常以内心体验的形式存在,比较稳定地蕴藏在人格当中。情感要靠情绪来表达,情绪总是体现着复杂的情感,二者既有区别,又相互依存、不可分离。

(二) 情绪的外部表现和生理变化

1. 情绪的外部表现　人产生各种情绪时,总是伴随着一些外部表现,即所谓表情。人类的表情具有适应性意义,并通过遗传保存了下来。从表情的发生上说,人和动物的表情有共同的渊源,全人类的表情也有共同的模式。当然,人的表情也受社会文化的影响,存在着不同民族、不同国度的差异,从而带有后天习得的成分。对人类来说,表情已成为社会上通用的表达和交流的符号,成为和语言平行的交流手段。人的表情可分为面部表情、身段表情及言语表情3种。

2. 情绪状态下的生理变化　在情绪活动中所发生的内心体验和外部表现,是与神经系统多种水平的功能相联系的。与情绪状态有关的生理反应由自主神经系统和内分泌系统所控制,人处于某种情绪状态时可引起呼吸、循环、消化、内分泌等系统的一系列变化,还可引起肌肉组织和代谢的变化。

(三) 情绪理论

情绪理论有许多,起源于种种假设,试图解释情绪体验的生理和心理方面的关系。

1. 詹姆斯 - 兰格内脏理论　通常人们都会同意情绪先于反应,即情绪是先在内心觉察到某种事实,然后引起了某种心理上的体验,并且产生了身体上的变化。例如,你会冲某人大叫(反应),因为你感到气愤(情绪)。而詹姆斯提出,这个顺序是相反的,你的感觉晚于你的躯体反应。他进一步阐述道:"我们感到难过,因为我们哭泣,气愤因为我们斗争,害怕因为我们颤抖。"他的理论的核心内容是:由环境引起的内脏活动导致了情绪。兰格对情绪的发生提出了同样的解释,认为情绪是内脏活动的结果。詹

姆斯 - 兰格理论将情绪链中最重要的角色赋予了内脏反应,而控制它的自主神经系统的反应是中枢神经系统的外周。

詹姆斯 - 兰格理论看到了情绪与机体变化的直接关系,强调了自主神经系统在情绪产生中的作用,由此推动了关于情绪机制的大量研究。这一理论的不足是忽视了中枢神经系统的调节、控制作用,在理论上引起了很多争议。

2. 坎农 - 巴德的中枢神经过程理论 坎农的理论曾被称作丘脑学说、应激理论或神经生理理论,反对外周主义而支持中枢主义。坎农指出了詹姆斯 - 兰格理论的一系列不足,提出内脏反应同情绪相关,认为情绪过程是大脑皮质对丘脑的抑制解除后,丘脑功能亢进的结果,人的情绪体验与生理反应是同时发生的。另一位生理学家巴德扩展了坎农的丘脑情绪理论,即内脏反应不是情绪反应的主要内容,他们的观点被人合称为坎农 - 巴德理论。坎农 - 巴德理论预测了躯体和心理反应的独立性。

这一理论强调大脑皮质解除丘脑抑制的机制,由于它过分强调丘脑在情绪中的作用,忽视了大脑皮质对情绪的作用,完全否定外周生理反应在情绪产生中的作用,因此是不正确的。

3. 情绪的认知评价理论 根据沙赫特的理论,情绪的体验是一种生理唤醒和认知评价相结合的状态。他认为情绪是在认知加工过程中产生的,特别是在当前的认识评价与原来的内部模式不一致时产生的。拉萨如是另一位认知评价观点的倡导者,他认为"情绪体验不能被简单地理解为在个人或大脑中发生了什么,而要考虑和评估环境的交互作用"。他还强调了评价通常是在无意识状态下发生的。

4. 情绪脑机制的有关理论 脑是产生心理的器官,情绪的产生和调节依赖于中枢神经系统复杂的生物学机制。在坎农的丘脑学说之后,很多心理学和生理学家开展了有关中枢神经系统功能与情绪发生和调节关系的研究,提出脑的网状结构和边缘系统的功能特点与情绪情感的联系密切。

(四) 情绪状态

情绪状态是指在某种事件或情境的影响下,一定时间内所产生的激动不安的状态。最典型的有心境、激情和应激 3 种类型。

1. 心境 指比较平静而持久的情绪状态。通常就是人们说的心情。心境具有非定向的弥漫性,它不是关于某一事物的特定体验,而是以同样的态度体验对待面临的一切人和事物。

(1) 从心境延续的时间上看,有很大的差别,它依赖于引起心境的环境和主体的人格特点。一般情况下,重大事件所致心境的持续时间较长,当失去亲人时会使人较长时间处于悲伤的心境之中。同样,当一个人取得重大成功,一段时期内会处于积极愉快的心境之中。人格特征也是影响心境的重要因素之一,同一事件对有的人心境影响较小,而对另外一些人影响较大,前者事过境迁,而后者耿耿于怀,这都与人的气质和性格有关。从心境影响的范围来看,它具有非定向的渲染性。愉快、喜悦的心情,会给人们的整个生活染上快乐的情绪色彩;相反,心境忧伤的人,在某段时间里所看到周围的一切都带有忧伤的色彩。

(2) 心境有积极和消极之分。积极向上、乐观的心境,能提高人的活动效率,增强信心,对未来充满希望,有益于健康;消极、悲观的心境,则会降低人的认知活动效率,使人丧失希望和信心,甚至使人的心理活动失去平衡,有损于健康。

2.**激情**　指一种强烈的、暴发性的、但为时短暂的情绪状态。激情通常是由强烈的欲望和明显的刺激引起的,如在重大成功、惨遭失败、亲人猝死等后,都可导致激情状态。

激情状态下大都伴随着生理变化和明显的外部行为表现。例如:盛怒时全身肌肉紧张、紧握双拳、双目怒视、咬牙切齿、怒发冲冠等;狂喜时手舞足蹈、捧腹大笑;极度恐惧、悲痛和愤怒后,可导致发呆、晕倒、精神衰竭,甚至出现激情休克现象。

激情状态下,人的认识活动的范围会缩小,理智分析能力受到抑制,自我控制能力减弱,容易做出鲁莽的行为。

激情具有积极和消极之分。积极的激情常常能激发人的身心的巨大潜力,奋不顾身地工作和学习;消极的激情常常会使人惊慌失措或盲目行动。

3.**应激**　指由出乎意料的紧急事件所引起的极度紧张的一种情绪状态。例如,地震、火灾、美容失败等都能引起应激反应。现代医学研究发现,人在各种紧张刺激影响下,会导致一系列激素分泌的增加,进而引起人体的全身性反应,这种反应持续一定时间时就会产生全身性适应综合征。人们在不寻常的紧张状况下,会把人体的各种资源都动员起来,以应付紧张的局面,这时所产生的复杂的生理和心理反应都属于应激状态。应激状态的产生与人们面临的情境及对自己能力的评估有关。当人意识到自己无力应对当前情境时,就会体验到紧张而处于应激状态。人在应激状态下,会产生一系列生物性反应,如肌肉紧张度、血压、心率、呼吸及腺体活动的明显变化,其变化有助于人们适应急剧变化的环境刺激,维护机体功能的完整性。

(五) 情绪与美容

1.**情绪状态影响皮肤健康**　持续不安、焦躁的情绪容易使肌肤的青春痘和雀斑增多。原因是剧烈变化的情绪会破坏人体内激素的分泌与自主神经的平衡,进而影响皮肤的健康。例如,皮肤的色泽取决于表皮黑色素的含量、分布以及皮下血管收缩与扩张的程度,而这些因素受控于内分泌系统的调节,其中情绪对内分泌起着一种调控作用。

2.**情绪与容貌息息相关**　紧张、忧虑等不良情绪不仅可使人食欲不振,影响食物消化吸收,还可能导致额部、眼角等部位皱纹增加。长期的紧张情绪不仅会导致自主神经中的交感神经处于长期的紧张状态,同时引发副交感神经衰弱,导致皮肤的抵抗力降低,引发过敏性皮肤。

(六) 中医"七情"与健康

《黄帝内经》说:"夫百病之始生也,皆于风雨寒暑,阴阳喜怒,饮食居处,大惊卒恐。"中医认为"七情"为喜、怒、忧、思、悲、恐、惊七种不同的情绪反应。适当的七情是机体正常的反映,一般不会致病,七情过激会导致气机紊乱,即"怒则气上,喜则气缓,悲则气消,恐则气下,惊则气乱,思则气结。"进而导致疾病。因此,人的喜怒哀乐等过度变化容易引发机体的病变,如青春痘、痤疮等皮肤疾病都和情志因素密切相关,病情的变化和康复也受到情绪因素的影响。

情绪健康及
情绪管理

三、意志过程

(一) 概述

意志(will)是人自觉地确定目的,并根据目的来支配和调节行动,克服困难,以实现预定目的的心理过程。人不仅通过认识活动来认识世界,通过情绪情感来体验客观事物与个体需要之间的关系,而且还能通过意志行动来能动地改造客观世界。

(二)意志行动的特征

1. 以随意运动为基础　本能行动都是由不随意动作组成的,意志行动以随意运动为基础,根据实践的需要有目的地采取一系列的动作,组成复杂的行动,从而实现预定的目标。

2. 与克服困难相联系　在确定目的与实现目的的过程中,往往会遇到各种困难。因此,意志行动和克服困难是紧密联系的,真正的意志行动必须是随意动作伴随着克服困难的心理活动过程。

3. 具有自觉目的性　人与动物的本质区别在于人的活动具有目的性,其根本特点在于确定的行动目的要符合客观事物发展的规律,服从于社会公认的社会准则。人在活动前,活动的结果已作为行动目的并以观念的形式呈现在人脑中。

(三)意志的基本品质

良好的意志品质是克服困难、完成各种实践活动的重要条件,它是一个人奋发前进的内部动力。意志品质主要有以下 4 个方面:

1. 自觉性　意志的自觉性指行动者对自己行动所达到的目的及其社会意义有正确的、深刻的理解,并能主动支配自己的行动使之符合该目的的要求。与自觉性相反的是盲从和独断。盲从表现为缺乏主见,行动易受别人影响,所谓"人云亦云,人行亦行";独断则是不管自己行动的目的能否实现,一意孤行,刚愎自用,二者都是意志品质不良的表现。

2. 坚韧性　意志的坚韧性指人能以充沛的精力和百折不挠的精神克服一切困难和挫折,坚决完成既定目的和任务。与坚韧性相反的是顽固执拗和动摇。顽固执拗是不能分析实际情况,固执己见,执迷不悟,实际是意志薄弱的表现;动摇则是遇到困难就畏缩不前,甚至妥协,不断改变或放弃自己的决定,这种品质与坚韧性不相容。

3. 果断性　意志的果断性是指适时做出决断的意志品质。与果断性相反的是优柔寡断和武断。优柔寡断是指处理事情犹豫不决、患得患失、顾虑重重,缺乏决断的行为表现;武断是指不仔细分析具体情况,草率做出决定的鲁莽表现。

4. 自制力　意志的自制力是指善于克制情绪,并能有意识地调节和支配自己的思想和行动。意志的自制力主要表现在两个方面:一是善于迫使自己去执行所采取的决定;二是善于抑制与自己目的相违背的一切愿望、动机、情绪和行为。自制力是人的坚强意志的重要标志。与自制力相反的品质是任性,表现为放纵自己、毫无约束、感情用事、任意而为的倾向,是一种不良品质。

第三节　人　　格

一、概述

(一)人格的概念

人格(personality)的原意是指戏剧演员在舞台上扮演角色时所带的面具,用以代表剧中人物的身份,表现剧中人物的某种心理特点。心理学上沿用这一含义,指每个人在人生舞台上都要同时扮演多种社会关系的角色,每一种角色都有一定的规范和要求,即他们之间有共性和独特性。因此人格是指一个人整个的心理面貌,是具有一定倾向性的、比较稳定的心理特征的总和。人格可表现人与人之间的差别。

(二) 人格的结构

1. 人格倾向性　是个体进行活动的基本动力,是人格结构中最活跃的因素。它决定着人对现实的态度,决定着个体行为的积极性,由需要、动机、兴趣、理想、信念和世界观等构成。

2. 人格心理特征　指一个人身上经常表现出来的稳定的心理特点,影响着个人活动的效能和风格。它是人格结构中比较稳定的成分,主要包括能力、性格和气质。

(三) 人格的特征

1. 人格的整体性　首先,人格是一个有组织的整合体。人格具有多层次性、多维度性、多侧面性、多水平性,是一个复杂的、完整的构成物。人格内在的统一,使人的内心世界、动机和行为之间保持和谐一致;其次,个别的心理特征也只有在人格的整体中,在与其他人格心理特征的联系中才有确定的意义。

2. 独特性与共同性　俗语说:"人心不同,各如其面。"对于个体来说,世界上没有完全相同的心理特征。人格表现是个体化的,具有独特性。然而人格的独特性并不排斥共性。这种共性是指人类共同的心理特点,包括民族的和地区的共同特点。

3. 稳定性与可变性　人格的稳定性是指一个人在生活中经常表现出来的心理倾向和心理特点。正是人格的这种稳定性特点,才能把一个人与另一个人从心理面貌上区别开来。但是人格的稳定性是相对的,并不是一成不变的,具有可塑性。现实生活是十分复杂多变的,人格特征会随着现实的多样性和多变性而发生或多或少的变化。人格是稳定性和可变性的统一。

4. 生物性与社会性　人既是生物实体也是社会实体,在人格形成和发展的过程中,既有生物因素的作用,也有社会因素的作用。人的生物属性是人格形成的基础,影响着人格发展的道路和方式,影响着人格形成的难易。人格在受生物因素制约的同时,起决定作用的还是社会性因素,即社会生活条件和人际关系。如果只有人的生物属性而脱离人类的社会实践活动,是不可能形成人的人格的,"狼孩"的例子就充分说明了这一点。

二、人格倾向性

(一) 需要

1. 需要的概念　需要(need)是客观的需求在人脑中的反映,是个体的心理活动与行为的基本动力。

人类为了生存和发展,必须从自然环境和社会环境中获取某些东西。当有机体缺乏某种重要刺激时,会引起有机体的紧张,与环境之间形成不平衡状态。例如,当有机体缺乏水和食物时,会引起口渴和饥饿的感觉,产生对水和食物的需要。有机体所缺乏的某种必要的事物在人脑中的反映就是需要。需要常在主观上以一种不满足感被人感受和体验,是人的积极性的源泉。

2. 需要的种类

(1) 根据需要的起源,可分为生理需要和社会需要:生理需要是维持个体生存和种族延续所需求的事物的反映,包括对饮食、休息、运动、避痛、排泄、繁衍后代等的需要。生理需要是人与动物共有的,但是人的生理需要受社会生活条件的制约,人和动物在需要的对象和满足需要的方式上有本质的区别。社会需要是维持社会生活所必需的事物的反映,是与人的社会生活相联系的需要。

(2) 根据需要的对象,可分为物质需要和精神需要:物质需要是指人对物质对象的需要,如对空气、阳光、食物、水、服装、书籍等的需要。物质需要既有生理需要,又有社会需要。精神需要是指人对社会精神生活及其产品的需要。这是人类所特有的需要,如交往的需要、认识的需要、创造的需要、美的需要、道德的需要等。其中,交往的需要是人在社会生活中十分重要的一种心理需求。

3. 马斯洛的需要层次理论 马斯洛是美国心理学家,人本主义心理学的创始人之一。他提出的需要层次理论在国际上颇有影响。他把人类需要分成5个层次(图2-7),按其重要性和发生的先后次序,由低层向高层依次排列,并认为需要是由低级向高级发展的,层次越低,力量越强,并且低级需要满足之后,高级需要才有可能出现,即"仓廪实而知礼节","衣食足而知荣辱"。这一理论符合人类需要

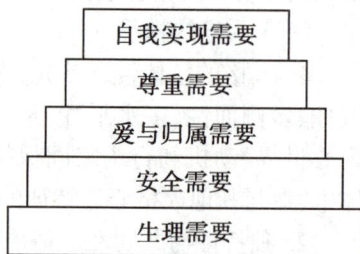

图 2-7　马斯洛需要层次理论模型

发展的一般规律,指出高级需要是人所特有的,需要的产生和心理发展的水平有关。

马斯洛的需要层次理论主要有两点不足之处:其一,马斯洛把需要视为本能,否定了人的需要的社会历史性;其二,马斯洛强调个人的自我实现,却忽视了个人的自我实现与社会生活条件之间的关系及其社会价值。

(二) 动机

1. 动机的概念 动机(motivation)是直接推动人进行活动的内部动因或动力。动机的产生需要具备两个条件:一个是内在条件,即需要是引起动机的基础,当需要被认知和估计有可能实现时就转化为动机;另一个是外在条件,即环境因素促发动机,也叫诱因。个体的动机往往是内在条件和外在条件相互作用的结果,是需要和诱因相互依存的产物。

2. 动机的功能

(1) 激发的功能:人的活动是由一定的动机引起的,有动机才能唤起活动,它对活动起着启动的作用,但需要一定的条件和目的。

(2) 维持调节功能:动机唤起活动以后,个体是否维持这种活动,同样受动机的支配和调节。动机对行动的进行起着维持和加强作用,强化行动使其达到目的。

(3) 指向或选择功能:在动机的引导下,个体的活动总是指向一定的对象或目标,使行动朝向预定的目标进行。动机不同,个体活动的方向和追求的目标也不同。

3. 动机的种类 根据动机的起源,把动机分为生物性动机和社会性动机,它们分别与人的生物性需要、社会性需要相联系。生物性动机是以人的本能的需要为基础的,如饥渴的需要。社会性动机是以人的社会需要为基础的,如尊重的需要、自我实现的需要。

4. 动机冲突 在现实生活中,常产生复杂多样甚至相互矛盾的动机,而人的行动都是由动机结构中最强的主导动机所决定的。但是,主导动机的确立往往不那么顺

利,同时可存在性质和强度非常相似或相互矛盾的动机,使人难以取舍,这就形成了动机冲突。动机冲突有4种基本形式。

(1) 双趋冲突:在两者都具有吸引力的行为结果中只能选其一,所谓"鱼与熊掌不可兼得也"。

(2) 双避冲突:个体面临两个都想要避免的情境,不得不选择其一,如"前有悬崖后有追兵"。

(3) 趋避冲突:对同一事物同时产生接近和回避两种动机,如"既想享用鱼肉的美味,又怕被鱼刺扎到",使用个人流量上网"想看视频,又怕耗流量"的矛盾心理。

(4) 双(多)重趋避冲突:面对两(多)个目标或事物,每个目标都具有吸引力和威胁两方面的作用,不能简单地选择一个目标而回避另一个目标。如肿瘤患者面对手术与否的抉择。

三、人格心理特征

(一) 能力

1. 能力的概念　能力(ability)是指顺利地完成某项活动所必需的心理特征。它有两层含义:一是指实际能力,是个人在先天遗传基础上努力学习并在行动中所表现出来的能力,例如会讲外语、会开车、会游泳等;二是指潜在能力,是指个人将来可能在行为上表现出来的能力。实际能力和潜在能力是不可分割的,潜在能力是实际能力形成的基础,实际能力是潜在能力的展现。

2. 能力的种类　能力按它的倾向性可分为一般能力和特殊能力。

(1) 一般能力:是指在不同种类活动中表现出来的能力,它是有效掌握知识和顺利完成活动所必需的心理条件。如观察力、记忆力、抽象概括能力、想象力等,其中抽象概括能力是核心。一般能力与多种认识活动紧密联系,所以又称为智力。

(2) 特殊能力:是指顺利完成某种专业活动所必备的能力。例如:数学能力、音乐能力、绘画能力、机械操作能力等。

一般能力和特殊能力的有机结合是有效地完成某种活动的必要保证。一般能力越是发展,就越能为特殊能力发展创造有利条件,而特殊能力的发展也促进了一般能力的发展。

3. 能力发展的一般趋势与个体差异

(1) 能力发展的一般趋势:在人的一生中,能力发展的趋势大致如下:在12岁以前智力呈直线发展,即智力的发展与年龄的增长几乎是同步的;此后,随着年龄的增长智力发展趋于缓慢;在20岁左右,人的智力发展达到顶峰,以后保持水平状态,直到35岁;35岁以后智力开始缓慢下降,到60岁以后智力迅速衰退。

(2) 能力发展的个体差异

1) 发展水平的差异:能力水平有高低的差异。能力在全人口中为正态分布:两头小,中间大。以智力为例,智力的高度发展称智力超常或天才,智商在120分以上;智力发展低于平均水平称智力低下或智力落后,智商在70分以下;在智力超常与智力低下之间又分成不同的层次。

2) 能力类型的差异:能力类型的差异主要表现在个人的感知、记忆和思维过程中经常采取的习惯化的认知风格上。如在思维方面,能力有形象思维型、抽象思维型和中间型之分。

3) 表现早晚的差异：人的能力的充分发挥有早有晚,有的人能力发展较早,年轻时就显露出卓越的才华,如唐朝的王勃 10 岁就能作赋,奥地利作曲家莫扎特 11 岁创作歌剧;另一种是"大器晚成",如齐白石 40 岁才表现出绘画才能,50 岁才成为著名画家。但就多数人来说,能力突出表现在中年,科学家发明创造的最佳年龄为 35 岁左右。

(二) 气质

1. 气质的概念　气质(temperament)是一个人稳定的心理活动的动力特征。

气质特点总是以同样方式表现在各种心理活动的动力方面。它不决定个体是否活动,也不决定个体活动的具体方向,只是作为显露在外的动力特征,主要表现在心理活动发生的强度、速度和灵活性及指向性、稳定性等方面的外部特征,而不是指心理活动的内容。气质在很大程度上是由遗传素质决定的。例如,刚出生的婴儿,有的安静、平稳、害怕陌生人,有的好动、喜吵闹、不害怕陌生人。

气质特征指的是人无论在什么场合都能表现出来的典型的、较稳定的动力特征,是不以活动的动机、目的和内容而转变的。气质与性格、能力等其他人格心理特征相比,更具有稳定性,俗语所谓"江山易改,禀性难移"。但气质在生活环境和教育的影响下,在一定程度上也会发生缓慢的变化。因此,气质又具有可塑性。

2. 气质的生理基础　生理学家巴甫洛夫的高级神经活动类型说,为气质学说提供了科学依据。巴甫洛夫认为,高级神经活动兴奋和抑制过程具有 3 个基本特征:神经过程的强度、平衡性和灵活性。强度指大脑皮质细胞兴奋和抑制的工作能力和忍耐力;平衡性是指大脑皮质细胞兴奋和抑制过程的强度对比关系,两者力量大体相等为平衡,否则为不平衡;灵活性是指兴奋和抑制过程相互转换的速度。这 3 个基本特征的独特结合形成了高级神经活动的 4 种基本类型,并对应着 4 种气质类型(表 2-1)。

表 2-1　高级神经活动类型与气质类型

神经过程的基本特征			高级神经活动类型	气质类型
强度	平衡性	灵活性		
强	不平衡		兴奋型	胆汁质
强	平衡	灵活	活泼型	多血质
强	平衡	不灵活	安静型	黏液质
弱	不平衡		抑制型	抑郁质

3. 气质类型的基本特征

(1) 胆汁质:行动迅速,思维敏捷,具有较高的反应性和主动性。脾气暴躁、不稳重、好挑衅,但直率、精力旺盛。人格具有明显的外向性。能以极大的热忱埋头工作,在克服困难上有坚韧不拔的毅力,但自制力差,缺乏耐心。

(2) 多血质:活泼好动,反应迅速,行动敏捷,会对一切有吸引力的东西做出兴致勃勃的反应。有高度的可塑性,为人热情,善于交际,容易接受新事物,适应能力强,常能机智地摆脱困境。表情丰富,情绪和情感易于产生也易于改变,体验不深且易外露。人格具有明显的外向性。具有较高的主动性,在活动中表现出精力充沛,有较强的坚定性和毅力等。但往往粗心大意,兴趣容易变化,富于幻想,生活散漫,缺乏忍耐力和毅力。

（3）黏液质：行为反应缓慢，安静稳重，情绪不易外露。心境平和，交际适度，善于克制自己，注意稳定且难以转移，遇事不慌不忙。可塑性差，表现为不够灵活，能有条理地、冷静地、持久地工作，但容易因循守旧，缺乏创新精神，比较执拗、冷漠。人格具有明显的内倾性。对外界的影响很少做出明确的反应。

（4）抑郁质：具有较高的感受性和较低的敏捷性，心理反应迟缓，行为孤僻，做事谨慎。多愁善感，情绪体验深刻持久，不易外露。人格具有明显的内倾性。不善于与人交往，在困难面前常优柔寡断，遇困难或挫折易畏缩。富于想象，比较聪明，对力所能及的任务表达出较大的坚韧精神。

在上述4种气质类型中，属于单一的、典型的气质类型的人是比较少的，大多数人都是两种或两种以上的气质类型，即混合型或中间型。

4. 气质的意义　气质主要表现为心理活动的动力和方式，而不涉及其方向和内容。因此，气质本身无"好""坏"之分，气质不决定一个人的社会价值和成就高低。气质对人的实践活动的确具有一定的作用，任何气质都有其积极方面和消极方面，任何气质类型的人都可以在事业上获得成功。所以，要注意发扬不同气质类型的积极面，克服消极面，不要以某种气质类型为依据取舍人才。只要我们在实践活动中扬长避短、人尽其才，都可使不同气质类型者在各自的工作岗位上发挥作用。

5. 气质与美容工作　在美容工作中，了解求美者的气质对做好美容工作十分有益。在美容接待与沟通当中，面对多血质的求美者，语言劝导往往能奏效，因其比较乐观健谈，对自身的认识积极客观，因此容易沟通；面对胆汁质的求美者应注意晓之以理、动之以情，宜用"以柔克刚"的办法，切忌急躁；面对黏液质的求美者，应对进行耐心细致的解释，防止简单粗暴的说教，因其情感不外露，且比较固执己见；对抑郁质的求美者，要从各方面给以更多的关怀与帮助，言语谨慎，注意措辞，防其产怯懦、多疑、孤僻等消极心理的产生。

（三）性格

1. 性格的概念　性格（character）是指人对现实的较稳定的态度体系以及与之相适应的习惯化了的行为方式。

人在长期的生活实践中，逐渐表现出对现实的各种稳定的态度，并表现于其行为之中，形成了一个人区别于他人的独特性格。然而，并不是任何态度和行为方式都能表明人的某种性格。在某些情况下个体所表现出的态度和行为，属于一时一地的情境性反应，就不能视为性格特征。如一个人偶尔表现得对人很热情，还不能说他具有开朗的性格特征，只有在人际交往中，一贯表现热情，才能说他具有这种性格特征。所以说，性格具有稳定性。另一方面，性格又存在着可塑性。性格是人在实践活动中，在与客观世界相互作用的过程中形成和发展起来的，而客观现实的复杂多样性，促使人的性格必然会随之发生适应性的变化。正因为性格在某种程度上是可塑的，所以我们才能培养性格和改变性格。

性格在人格心理特征中具有核心意义。个人对现实的态度和行为方式总是与他的人生观、世界观和价值观相联系，体现出一个人的本质属性，具有明显的社会评价意义。人格特征方面的个体差异首先就表现在性格上。

2. 性格的特征　性格具有十分复杂的结构，它由许多不同的特征所组成，具体表

现在以下 4 个方面:

(1) 性格的态度特征:人对客观现实的影响总是以一定的态度予以反应。主要有:①对待社会、集体和他人的态度,是热爱集体、关心他人,还是对社会、集体漠不关心或对他人无礼等;②对待工作、学习和生活的态度,是认真负责、刻苦努力、勤俭节约,还是敷衍了事、贪图安逸、挥霍浪费等;③对待自己的态度,是谦虚、自尊、严于律己,还是自卑、骄傲、自由放任等。这 3 种态度互相影响,彼此关联。

(2) 性格的意志特征:每个人对自己的思想和行为的调节及驾驭水平有很大差异,主要表现在自觉地调节自己的行为方式和水平方面。如有目的性还是盲目性;具有独立见解还是易受暗示;坚定不移还是知难而退;持之以恒还是半途而废等。

(3) 性格的情绪特征:情绪影响一个人的活动质量,主要表现在情绪活动的强度、稳定性、持久性和主导心境方面。主要有:①情绪的强度特征,有的人情绪体验强烈,一经引起,自我难以用意志控制;有的人情绪体验较弱,总能保持平静,易于用意志控制情绪。②情绪的稳定性特征,有的人情绪比较稳定,波动起伏不大;有的人情绪不太稳定,波动起伏较大。③情绪的持久性特征,有的人情绪持续时间较长,事后难以恢复平静;有的人情绪持续时间较短,易生易逝。④主导心境上的特征,有的人总是心境开朗、振奋快乐;而有的人总是处于郁闷低沉之中,快乐似乎与他无缘等。

(4) 性格的理智特征:是指人在认识过程中的性格特征,主要指人在感知、记忆、思维、想象等认识过程中表现出来的认知特点和风格的个体差异。例如:①在感知方面,表现为主动观察型与被动观察型;②在记忆方面,有直观形象记忆型和逻辑思维记忆型;③在思维方面,有创造型与保守型等。

在以上 4 方面的性格特征中,性格的态度特征和意志特征占主导地位,其中又以性格的态度特征更为重要。

知识链接

外倾型与内倾型

日常生活中,人们认为外向型的人乐观、自信、阳光、能干、勇敢、能言善辩,认为内倾型的人悲观、自卑、阴暗、笨拙、懦弱、沉默寡言。心理学博士马蒂·莱尼认为内倾型的人的大脑会本能的"先弊后利"地分析信息,外倾型的人的大脑会本能的"先利后弊"地分析信息。传统的人格理论也认为内倾型的人会把更多的精力指向自己的内心世界,沉浸在自己的想法、观点和情绪中,而外倾型的人会把更多的精力指向外部世界,愿意在人多、活动多的环境中工作。内倾型的人通过安静和独处恢复精力,外倾型的人通过与外界的联系恢复精力。内倾型的人对外部刺激敏感,不喜欢太多刺激,喜欢对自己体验到的事情做深入的了解,而外倾型的人则喜欢强烈而丰富的刺激。

四、人格形成的影响因素

人格的整体结构,以及代表人格的某一方面的特质,都是在生物遗传与环境相互作用及自我意识的影响下发展形成的。

(一) 生物遗传因素

生物因素是人格形成和发展的自然基础。

首先,遗传基因影响人格。但遗传因素对人格各部分的作用不完全相同,如气质和智力受其影响大些,而价值观受其影响就小些。

其次,神经系统的特性不同,高级神经活动的类型不同,内分泌系统分泌激素的水平不同,会使人格的形成和发展显示出不同的特点。

此外,人的体态、体质和容貌,也是影响人格形成和发展的生物因素。例如有些人因容貌出众而自负,有些人因先天不足而自卑。但是,生物因素只为人格的形成和发展提供了一种可能性,不能决定人格的发展。

(二) 环境因素

环境是影响人格形成和发展的决定性因素,这里所说的环境主要指社会环境。

人格的形成,是在特定的人类社会物质文化生活中,通过与社会环境的相互作用,由自然人转化为能参与社会生活、担负起一定角色的社会化人的过程。因此,影响人格发展的环境因素主要是社会生活条件、家庭教育、学校教育、同伴相互作用等。

(三) 自我教育

人在接受环境影响的同时,也会对环境产生影响,而且这种影响是积极的、主动的,这样才能促进自身人格的改变与完善。从根本上说,人格发展是一个主动完善的过程。

五、自我意识

(一) 自我意识的概念

自我意识(self)是个体对自己身心活动的觉察,即自己对自身的认识以及自己和他人的关系、自身与客观世界关系的认识。自我意识是人格的核心,是衡量人格成熟与否的标准。自我意识是人的意识活动的一种形式,也是人的心理区别于动物心理的一大特征。

(二) 自我意识的结构

自我意识依据知、情、意三方面可分为自我认知、自我体验和自我调节(自我控制)三个子系统。自我认知是自我意识的认知部分,包括自我感觉、自我观察、自我分析、自我评价等。自我认知主要回答"我是什么样的人"的问题。自我体验是自我意识的情绪部分,是人对自己情绪状态的体验。自我体验可表现为自尊、自爱、自豪、自卑、内疚、耻辱等情绪状态,例如"我是否满意自己或悦纳自己"。自我调节是自我意识的意志部分,是个体的自觉过程。它包括自我监控、自我激励、自我控制、自我监督等形式。自我调节的实现受自我认识、自我体验的制约。

依据意识活动的内容划分,自我意识可分为生理自我、社会自我和心理自我。生理自我是人们发展中最初形成的,是个体对自己生理属性的认识,包括占有感、支配感以及认同感等。社会自我是指个体对自己社会属性的认识,包括个体对自己在各种社会关系中的角色、地位、权利义务等的认识。心理自我几乎与社会自我同时形成和发展起来,是指个体对自己心理属性的认识。

(三) 健康自我意识的培养

1. 学会全面认识自我 美国心理学家约翰和哈里提出了关于人的自我认识的窗

口理论,称为乔韩窗口理论。乔韩窗口理论认为自我认识是一个人自我意识发展的基础。全面认识自我的途径主要有以下5种:①通过与他人比较看清自己的优势和不足;②通过与自己比较看清自己的发展与进步;③通过分析他人的评价和反馈来认识自己;④通过自己的行为和成果来认识自己;⑤通过自我反思和自我总结来提高自己。

　　2. 学会积极的悦纳自我　积极悦纳自我的方法主要有以下4种:①接纳自己是有缺点的人,积极改进自身能改变的,欣然接纳自身不能改变的;②相信自己的存在是有意义的;③进行积极自我心理暗示;④积极展现自己,在小事中积累成功的体验。

(王　静)

复习思考题

1. 简述马斯洛需要层次论。
2. 简述影响能力形成与发展的因素。
3. 简述气质与性格的区别。
4. 简述影响人格形成的因素。

扫一扫
测一测

第三章

- - - - - - -

人体审美心理

学习要点

> 审美心理的特点及其实施原则;体像与美容心理的关系;美容求术者常见的人体审美心理问题;体像知觉与自我体像形成的原因。

人体审美心理(human aesthetic psychology)是美容医学实践中的一个基础问题。审美心理过程对美容医学来说,是审美主体获取情感体验的一个满足过程。进入文明社会以来,人体美的发展同社会进步密切相关,不同时代、不同民族的人对人体美的审美标准不一。文明的社会环境,美好的社会生活,长期的锻炼、保养,为人体的日益美化提供了可能性,坚定了人们对人体审美本质的自信。

第一节　人　体　审　美

一、人体美的美学与心理学评定

人体美学受到种族、社会、个体等各方面因素的影响,涉及形体与精神、局部与整体的辩证统一,只有整体和谐、比例协调,才能称得上是一种完整的美。人的外在美是人们最普遍追求的目标,它能给人美好的第一印象,有利于人际交往及和谐人际关系的形成,在择业及婚姻等方面也会带来更多的机遇。

(一)外表与身体吸引力

在欧美的美容医学和美容心理学实践及研究中,很少使用"人体美"和"容貌美"这样的词汇,在西方国家的文献中较多地采用了"外表"一词,相当于中文广义的"容貌",同时用更为主观的"身体吸引力"来评价人体美的状态。广义的容貌实际相当于外貌、外表,包括了头、面部、形体或体形。美容的需求主要强调面容美,也包含面容美与体态美相搭配而产生的整体美感。面容美主要指五官排列组合对称均匀,而眉、眼、鼻、唇、齿、耳、颈及面部皮肤等局部美感均能为容貌增添外表美。

(二)人体美学评定

人体美目前还没有统一的判定标准。早在公元前 5 世纪,古希腊学者毕达哥拉斯就提出了"黄金分割率",他发现 1∶1.618 和 1∶0.618 这两种固定的比例很优美,"0.618"以严格的比例性、艺术性、和谐性蕴藏着丰富的美学价值。据研究,从猿到人的进化过程中,骨骼方面以头骨和腿骨变化最大,躯体外形由于近似黄金矩形而变化最小,人体结构中有许多比例关系接近"0.618",从而使人体美在几十万年的历史积淀中固定下来。于是"黄金分割率"作为一种重要的形式美法则,成为公认的审美规律。

人体美学评定一般分部位来进行,主要包括面部,人体正面、背面,性感器官(口唇、乳房、腹部、脐部、臀部、耻骨和大腿等)。既有其定性标准又有定量标准。定性标准以非定量数字反映,如我国古时的"三寸金莲""环肥燕瘦"是当时美的标准。定量标准即制定出人体美的客观标准,根据专家评定的量化来确定人体的美学等级。该种测定相对客观,多具有一定的专业性,常用"人体美学因素评级表"来测定。"美学因素"是指一切从美学观点来看可能具有某种意义的因素,例如人体的某一部分、衣着、首饰等。上述评级,从最美到最不美主要分 7 大等级:3 个肯定级、1 个中间级、3 个否定级。

(三) 外表吸引力评定

还有一种较为主观的人体美的判定即外表吸引力。它通常没有很具体的客观标准,而是根据被测定者对审美对象的主观笼统综合感觉来判断。外表吸引力也需要分等级,但没有专业人体美学评价那样具体。《应用心理学期刊》(Journal of Applied Psychology)最新公布的一项研究显示,按照无偏见观察人士对图片的评分,与外表没有吸引力的人相比,外表吸引力高的人可直接增加更多的机会。

二、人体审美的特点

审美观在审美活动中是评判美丑所持的一贯的、稳定的看法和态度,是人们主观的审美意识客观存在于头脑中的反映。美容实施的目的是维护、修复、塑造或增进人体美。人体美是求美者审美观的客观现实基础,有了客观上的美,才有客观的审美观。美容审美评价必须符合人体正常的生理发展规律,生理功能的健全和机体的健康是医疗美容实施审美评价的前提。如果人体的生理功能有障碍,不仅直接影响人体的美感,而且会进一步影响人的心理感受,从而间接地影响人的整体审美。

(一) 审美的直觉性

审美的直觉性是审美主体对审美客体最原始而又最直接表现出来的一种心理意识形式。在审美实践中,审美主体通过对审美客体的声、色、行等形象的感知,形成对审美客体的感性直觉,表现出直接的感性领悟和理解。

(二) 审美的流变性

审美的流变性不是说审美是不可捉摸的,而是特别强调审美作为人类的意识活动,在一定条件下审美主体与审美客体之间呈现交互作用的动态特征。

(三) 审美的普遍性

审美的普遍性特征,是指审美使人们走出个人狭小的审美天地,审美活动成为具有人类共同意义的创造性活动。

(四) 审美的整体性

容貌审美的整体性是由人的整体美的根本特征决定的。在现实生活中,人们主要的审美对象是自身,而人体是一个独立自主、和谐统一的整体。作为审美对象,人必须以整体美出现,这就要求构成人体美的各组成部分也是美的。一个人如果容貌躯体不美,或容貌美、躯体美而服饰不美,都会使已存在的美受到削弱,从而缺乏美的整体力量。同样,只具有形体美而不具有心灵美,也会形成缺憾,使整体美受到妨碍,降低美的价值。整体美不仅要求各部分之间是美的,而且要求各部分之间协调统一。

(五) 审美的社会性

审美具有很强的社会性。医疗美容审美需要符合普遍的审美要求,亦需遵守形式美的基本法则,包括节奏、整齐、对称、均衡、和谐等。根据人体美的内涵,容貌和形体本质上就不是单纯的自然美,而是包含着丰富的社会心理因素,人体审美标准存在着差异,其本身就已经说明了容貌审美的社会性。另外,从审美价值观来看,一个人的审美价值的高低,会决定一个人的社会价值。

(六) 审美的差异性

审美的差异性主要是由于审美情趣的不同而产生主观方面的差异。分析审美差异的原因可以归纳为以下几点:

1. 因个体审美能力不同造成的差异 审美能力有高低之分。在日常生活中,人们审视众人面孔虽然不同于审视人体艺术品,但是并不能说这种审视排除了审美的感受能力。人们的喜恶无不渗透着自身的审美修养。譬如,一个审美修养较低的人,对他人审视时,可能会仅注意到对方的外表,而无法洞悉其内在美。

2. 因时代变化带来的差异 审美是一个随着时代不断变化的意识过程。原始人崇尚"巨腹豪乳"的女性,先秦后期则欣赏以纤细、清瘦为标准的女性人体美,到了唐代推崇以"丰腴"乃至"肥胖"为审美要求的女性人体美,五代后期又追求女性"小脚"美等,其审美观与现代人存在很大差异。

3. 容貌的可变性带来的审美差异 容貌审美不仅仅是审美主体对他人容貌的欣赏,更重要的是对自身容貌形体的看法。随着岁月的流逝,容貌不是一成不变的,审美的感受也会随之发生变化。

4. 审美心理与日常生活心理的差异性 审美心理主要获取的是审美主体的一种情感体验和美容心理上的满足。日常生活心理往往是由感性上升到理性,追求并且强调直接功利,获取的是具体的功利满足。

在美容热潮中,缺乏正确的审美倾向而片面追逐时髦是低俗的行为。如不少女性不顾自己的容貌特征而选择隆鼻术,一味追逐流行,结果鼻梁虽然垫高了,却破坏了容貌的整体性与个性。

知识链接

医学审美心理

医学审美心理,是指审美主体在医学审美活动中所产生的审美评价和审美取向的一种符合医学目的性和人体美学规定性的意识活动。其美感体验有如下特点:

1. 审美主体心理的双向性 医学审美主体具有双向性的特点。一方面,在医学审美的过程中,医务人员是医学审美的主体,医学对象为医学审美的客体;另一方面,医务人员的仪表及医疗行为又要接受医学对象的审度、评价,主体和客体位置发生互换。

2. 医学审美心理的时代性　医学审美的核心是人体审美,人们对自身的审美心理欲望是随着社会经济、文化时代的发展而变化的。人们的审美心理具有明显的时代性特点,故在医学审美处理或医学美容实施过程中,应注意适应时尚要求。

3. 医学审美心理的个体差异性　从医务人员的角度来看,由于其学术渊源和能力水平各不相同,对审美标准的掌握、审美欲望值及美感心理深浅度也存在差异;从医疗对象的社会角色来看,审美情趣与审美选择、审美心理欲望与审美期望值多是各不相同的。故医学审美处理或医学美容实施也必须因人而异。

三、体像心理

体像(body image)是人格理论的重要组成部分,是与美容医学关系最密切的心理学基本概念。体像和关于体像的理论是美容心理基础研究的核心内容,也是医疗美容心理学的焦点问题。

(一)体像的概念

体像也称身体意像、自像、身像等,是人们对自己身体的心理感受,是对自己身体的姿态和感觉的总和,是个体对自己身体所给予的主观评价。有人在更广泛的意义上使用体像这一个词语,如将体像从对形态的审美价值评价,扩大到与身体有关的身体语言,即身体动作、姿势、面部表情等起表达情感和交流作用的非语言系统等。

(二)体像知觉与自我体像的形成

1. 体像知觉　知觉分为内部身体知觉和外部身体知觉。内部身体知觉包括痛觉、饥饿、本体感觉等,是由内脏感觉、触觉等刺激引起的躯体感觉状态的认识,并不能形成体像。

外部身体知觉是通过视听所获得的对身体各部分的认识知觉,这类知觉等同于所有的非主观的知觉。例如,我们能够听见自己说话的声音,别人也能够感受到;反过来,别人能够看到我们的外表,而我们自己也可以借助镜子、照片等媒介看到自己的外表。但是真正的主观知觉别人是感觉不到的,如饥饿只有自己知道。所以,身体的外部知觉可以形成体像。同时,体像知觉必然要受到多种社会意识的影响。例如,审美观不同,体像知觉的结论自然不同。

2. 自我体像的形成　在人的心理过程中,最迷人的现象之一就是自我体像的形成和发展。幼儿在第一年里对自我的认知主要是对躯体“我”的认识,即主要是通过身体的感觉。一个正常发育的儿童,对自己身体的外部知觉一般是到儿童后期或青春期才逐渐形成的,这时对身体外观萌发强烈的关注,并且在语言和理解力发展的最后阶段,儿童总是通过环境的评价来认识身体特征和行为。也就是说,孩子对自己的认识,并不是通过对自己的观察,而是依赖外界的评价,如父母、亲属、老师的评价等。

在小学期间,每一个儿童都会逐渐认识到自己的身体特征,如身高、体重、力量、协调性、肤色、长相等,会被同学、老师等十分精确地用来评定他们在社会和体育活动中的地位顺序。天生的身体条件成了通向友谊、受尊敬和被同伴接受的资本。因此,当儿童到了成长晚期便开始真正认识自己身体的外表,并不可避免地意识到这样的事实,身体的特征将成为其人格中所具有的“社会标记”(social marker)。

体像的充分形成开始于儿童进入青年期这一阶段。伴随着身体的发育、抽象思维能力和自我反省能力的增强，标志着心理与生理统一的自我意识的开端。每一个体像描绘了对身体不同部位的知觉，虽然还不能在心理上对身体的认识有一个完整的勾画，但是这些认识成了完整体像观念的组成部分。

(三) 体像与医学美容

体像是美容心理学的一个核心问题，与医学美容的关系可以概括为以下几点：

1. 医学美容的目的是重塑体像　从根本意义上说，医学美容是重塑人体形态也是重建求美者的体像。在西方文献中，为了将美容手术与一般的整形重建手术相区别，常用"体像治疗"与"体像手术"等术语。这不仅是由于求美者存在程度不同的体像困扰和体像障碍，而且也因为体像本身就是一种心理的知觉。对求美者来说，缺陷不仅仅有生理学外表的依据，也是心理发展过程中多种要素对体像影响的结果。

2. 求美者的共性是常有体像困扰　人的美丑不仅仅在于客观生理形态的存在，还在于自己对自己的感受，也就是自我的体像。大多数人实际上是因为对自身容貌形体的不满，才要求美容。美容整形患者中间存在大量与体像有关的心理问题，美容整形患者的体像困扰明显比普通人多。

3. 医学美容的措施是体像纠正　医学美容的目的是使患者建立良好的体像，但不能单纯依靠手术。许多求美者需求美是由于病态的体像，因此，心理医学、精神医学配合美容手术治疗或单独运用于对求美者的治疗是必要的。

(四) 消极体像、病态体像与体像错觉

1. 消极体像　从对个体心理发展及导致的结果来看，体像可以分为积极体像和消极体像。从自我概念出发，前者是一种有利于自我肯定、自我接受的体像，所以也称为肯定性的体像；后者不利于自我肯定、自我接受，所以是一种否定性的体像。一般来说，当一个人对自身的容貌或形体不予认可时，就意味着自我意识中包含了消极的体像。但由于人们对自身的适应或情感的升华，不认为自己的丑陋会带来不快的"丑感"，这就未必形成消极体像；只有为自身的丑陋而感到痛苦的人才会有强烈的丑陋的感觉，也只有在这种时候，才形成了真正的消极体像。

2. 病态体像　根据对个体影响的程度，我们将消极体像分为体像困扰和病态体像两大类。体像困扰主要是指体像蔑视，而病态体像是一些与体像有关的心理障碍，包括神经症或精神病症。常见的病态体像有体像变形、体像障碍、躯体变形障碍。躯体变形障碍是指客观上求美者身体外表并不存在缺陷，或仅仅有轻微的缺陷，而个体想象出自己的缺陷，或是将轻微的缺陷夸大，并由此产生痛苦的心理。

3. 体像错觉　体像也是一种知觉，因此形成错觉的原理同样适用于解释体像错觉现象，但体像知觉更多地受到心理因素的影响。体像错觉除了要遵循一般错觉的规律外，更可能受到多种主观因素的影响，特别是对自我体像的认知。体像错觉的根源一般受经验、观点、动机与需要、注意与敏感、情感与情绪等的影响。

第二节　心理需要与美感、美欲

对于医疗美容专业，接触最多的理论问题应是审美心理学，主要涉及容貌审美的心理学问题。审美意识是客观存在的审美对象在人们头脑中的能动反映，包括人的审

美趣味、审美能力、审美观念、审美理想、审美感受等；审美感觉是客观事物美的属性被人的感觉器官所接收，通过神经系统把信息输送到大脑所引起的感受，它伴随着主体人的情感因素，是一种复杂的心理活动和心理过程；审美愉悦是指通过审美活动，审美主体获得的一种情感上的体验，表现为满足感、快乐感等，是感知、想象、情感、理解等诸多心理活动共同相互作用的结果，是人特有的高级情感活动；生理快感主要是指客观对象的形式美作用于感官所引起的舒坦、愉快的情绪，是物质上所引起的基本的舒适、快乐感觉。

一、美感

知识链接

美感的成因

美感的成因，是人们的观念文化创造及其交流。不同内容的观念文化的创造及交流，会形成不同的观念文化积累，从而会使人们对客观事物形成不同的审美标准。同一客观事物相对于不同的审美标准，就会表现出完全不同的美感。如：是胖女人美还是瘦女人美，是肤色白的女人美还是肤色黑的女人美，是大乳房的女人美还是小乳房的女人美，是缠足的女人美还是不缠足的女人美，是高个子女人美还是小个子女人美，是满脸麻子的女人美还是脸面光滑的女人美等。拥有不同观念文化及审美标准的人们，必然会产生完全不同的判断结果和追求行为。

（一）美感的概念及其心理作用

美感（aesthetic feeling）是人们在审美过程中对客观事物美的属性所引起的欣赏、评价、感受的客观反映，有广义和狭义之分。狭义的美感，指的是审美主体（审美者）对于审美客体（审美对象）所产生的美的主观体验或心理反应，即审美感受；广义的美感，是指"审美意识"，它包括审美主体所反映的审美意识的各个方面和各种表现形态，如审美趣味、审美观念、审美能力、审美理想、审美感受等。其中，审美感受是审美意识的核心，也是审美意识中最基本、最主要的形式。美感是接触到美的事物时引起的一种心理感受，是一种赏心悦目的心理状态，是对美的认识、欣赏和评价。因此美感在本质上是一种认识活动，它和其他的认识活动一样，都具有从感性认识到理性认识的发展过程，都具有认识世界和改造世界的特点。然而，它又不同于一般的认识活动，这种认识活动是潜藏在情感活动之中的，情感体验贯穿于美感认识活动的全过程，知觉、想象、理解等认识因素都暗含在对感性的具体形象的感受之中。例如，对于同一审美对象来说，不同的审美者会产生不同的审美感受，而同一审美者，在不同的时间也会产生不同的审美感受，其原因就在于美感认识活动具有强烈的个性心理情感性。

人体美感包括形式层面的自然要素、审美层面的文化要素，同时还有个体人格方面的主观要素。美感的心理作用主要包括以下两个方面：

1. **移情作用** 移情论的倡导者是德国美学家菲舍尔和李普斯。当求美者把自己的情趣外射到欣赏对象又把对象的形象情趣吸收到自身时，就出现了审美中的"物我同一"的境界。此时，主客体之间的心理距离被取消。如当求美者看见一位满面笑容的医师，有灵巧的手、健美的体肤、幽默的语言、优雅的举止时，心里就会觉得甜美，会联想到亲人可爱的面孔或产生愉快的心情。

2. 激发作用 医护人员可以用自己美的心灵、美的言行或美的环境等来激发求美者积极的情感,接受各种治疗和护理。还可以把自身求美、求真和向善的品格展示出来,使求美者心情愉悦并成为他们欣赏的对象。就像小说、电影、音乐、美术等艺术美,可以使人的思想感情、意志、爱好、气质、性格等发生变化而达到一定的激发效果。

(二)美感心理作用的应用

1. 美化环境 环境能调节人的情绪,要充分利用美学和医学知识为求美者创建优美的美容环境。如减少噪声,在病室里摆上鲜花,或在墙上挂一幅赏心悦目的壁画,或在接受治疗的同时欣赏轻音乐等,都会让求美者觉得温馨、舒适,心情愉悦。

2. 树立优美形象 优美是一种静态的、温性的、内柔外秀的和谐美,能提高人的道德品质和精神境界,给人以舒畅、愉快的感受。优美有两种心境表现:一是自己满意,二是别人满意。在工作中,美容师轻巧娴熟的技术,温柔和美的目光,洁白整齐的服饰,明朗自然的笑容,都能给人美好的视觉享受和美的感受,给人一种稳重、可信的美感。优美代表了职业本身的一种精神状态,不仅包括了外在美,还包括内在美。

3. 满足求美者的心理需求 任何一位求美者都是为了更完美的目标而承受美容的疼痛和风险,如果没有实现他们的目标或者实现的效果并不适合他,求美者不满意的情况就会出现。只有通过术前良好有效的沟通,才能真正了解求美者的心理需求,才能让求美者客观地了解医学手段可以实现的目标,只有在美容师和求美者对美容的效果达成共识之后,求美者才能真正轻松地进行美容治疗,最大限度地达到求美者预期的满意程度。

二、美欲

(一)美欲的概念及其意义

广义的美欲泛指人的一切审美需要,包括自然美、社会美、艺术美及自身美,与审美愉悦相关联。狭义的美欲,即指自我审美需要。就审美对象角度而言,美欲可分为外向美欲和内向美欲。外向美欲是指主体对身外一切事物的审美需要,即对客体的审美,包括艺术性美欲和实用性美欲。艺术性美欲是指人们创造艺术品和欣赏艺术品的需要,是一种较为纯粹的精神需要;实用性美欲是指人们对生活环境、生活资料等的审美需求,是对物质与精神结合的审美需要。内向美欲指主体对自身的审美需要。对美容心理学来说,主要探讨的是狭义的内向美欲。内向美欲又分原发性美欲和从属性美欲两种。原发性美欲是指为美而美的美欲,从属性美欲是指从属于其他心理需要的美欲。

只有深刻地理解美欲,才能真正了解求美者的心理。人的一般审美需要与审美享受相关。人领会美并按照美的规律进行创造,直接表现在对审美享受的追求上即审美需要。审美享受是指通过审美感受获得的一种情感上的愉悦。它表现为满足感、快乐感,是感知、想象、情感、理解等诸多心理功能共同运动的一种和谐状态。

(二)美欲的性质

本质上,美欲是人类的一种精神需要、社会性需求,是人在社会生活过程中逐步学会的高级需要,而不是由人的生理本能所决定的。美欲与人的生理性需要和人类的情感活动相关,而人类的情感活动是众多生理活动集中表现出来的心理现象。因此,美欲既是一种社会需要,又有其生理学基础。美欲的生理学基础是"快乐原则",我们从美感产生的基础是一种感官需要可以确认这一点。不仅人类的感官体系有鉴赏美的基础,本能中也有对美的需求元素。心理学家对婴儿的知觉研究表明,婴儿对人的面部有偏好。例如,研究者故意将人的面孔歪曲,将眼、鼻、嘴的位置改变,然后将其与正常的面孔并列置于婴儿的面前,观察婴儿是否能加以分辨。结果发现,4 个月的婴儿很清楚地选择正常的面孔去注视,而对异常的不太理会。

三、美欲与其他心理需要的关系

从美容心理学角度上说,人的爱美之心,主要是指人对自身容貌美化的心理需求。必然性、普遍性、差异性、社会性、时代性等是爱美心理的基本特点。在很大程度上,美的需要是伴随着人的社会性需要而存在的,人的许多心理需要与美欲有关系。

(一) 美欲与本能

在心理学上,本能是对人类个体先天性行为的解释。本能行为是遗传因素所决定的行为倾向,需符合两个条件:其一,它不是学而能的行为;其二,凡是同一种属的个体,其行为表现模式完全相同。爱美很难列入严格意义上的本能,对人类来说,属于本能的是人的动物性,是与生俱来能力或需要,如性需要、饥渴需要、安全需要等。从心理学需要的概念来看,美欲不能算本能,但美欲与人的生物性本能有间接的关系。因为美欲的产生依赖于感受美的感觉器官,如眼睛、耳朵,而且人的本能也含有对美的需求。

(二) 美欲与爱、被爱

人们通常喜欢漂亮的人,也希望自己美丽动人,得到他人的喜爱。于是为了获得别人的爱,就会采取一些措施美化自身,如美容、瘦身。所以,美欲与爱和被爱有内在的联系。"女为悦己者容"是一句古话,反映了女性打扮自己与热心美容的一种心态,同时也说明了美是寻求爱的需要。不被社会接受的人是痛苦的人,爱与被爱是一个社会人的心理需要。就对容貌美的需要来说,爱与被爱是矛盾的。

(三) 美欲与社会交往

容貌在社会交往中起着很重要的作用。容貌是吸引人的最直观的因素,对人际交往有很大的影响。人们为什么会相互喜欢? 人们之间为什么会相互吸引? 有许多因素决定着人的吸引力,如人的能力、令人尊重的品格、富有个性或互补的性格等。但容貌对第一印象所起作用的研究表明,容貌决定一个人初次在社交活动中能不能具有吸引力。容貌对人际交往所起的作用,首先得益于在初次见面时就能获得别人的好感。国外大量的社会心理学研究证实了外貌与吸引力成正相关。

(四) 美欲与赞许需要、自我表现

人有获得赞许需要和自我表现的欲望,容貌会对其产生影响。赞许需要是后天学习得来的,人从孩提时起就伴随着赞许需要成长。所以,赞许需要成为求美者的求美动机之一。自我表现分为正向性、逆向性及策略性等不同方式,每一种方式也都有其特定的对象要求和情境要求。在人际交往中,精心打扮以引起他人注意的行为就含有自我表现的意义。通过美容手段完善与重塑人的容貌与形体也是为了更好地实现自我表现。

(五) 美欲与性

由于美欲与性内在的关系,美的需要与性的需要有时是交织在一起的。有些美容手术表现得更为明显。例如,隆乳术与性及婚姻就有密不可分的联系,对女性寻求隆乳术产生着直接或间接的影响。许多女性想通过手术使自己更富有魅力,希望自己能对配偶或将来的配偶更具吸引力,隆乳术的实际效果也证明了对夫妻生活产生的积极影响。

第三节 求美动机与行为

爱美是人最基本的精神需要,人们的爱美之心是相通的。人的求美行为来自求美动机,而求美动机是建立在对美的心理需要的基础之上的。动机与需要是两个密切相关的概念。

求美行为的主要动机是心理性动机,是为了满足交往、被爱、尊重等需要。如马斯洛便将求美行为的动机归于高级动机,认为是一种复杂的心理动机。我们将单纯为了美而美容的动机称为"单纯性美容动机";将为了满足其他的心理需要,而促使美容的动机称为"从属性美容动机"。

一、求美动机的特点

求美首先是一种心理需求,是求美者对自己的容貌不满,期望通过美容治疗改善自己的容貌。只有充分掌握了求美者的心理特征,才能知道如何增强求美者的求美信心,确保求美者接受相应的美容方法。

(一) 求美动机的层次性

求美动机是有层次的,与人的多种心理需要均有关联。有的求美者对美的要求很低,有的则对美有很高的要求。此外,求美动机的层次还与审美观、价值观、人生观的差异联系在一起,有人以端庄、大方为美,有人则以张扬个性、求异为美。

(二) 求美动机的多样性

求美动机的多样性表现在不同的人有不同的求美动机,有的来自自身求美的需要,有的来自内心之外的求美刺激或诱因。此外,不同年龄、不同职业、不同文化程度、不同性别的求美者的求美动机也有所不同。在美容的实践访谈中,求美者往往认为自己是受到某种审美观的影响而求美的,求美动机呈现出多样性特点。

(三) 求美动机的复杂性

求美动机具有复杂性的特点,除了正常的求美动机之外,还存在病态的求美动机。譬如有一些"体像畸形症"的求美者,经常会寻求美容手术解决他们自感"丑陋"的心理问题。不少美容外科医师,由于没能很好地了解患者手术的动机,以至错误地满足了求美者的要求,造成了一些不必要的医疗纠纷。

二、求美动机的产生

求美动机既是人的心理需求,同时也受到外界环境的影响。严重的容貌缺陷者往往因缺乏自信而自我封闭,或因不被社会及他人所接受而产生求美心理与行为。人的动机以需要为基础,同时又受人的理想、信念、世界观、人格特征等因素制约。据研究,52%的整形美容就医者个性异常,求美动机较为复杂。

(一)内在需求

求美动机除了来源于爱美的需求外,还可以从属于其他的心理需要,如把工作、家庭、感情方面的失意归结于自己容貌的缺陷,这些都是不正常的求美心理,单纯通过美容是无法让求美者满意的。这种由人的内在需要而引发的求美动机称为"内部求美动机"。正常的求美人群通常审美观正常,动机明确,心理特点成熟、老练、持重。对美的追求合乎大众心理,有正确、合乎常理的审美观,多要求做拉皮、抽脂、隆乳、割双眼皮、祛眼袋等能重拾青春的美容整形手术,以提高魅力指数,获得较好的面容和体形。这类人在术后能使内在美和外在美达到比较完美和谐的统一。他们在治疗方案上能与整形美容医师通力合作,多能收到满意的美容效果。

(二)外在诱因

求美动机也可来自于外在的刺激或诱因,能够引起个体动机的外在刺激都可以成为诱因,如受社会环境的影响而萌发美容的愿望。按刺激的性质,诱因可分为正诱因和负诱因两类:凡是引起个体趋近或接受并由此获得满足的刺激(如食物),称为正诱因;凡是引起个体躲避或逃离,并由此而感到满足的刺激(如灾难),称为负诱因。导致求美动机的诱因通常是一种正诱因。这种由外部刺激或诱因引出的求美动机,称为"外部求美动机"。在现实生活中,即使求美者认为他们要求美容是出于内部的动机,实际上还是难免会受到特定外部环境的影响。

三、求美行为的表现

求美行为看似个人行为,但很少出自于求美者的独立意愿,通常受到周边环境的影响。生活中,某些人群求美并非出自美学角度,而是想满足自己某种特殊的心理需求,如受流行、模仿、追星、标新立异心理以及封建迷信等心理因素的影响。大致来看,求美行为主要表现为两大类:

(一)不正确的求美行为

1. 伤害性美容   有效的美容与不可避免的损伤是相伴随的。近年来美容化妆病急剧增加并成为一大公害,已引起人们关注。特别是当医学美容技术被不恰当地应用时,会对人的健康产生很大的消极影响。众所周知,当下玻尿酸注射手术盛行,玻尿酸易产生过敏、瘙痒、瘢痕、色素沉着等不良反应,如注射不当可导致死亡。近年来"黑整形机构"的操作不当,造成了大量的医疗事故。

2. 强迫性美容   社会上流行的审美观念或多或少左右着人们的求美行为,并对求美者产生一定的心理压力。当这种观念被不恰当地强调,特别是触及部分人的心理弱点时,便会在精神上产生巨大的压力,甚至导致某些病态心理。如有的女性所患的厌食症,实质上是一种美容强迫病症。

3. 从众性求美   部分人群存在着很多不正确的求美行为。如盲目进行整形手术,减肥、纹身、浓妆及穿着紧身暴露的服饰等,这些现象对青少年的身心健康成长会造成严重影响。尤其作为培养人才的教育机构,更应有效关注,正确引导,促使广大学生群体抵制不良的求美现象和行为。

(二)正确的求美行为

1. 拒绝病态美   现实生活中,部分人群在为"美"承受肉体痛苦,甚至以丧失健康为代价。我们应该认识到,美与健康的关系是内容与形式的关系,即美是建立在健康基础之上,我们必须拒绝用健康去换取所谓的美,"健康美"的观念势必将成为未来社会美容的主流。

2. 提倡"无伤美容"　当下,人们已能正确认识美容与健康的关系,更容易接受无伤性的美容。在现代美容产品的商战中,"产品无伤害"已成为最为重要的宣传焦点之一,人们未来需要的是无伤美容和没有伤害性的美容用品。

3. 发展整体美容　随着医学模式的转变,整体美容成为目前美容领域一个令人瞩目的课题。高层次的美容,必然是一种生物-心理-社会整体的美容。从手段上说,美容外科与美容内科要联合运用;从形式上说,人体形态矫正要与心理疏导相结合;从目的上说,美容与健康必须统一。

在科学生活化、生活科学化的现代社会,现代生活美容,除继续包含美容修饰的内容外,还增加了更多的美容保健作用,而美容保健的基础又是建立在医学科学基础之上的。

四、人体审美趋势

审美,指的是审美主体对客观事物的审美意识,是人们在社会实践中逐步积累起来的审美情感、认识和能力的总和。它包括审美感受、审美趣味、审美观念、审美能力和审美理想等范畴。随着生活水平的提高,人们的感官审美意识日益强化,审美需要从日常的实用功利观念中独立出来并形成独特的审美创造活动,人们对美的追求与向往更加强烈。

(一) 美在健康是基本点

健康是容貌美的基础。如果人体生理功能有问题,会直接影响到容貌的审美,并有可能形成容貌的生理缺陷,而容貌的生理缺陷又会引发心理问题,进而影响人的整体美感。

1. 健康与健康的美　20世纪80年代中期,世界卫生组织提出健康的定义:"健康是身体上、精神上和社会适应上的完好状态,而不仅仅是没有疾病或者不虚弱。"衡量健康的十项标准是:①精力充沛,能从容不迫地应付日常生活和工作;②处事乐观,态度积极,乐于承担任务,不挑剔;③善于休息,睡眠良好;④适应环境,应变能力强;⑤对一般感冒和传染病有一定抵抗力;⑥体重适当,体态匀称;⑦眼睛明亮,不发炎,反应敏捷;⑧牙齿清洁,无缺损,无疼痛,牙龈颜色正常,无出血;⑨头发有光泽,无头屑;⑩骨骼健康,肌肉、皮肤有弹性,走路轻松。人体符合美的规律,而最本质的美的规律应该是健康。健康是人形体美的首要条件,是人外形美的基本要求。只有身体和心理都健康才是真正的健康,这样的人体呈现出的才是健康的美。

2. 健康是人体美的基础　人们对于健康与美的渴求和关注,一直犹如陈年的老酒,愈品愈香。如果一个人病魔缠身,精神萎靡,形体消瘦,脸色苍白,肌肉萎缩,其形体美就会因之减色,甚至消失;若容光焕发,面红晔明,精神振奋,身体壮实,保持自然状态,则显出正常健康的自然美。

3. 美容与健康本质上是一致的　美是健康的象征,是健康的组成部分,病态的美容往往会成为健康的祸根。考察美容的历史,我们看到美是建立在一种特定的人体文化观基础之上,并不以健康为根据。至今,仍有一些女性过度瘦身,以损害身体为代价的方式减肥。

（二）美在自然是切入点

"回归自然"是21世纪的人类说出的最有诗意的语言。这一观念已渗透社会、家庭生活的各个方面。追求自然的美容风格，更多、更广泛地采用自然的美容方法，将是现在及未来人们审美最科学合理的选择。

1. 自然美　自然美，就是各种自然事物呈现的美，它是社会性与自然性的统一。社会性是指自然美的根源在于实践，自然性是指自然事物的某些属性和特征(如色彩、线条、形状、声音等)，是形成自然美的必要条件。在社会实践中，人既改造了自然，同时人自身也得到了锻炼和改造，自然美的范围也随着人类社会的发展不断扩大。自然美的主要特点侧重于形式，以自然的感性形式直接唤起人的美感。

经过漫长的、历史的、文化的积淀，人类对自然美的欣赏逐步演化成拟人化情结，形成了自然审美的规律：人们在对自然美的欣赏中，总是通过自然物特定的感性形象，而直观其与人相似的特征，并进而返回内心体验世界。故而，欣赏自然美就是欣赏人的美、生活的美。中国古代所谓"身与物化"，就是指通过对自然物的观照而使人的内在始于自然物而又超越于自然物有限形体之上，从而获得审美享受。

2. 真正的美源于自然　苏州的园林，九寨沟的水，都是有名的风景，但更多的人欣赏后者，因为前者虽看上去很美，毕竟是人工雕琢的建筑，失去了原始的韵味；而后者则是大自然的杰作，灵动而飘逸，这种天然的美更令人过目不忘。人类亦是如此，衰老是一种自然现象，任何人都无法抗拒。违背自己生理年龄的装扮，非但不能给人美感反而使人厌烦。余秋雨曾说过："没有皱纹的祖母是可怕的，没有白发的老者是让人遗憾的。"一位老妪如果强行装扮成少女，这种年龄与外表实质上的不协调，必不会让人产生美感，适应自然规律方能让人赏心悦目。老艺术家田华的苍苍白发，代表岁月的历练，看上去自然而厚重，让人不由地产生崇敬之情。所以说，真正的美源于自然，那些违背自然规律的伪美，都是不值得提倡的。

我国古代美学一贯崇尚自然，以自然为美。在工业文明之前漫长的农业文明时代，人们的生活听命于自然，在自然生态平衡的环境中悠然自得地生活繁衍。用鲜花护肤美容，用含有皂苷的植物洁发护发，获得了健康、自然的美。自然审美意识深深地积淀在中华民族的文化心理结构之中，形成了独具一格的自然审美观。21世纪人们穿着更趋怀旧、朴素、实用，体现出自由自在和自然主义的风格。化妆美容也是如此，国外已流行多年的基础化妆热，如今也在国内部分城市兴起，又给自然主义的美容抹上浓重的一笔。

"清水出芙蓉，天然去雕饰"的自然美，其审美价值高于整容、化妆的美，因为自然美是最高贵的美，最典范的美。自然审美观的最高境界是人体的自然美，这是自然审美给予我们的重要启示。

（三）美在个性是兴奋点

1. 美是有个性的　太过标准会失去差异性，人人都一样的面孔就没了特点，是无法烙印在人的脑海中的。例如，维纳斯是"自己的"维纳斯。在这个主观审美对象中，维纳斯获得了充满个性的艺术完美，她的残缺已不再是审美的关键，她以其个性美而存在，给我们无限的愉悦。无论是完整的维纳斯，还是残缺的维纳斯，她都是美的，她所传达的审美理想是个性的、独特的，也是永恒的。

没有个性的美只能算是平庸的美,只有个性的美才能给人留下深刻印象,也只有个性的美才能够久远。当小眼睛、塌鼻梁、厚嘴唇、满脸雀斑的世界超级模特吕燕走上T型台,她特有的鲜明的个性美,可以穿透人心,征服了评委,也征服了观众。人的美与艺术的美是相通的,例如一幅画如果失去黄金分割比例,看起来一定杂乱无章,但假如只呆板地遵循这个比例,其美感也绝不可能让人震撼。

2. 个性美是我们生活中很重要的部分　生活中离不开"美",更离不开"个性"。追求"个性美"是人的天性使然,年轻人更是如此。个性张扬的新生代引领着美的个性时尚,非主流与流行便是显著特征,这种反叛的个性美也不失为现代美的一种趋势。对于审美观成熟的人来说,人们最终能够把握的只能是体现个性美的东西。聪明的人往往能够跟上个性和潮流,同时从来就不让潮流淹没自己。现如今,朴质的人越来越少,返璞归真的个性美显得异常珍贵。如果一个女孩子,拥有一张足够朴质的脸,穿着朴实大方的衣服一定很美,若再加上善良的本性,必定光彩照人。现实生活中,一副姣好的面容,一身个性的装扮,不仅可以给自己增加自信,而且能给周围的人留下深刻的印象,带给别人愉悦的心情,同时也为自己赢得许多走向成功的机会。

3. 审美共性与审美个性的结合　人体审美的共性要求是遵循人们普遍接受的人体形式美的基本法则。一般的人体形式美表现为左右对称、比例均衡、线条流畅、体形均匀、动作协调。由于年龄、性别、气质、种族与地理的差异,个性审美原则各不相同。因此,任何审美都是审美共性和个性的统一,在医学美容技术实施中既要反映人体审美的共性要求,又要突出人体美的个性特征。美,尤其是"个性美",具有无穷的魅力。它是一支兴奋剂,能带给人振奋的精神;它是一块磁铁,能产生一种亲和力,融洽彼此间的关系。

(四) 医学美容趋向

1. 医学美容　医学美容是通过医学手段,包括药物、仪器及手术等,以达到改变外部形态、色泽及部分改善其生理功能,进而以增强人体外在美感为目的的科学性、技术性与艺术性极强的医学科学。一般由专业医师通过手术来改变人体外观上的不足或缺陷以达到美容的目的。常见的美容手术有重睑、隆鼻、隆乳、吸脂、除皱及去下颌角等。其中大部分手术集中在面部,对手术的要求非常高。医学美容是相对安全的,但如果把握不当,风险便会显现,如各种意外,包括心脑血管意外和麻醉意外等。另外,求美者的自身条件对手术结果也会产生影响,如患有糖尿病、免疫性疾病及瘢痕体质等。

2. 医学美容和普通美容的区别　医学美容把医学与普通美容相结合,既保留了普通美容的优点,又从根本上解决了普通美容无法解决的问题。医学美容从业者的医学专业知识,能最大限度地杜绝医疗事故的发生。医学美容给人们带来的变化更大、更显著,不仅可以改变人的形象,提高生活质量,使面貌焕然一新,而且还能增强人的自信心,为通往成功创造机会,甚至可以改变一个人的命运。

3. 医学美容趋向　①医学美容机构专业化:有资质的可信赖的正规医院或医疗机构必然成为求美者的最佳选择。这类正规医院人员素质较高、责任心强,医疗设备相对先进,规章制度完善,手术适应证把握严格,医疗质量有保证。一旦出现问题,能够及时处理,全程负责。②医学美容消费大众化:随着可支配收入的提升和审美要求的不断提高,人们对于医疗美容的需求与日俱增,医疗美容也逐渐大众化。据统计,仅

2017年,我国医美总量已超过1 000万例,复合增速达到了40%,医疗美容行业也成为房地产、骑车、旅游之后的第四大服务行业。

近年来,医学美容发展非常迅速,这种趋势还会持续下去。相信随着人们对医学美容认识和美容专业技术水平的不断提高,医学美容的发展前景会更加宽广,更加富有魅力。

知识链接

人 的 精 神

人的精神是人的美的内在因素,形貌、服饰是人的美的外在因素。如果说形貌、服饰容易被看成是人短时间的美的静态追求,那么,精神美则是人长期学习、培养、努力的结果。主要包括3个方面:知识、修养、性格。知识是人的内在精神美的基础。知识是人类认识世界(包括认识自身)的智慧的结晶。"知识就是力量",没有知识,人就显得空虚、茫然。知识是精神美的基础,修养则是以知识为核心的,是包括道德、情操、行为、态度在内的多种素质的综合生成,是一种生活态度。说一个人有修养,意味着他对知识融化的程度高。所以,修养包含着知识、生活的态度、人生的阅历等多个方面。性格是人的精神美的核心。不一定每个人都有系统的渊博的知识,不一定人人都有修养,但人人都有自己独特的性格。文艺作品审美魅力的一个重要因素就是性格的塑造。《红楼梦》中凤姐泼辣、精干、工于心计、八面玲珑的性格,林黛玉情感丰富、心地善良、多愁善感、纯洁正直而又孤独自傲的性格,都给我们留下了极深刻的印象。性格是先天基质和后天经历、学习的定型。性格具有多面性,并且有美丑和善恶之分。那么究竟什么性格最美呢?一般来说,思想品德纯正,知识渊博,感情丰富,又有才能的人,才具有理想的性格美。

知识、修养、性格三方面的和谐统一表现在感情行为上,就会成为光彩照人的精神美。这是最有魅力、也最永恒的美。它作为人的生动气韵贯穿在人的形貌、服饰、言谈举止中。随着社会文化的发展,精神性和多样性在人的美中占有越来越高的地位,也为人对美的追求提供了广阔的天地,使任何人都能达到一种美的境界,任何人都能把美带给世界。

(刘海洋)

复习思考题

1. 人体审美的特点可以从哪些方面理解?
2. 审美心理与日常生活心理的差异性表现在哪些方面?
3. 简述美容与健康的一致性。

第四章

美容社会心理

课件
04章PPT

扫一扫
知重点

社会心理学的概念及其内容;容貌对社会知觉、人际吸引的影响;美容与社会态度、社会影响的关联。

美容的终极目的是通过形体的美化达到心理和社会适应上的健康,因此美容在很大程度上是一个心理和社会适应过程。人是社会性动物,任何时候,人的求美心态与行为都必定会受到各种社会因素的影响。由于容貌的社会心理价值,使得美容医学也具有格外重要的社会心理意义。学习和研究与容貌和美容有关的社会心理学知识,有助于美容工作者更加透彻地了解求美者和美容本身,从而更有效地达到美容的目的。

第一节 美容社会心理概述

一、社会心理学概念

美国心理学家阿伦森(E.Aronson)曾说:"社会心理学的定义之多,几乎和社会心理学家的人数一样多。"可见,界定社会心理学概念,并非轻而易举之事。不同的社会心理学家理解社会心理学概念的角度也不一样。

美国实验社会心理学创始人奥尔波特(G.W.Allport)从人际影响出发,认为社会心理学是试图了解和解释个人的心理、情感和行为怎样受他人影响的一门科学,这种影响包括潜在的、隐含的、想象的和实际存在的。并认为社会心理学应研究个体心理变化的特点和过程,揭示影响个体行为的社会环境条件。

美国心理学家弗里德曼(JL Freedman)从行为主义的思路出发,认为社会心理学是系统研究社会行为的科学,其研究范围既涉及人们如何认识他人、如何对他人做出反应,又涉及他人如何对人们做出反应,以及个体所处的社会环境对个体产生怎样的影响等。

文化人类学家认为,文化(包括风尚习俗、典章制度、哲学、语言等)是人类行为的另一决定因素,社会心理学应研究各种文化背景中个体的心理、行为和人格特点。

我国现代社会心理学的奠基人孙本文认为,社会心理学研究社会中个人的行为,一方面研究社会对个人行为的影响,另一方面研究个人对社会的影响,强调人与社会的相互作用。我国当代社会心理学家吴江霖认为,社会心理学是研究个体或若干有组织的个体在特定社会生活条件下心理活动变化发展的科学。

虽然社会心理学家们对社会心理学所下的定义不尽相同,但其一致性倾向越来越明显,即强调社会心理学的核心是人际相互作用和社会影响。综合上述各家观点,本书采用国内大多数学者的关于社会心理学定义的观点,即社会心理学是从社会和个体相互作用的观点出发,研究特定社会生活条件下心理活动和行为发生、发展及其变化规律的科学。

二、美容社会心理学研究的主要内容

美容社会心理学(beauty social psychology)是从社会和个体相互作用的观点出发,研究特定社会生活条件下求美心理活动和行为发生、发展及其变化规律的一门科学。从美容社会心理学的定义中可以看出,美容心理学的研究对象和范围为人与社会相互作用过程中人的求美心理和行为发生、发展和变化的规律。具体来说,美容社会心理学研究的内容主要有以下几个方面:

(一) 求美行为与社会动机

动机是引发和维持行为的内在心理过程或内部动力,人的行为背后总有一定的内在动机。动机是行为的原因,行为是动机的外在表现。根据动机的性质不同,人的动机可分为生理动机和社会动机。生理动机是以个体自身的生物学需要为基础的;社会动机是以人的社会文化需要为基础的。但是,由于人是社会性的,人的动机以其本性而言也是社会性的。人的生物需要以及满足这些需要的手段,都将受到社会生活环境的影响,都将会打上深深的社会烙印。社会动机对人们日常生活的影响往往比生理动机更大。求美行为,作为人类行为中的一种,同样既是一种生物性行为,又是一种社会性行为。但是,从本质上说,求美行为更是一种社会行为,因此,从社会心理学角度来探讨人们形形色色求美行为背后深刻的社会动因是重要而且必要的。

人类动机的复杂性主要在于千变万化的社会动机。对于不同的个体来说,同一种行为可以由不同的动机引起;对于同一个体来说,其某种行为也可能出于多种动机。例如,要求隆乳这一具体的求美行为,其动机可能是多样的:①为了不令丈夫讨厌,以维持家庭;②为了艺术事业,显示美的形体;③为了恋爱的需要;④为了提高性生活质量;⑤崇拜大乳房。人类动机的复杂性还体现在人们内心世界的动机与口头表达出来的动机不一致上。挖掘求美行为背后复杂的社会动机,做好必要的沟通,对于减少医疗纠纷是非常重要的。求美动机与行为详见第三章人体审美心理。

(二) 容貌的社会心理价值

美容与特定的社会环境和社会心理有着密不可分的关系。人的面部结构的一个重要的社会功能,就在于它对人的社会心理产生重要影响。一张面庞是否受欣赏有可能会影响一个人的生活、工作乃至人生。容貌的这一社会心理学特征决定了任何一种形式的美容,均离不开一定的社会心理背景。事实上,美容已成为现代文明人一种必不可少的生活方式,是人类的一种充满活力的人体装饰文化。

容貌的重要社会心理价值体现在它对人的职业的影响上。美国总统林肯的好友为他推荐一位精明能干但面貌稍逊的人做他的助手,但林肯没有录用他,其理由是:"因为我不喜欢他的脸,一个人到了成年,就要对自己的脸负责。"容貌的美丑不仅会影响一个人择业成功的机会,还会影响他的薪资和晋升的机会。据英国《每日邮报》的报道,英国科学家发现,外形英俊的男子比外貌缺乏吸引力的男子更容易找到更好的工作和赚得更多的报酬。伦敦吉尔德霍尔大学研究人员 Killings 指出:长相一般的秘书比起漂亮的秘书,收入要少 15%。研究还发现,被认为是缺乏吸引力的男子较英俊的同事少赚 15%;姿色较差的女子亦较美丽的同事少赚 11%。肥胖对男性的薪酬没有影响,但女性却因肥胖受损失,所得报酬相比苗条的同事少 5%。该研究访问了 1.1 万人,年龄为 33 岁左右。不过,美貌固然重要,但有本领、有能力也很重要。当今社会,美貌和才华都是人才的资本,如果两只翅膀都具备,那他会飞得更高。

知识链接

容貌对求职的影响

虽说不能以貌取人,但有张令人产生好感的面孔确实会对求职产生影响。那么在求职面试中,容貌的作用有多大呢?提供求职信息的企业"JOB KOREA"和"CHOICE 皮肤科-整容外科"联合以"容貌对求职的影响"为题进行网上调查,调查人群中求职者与上班族共 1 264 名,企业人事主管 584 名,总计 1 848 名。

调查结果显示,人事主管和求职者中大多数认为"容貌对求职有影响",并回答:"令人有好感的脸型对求职合格有利。"1 264 名男女求职者或具有上班经历的人,回答"容貌对求职有影响"的占 98.2%,回答"影响大"的人占 47.6%,且有 3~6 年上班经历的人比新求职者认为"容貌对求职影响很大"的比例更高。

另外,在调查专业、工作能力、外语、证书、电脑操作能力、人际关系、容貌这些求职重要项目时,上班族比求职者更多地选择"容貌"作为重要一项,且女性比男性更认为容貌对就业具有很大影响。调查中的企业主管绝大多数也认为容貌对求职有影响,近 1/3 认为影响很大。

容貌的另一个重要的社会心理价值体现在它对人际关系的影响上。人际关系是一种社会心理现象,是人们在群体交往过程中由于相互认识和体验而形成的心理关系。人际关系是由认识、情感和行为 3 个方面组成的。认识成分包括个体对自己与他人关系的认知,以及对他人与他人关系的认知。现实生活中,个体总是处于各种各样人际关系的"漩涡"之中,如他人与他人的关系如何,自己和他人是什么样的关系,他人是否把自己作为朋友等。这些问题是人们在交往中经常遇到并需要予以观察和分析的。情感成分包括个体在人际交往过程中产生的积极的和消极的情绪体验,它反映了交往双方各自满足对方心理需要的程度。行为成分包括活动、举止、表情、手势、语言等,即表现出个性的、别人又可以观察到的一切外显动作。容貌对人际关系中的这 3 个方面的要素均有明显的影响。

(三) 美容与社会态度、社会影响

态度(attitude)是社会心理学的一个基本概念。社会心理学家一直认为,态度是行为的决定因素,也是预测行为的最好途径。早期的社会心理学家甚至把社会心理学定义为"态度的科学"。1936 年,盖洛普民意测验以不到 1% 的误差成功地预测了

罗斯福总统的当选,更强化了态度在社会心理学中的地位。态度在当前社会心理学研究领域仍占据重要的社会地位,受到研究者的关注。

就美容社会心理而言,研究态度也是十分重要的。人们对容貌的态度不同,对人的评价就会不同,其中对容貌美与丑的评价容易导致社会偏见的产生。例如,在过去的年代,很多人常把喜欢美容的人与品行不正、不务正业的人等同。同样,人们对美容的态度不同,其采取的行为也不一样。例如,人们如果对美容持否定态度,则可能拒绝一切形式的美容;如果持肯定的态度,则可能盲目接受任何形式的美容。人们的美容态度和行为不仅受自身因素的影响,还会受到周围个体和群体的影响,这种影响被称为社会影响。因此,美容社会心理学不仅要研究美容态度,还要研究社会影响对美容态度和行为的影响。

(四)美容与文化

文化是影响人们美容心理的一种重要的社会因素。人体既是生物体也是文化载体,仅仅从生物学意义上解释人体是不够的,还应该从广泛的文化角度来解释人体美和美容医学本身。广泛的人体文化背景是人们进行人体审美的重要依据。确切地说,人体美学观本身就是人体文化的组成部分。在特定的历史环境下,在特定的地域里,人们对人体美的认识,甚至可以摆脱形式美的根据,而仅仅体现人们观念上所"认同"的美。

文化对美容心理和行为的一个重要影响体现在对两性美容心理和行为的影响上。女人看似爱美之心更重,美容行为更多,根本原因不在人的天性,而在于人类社会的一个历史性的事实——父权制文化,即在父权社会中,不平等的两性关系所导致的"男人是欣赏者,女人是被欣赏者"的人体文化观。"美是女人的财富"似乎并不是一个过时的结论,"男才女貌"也并非一个过时的古老的择偶标准,"女人应该是美的"这一极为平常的定律深深地根植于男人和女人的意识之中,所以女性无法摆脱被欣赏的地位,自然而然就成为美容业的主要顾客。两性求美行为的差异,正是两性不平等文化最有力的诠释。

文化与性别
角色差异

第二节　容貌的社会心理价值

一、容貌与社会知觉

(一)社会知觉的概念

社会知觉(social perception)也可以称为社会认知,是指个体如何理解与思考他人,如何对他人和群体形成印象,以及如何对这一印象做出推论的过程。如,一位医师,看见一位患者进来,这位患者衣着简朴,面相憨厚,他就判断这位患者可能是一位进城来看病的农民。这种通过衣着、面相进行推断的过程,实际上就是一个社会认知的过程。

(二)容貌与社会知觉

1. 容貌与第一印象　两个陌生人第一次见面时形成的印象称为第一印象。第一印象包括初次见面时获得的有关他人外表与才华的个人资料,也包括初次看到或听到对方的间接材料时所获得的印象。第一印象是印象形成的重要依据,同时也对日常交往有重要的影响作用。良好的第一印象是进一步交往的基础,恶劣的第一印象很可能会使交往终结。

凡是美的东西总会受到人们的欢迎,当然也包括人的美貌。美丽的外貌很容易使人产生好的印象,容貌对第一印象的形成尤其重要。如果遇到一个陌生人,社会情境也无特殊之处,那么这个人的外在信息如容貌、服饰打扮、衣着风度等外表因素就会成为影响社会认知的重要因素。大量实验研究表明,在第一印象方面,容貌比内在的智能、性格、态度等更容易使人做出判断。这里仅介绍沃尔特等曾做过的一项实验。心理学家安排了一场舞会,让男女大学生各 332 人,每两人一对,进行两个半小时的跳舞。事先对每一个学生做了性格测定、能力调查以及对各种问题的态度的调查,以便比较他们对对方态度的关系。舞会结束后在回答是否希望再次与对方约会时,决定性的因素不是对方的气质、智力,也不是对方与自己在态度方面的相似程度,而是对方的容貌。

许多研究认为,第一印象通常是错误的、不可靠的。我们可以通过增加交往,深入了解来改变第一印象,形成对他人比较客观准确的印象,尤其应尽量避免"以貌取人"。

2. 容貌与他人评价　一个人容貌的美与丑,在很大程度上会影响别人对他的评价。一般来说,容貌好的人总是会得到较多肯定的评价,而容貌丑陋的人则恰恰相反。对容貌的肯定,会连带影响对一个人智力、能力甚至品格的评价。这些生活中的现象,已经被不少社会心理学家用实验证明。

卡雷·戴恩和她的同事曾做过这样一个实验:给大学生看 3 个人的照片,一个外貌有吸引力,一个相貌一般,一个外貌无吸引力。请被试者在 27 种人格特质上做出评价,并要求被试者估计他们 3 个人未来是否幸福。结果最合人心意的、最幸福的预言都赋予了外貌有吸引力的人。无论是男人评价男人、男人评价女人,还是女人评价男人、女人评价女人,结果都是如此。见表 4-1。

表 4-1　容貌对评价的影响作用

评定内容	容貌高吸引力者	容貌一般吸引力者	容貌无吸引力者
个性的社会赞誉性	65.4	62.4	56.3
职业地位	2.3	2.0	1.7
婚姻能力	1.7	0.7	0.4
为人父母的能力	3.5	4.6	3.9
社会及职业的幸福感	6.4	6.3	5.3
总体幸福程度	11.6	11.6	8.8
婚姻的可能性	2.2	1.9	1.5

注:表中数字越大表示所评定的内容越积极。

虽然一般情况下,人们对美貌者的各个方面会做出积极的评价,但是,如果人们感到有魅力的人在滥用自己的美貌时,则会反过来倾向于对他们实施更为严厉的惩罚。西格尔(H.Segal)等在 1975 年就做过这样的研究。他们给被试者详细的案件材料,让他们设想自己是法官,对罪犯进行判决。所有罪犯都是女性,实验分为 3 组:一是魅力组,以案例附有漂亮的照片来操作;二是无魅力组,以案例附有缺乏吸引力的罪犯的照片来操作;三是对照组,对照组接到同样的案件材料,但没有罪犯的照片。案件有两种类型,一种是诈骗,一种是夜盗。研究结果如表 4-2 所示。表中的数据表明,对于被认为与美貌有关的诈骗罪,被试者倾向于认为有魅力的女性罪犯利用美貌进行诈骗,因而明显给予重判,平均刑期明显长于其他两组,而无魅力组和对照组之间没有差异。在与外貌无关的夜盗上,有魅力的罪犯则得到了更多的同情,有明显的辐射效应存在,平均判刑年数远低于其他两组。

表 4-2 容貌对犯罪判刑的平均年数的影响

所犯罪行	被告人的容貌魅力		
	有魅力组 / 年	无魅力组 / 年	对照组 / 年
诈骗罪	5.5	4.4	4.4
盗窃罪	2.8	5.2	5.1

(三) 美容社会知觉偏差

社会知觉经常会出现一些偏差,与容貌有关的比较显著的社会知觉偏差有首因效应、晕轮效应和刻板印象 3 种。

1. 首因效应 在社会心理学中,由于第一印象形成所导致的在总体印象形成上最初获得的信息比后来获得的信息影响更大的现象,称为首因效应。双方初次见面时获得的主要是外表方面的信息,这种初步的印象在人们的社会认知过程中起着不可忽视的作用。如果站在我们面前的是漂亮的姑娘、英俊的小伙子,我们会情不自禁地赞叹他们的美丽;如果是五官不正、丑陋无比的人,我们当然不会产生喜爱之情,相反,会有一种厌恶之感。在现实生活中,漂亮的小孩总是更受人欢迎,其原因就在于美貌的先入为主作用。社会心理学的研究提醒人们:在每次获得新信息时,都要重新考虑他们的印象,以防止首因效应形成的印象偏差。

2. 晕轮效应 在人际交往中,第一印象中个体某些方面印象突出,掩盖了这个人的其他特点和品质,起到了类似晕轮(月亮周围有时出现的朦胧圆环)的作用,从而影响到对整个人的认识和评价,这种现象就称为"晕轮效应"或"光环效应"。外貌美也可以产生这样一种光环作用。如人们一般认为"美的就是好的",外貌美的人同时具有聪明、善良等优良品质;相貌丑陋者则具有愚笨、邪恶等消极品质。虽然人们知道"人不可貌相",一个人的长相一般是不依人的意志为转移的,但人们往往还是会犯"以貌取人"的错误,仅凭人的相貌去推断其性格。晕轮效应是一种片面的认知方法,往往会造成各种认知偏差,在日常生活中,我们应努力克服随时出现的晕轮效应。

知识链接

大文豪的"美"苦头

俄国著名的大文豪普希金就因晕轮效应的作用吃了大苦头。他狂热地爱上了被称为"莫斯科第一美人"的娜坦丽,并且和她结了婚。娜坦丽虽然容貌惊人,但与普希金志不同、道不合。当普希金每次把写好的诗读给她听时,她总是捂着耳朵说:"不要听! 不要听!"相反,她总是要普希金陪她游乐,出席那些豪华的晚会、舞会,普希金为此丢下创作,弄得债台高筑,最后还为她决斗而死,一颗文学巨星过早陨落。也许在普希金看来,一个漂亮女人也必然有非凡的智慧和高贵的品格,然而事实并非如此。

3. 刻板印象 刻板印象也称类属思维、成见效应,是指人们通过整合有关信息及个人经验形成的一种针对特定对象的既定认知模式。它使人倾向于按既有的概念轨道来认识和解释有关对象。例如,同样一张很有特点的照片,人物是一位眼窝深陷、额头凸出的中年男子。一组人看到了照片人物深邃的目光藏着险恶,凸出的额头显示了死不悔改的决心。这一组人得到的先前信息说明照片人物是一个屡教不改的惯犯。另一组人看到了照片人物深邃的目光折射出人物思想深刻,凸出的额头显示出科学的睿智和不懈探索的意志。这一组人得到的先前信息说明照片人物是著名科学家。惯犯和科学家的先定引导,使得人们对照片信息的诠释大相径庭,意味着人们不是简单从客观信息对人进行描述,而是根据自己已有的概念,对外部对象进行了与自己已有概念相一致的描述。这种既有的概念,就是相对稳定的"刻板印象"。受刻板印象的影响,人们常常会对认知对象做出不正确的评价,出现判断上的"先验主义"偏差。

二、容貌与人际吸引

(一) 人际吸引

社会心理学研究人际吸引问题,实质上就是以一种评价、衡量的方式,就人际交往在快慢这两个极端间形成的吸引关系的研究和探讨。"酒逢知己千杯少,话不投机半句多",这种司空见惯的社会现象说的就是人际间的吸引与排斥的问题。那么,究竟什么是人际吸引呢?

1. 人际吸引的含义 人际吸引(interpersonal attraction),又称人际魅力,是指人与人之间在感情方面相互喜欢和亲和的现象。理解人际吸引这一概念主要从两个方面入手:①人际吸引以情感为主导,情感投入的多寡是人际吸引程度的重要标志,一个人的吸引力越大,别人愿意为他投入的感情越多。②肯定性评价是人际吸引的前提和基础。喜欢、友谊、尊重等都是在肯定评价的基础上发展起来的。人际吸引是由人与人之间吸引力的大小决定的。人与人之间的吸引力越大,人与人之间的心理距离就越小,就越容易建立亲密关系;反之,人际双方的关系就疏远甚至排斥。

2. 人际吸引的社会心理学基础 人是社会性的动物,具有合群与群居的倾向,这就导致了人们对于交往和稳定人际关系的需要。人际吸引是建立人际关系的第一步,关注和研究人际吸引问题具有重要的社会心理学意义。

第一,人际吸引力有助于满足人们寻求自我价值的需要。人际吸引力是自我价值的重要体现,人们努力增加自身人际吸引力的过程实际上就是一个寻求自我价值的过程。在人际交往过程中,一个人越具有吸引力,就越容易产生自我价值感。这样,他在主观上就会产生一种更加自信、自尊和自我稳定的感觉,就会认为人生有价值,生活有意义,并对生活充满热情。相反,一个人如果缺乏人际吸引力,就会丧失自我价值感。这时,他就会自卑、自贬、自我厌恶、自我拒绝、自暴自弃。

第二,人际吸引力有助于满足人们确立安全感的需要。确立安全感的需要,是人们追求人际吸引力,努力与别人建立和维持良好人际关系的又一社会心理原因。社会心理学研究表明,处于群体中是获得生物安全感的有效途径。当人们面临危险的情境感到恐惧时,与别人在一起,可以直接而有效地减少人们的恐惧感。同样道理,人们还需要获得社会安全感。例如,当一个学生转到一个完全陌生的学校时,尤其重视同别人的交往,注重别人对自己的评价,珍视别人对自己的接纳、友谊和帮助,希望尽快同别人建立良好的人际关系等,原因就在于他需要获得社会安全感。

第三,人际吸引力有助于满足人们独处的需要。独处的需要也是影响人际吸引力的一个重要因素。一方面,人们因为需要获得明确的自我价值感和安全感而与人共处,与人建立和维持稳定的人际关系;另一方面,人们又会因为交往过多和人际关系过于复杂而需要暂时远离和逃避别人。心理学研究证明,过多的社会接触或早或晚会带来消极后果,甚至是具有破坏性的后果,它会导致正常的人与人之间的相互接纳和依赖的情感被破坏,使人变得不能容忍别人、不合作甚至敌对和冲突。给彼此一些独处的空间和时间,对于增进彼此的吸引力是重要而且必要的。

(二) 容貌与人际吸引

1. 容貌是影响人际吸引的重要因素 容貌在人际吸引中起着非常重要的作用。古希腊哲学家亚里士多德曾说过:"美丽是比任何介绍信更为巨大的推荐书。"这种情况在今天并无多大的改变。外貌对于人际吸引的影响是显而易见的。爱美是人的天性,无论在哪种文化背景中,美貌都是一种财富,都令人向往。

容貌对初次交往的人来说,是一个重要的吸引因素。人们倾向于对那些漂亮的人产生积极反应,而对那些外貌普通的人产生消极反应,特别是在与异性交往时表现更加明显。外表美给人们以心理的愉悦感,人们都相信肤色、面貌、高矮、胖瘦、胡须、发型、服饰、风度等对人的吸引作用。两个人在进行交谈之前,往往是根据交往者的外貌特征来评价他,形成肯定或否定印象,从而影响以后相互之间关系的发展。

美貌是一种力量。在人类历史的长河中,有许多漂亮女人与国家命运、与战争的故事。现代社会心理学用实验的方法再现了美貌的影响力。阿伦森(E.Aronson)和西格尔(H.Segal)等人通过巧妙的实验研究了外貌对人的吸引力和交往的影响,结果发现,漂亮女性比不漂亮女性更影响男性的交往行为。实验以一女性为助手,该女性装扮成一名临床心理学研究生,以有魅力和无魅力两种形象出现,对男性被试者的个性特点做临床心理学评价,对被试者的评价有肯定与否定之分。实验结果表明,当女助手无魅力时,男性被试者不太看重评价结果,对实验助手的喜欢水平都是中等。但当女性助手有魅力时,男性被试者很看重评价结果。在他们得到肯定评价时,他们对女助手的喜欢水平最高;而当他们得到否定评价时,他们对女助手的喜欢水平最低。在研究者询问他们是否愿意继续参与研究时,他们表现出非常愿意与有魅力的女助手交往。可见,有魅力女性的否定对被试者非常重要,被否定者希望自己有机会改变有魅力女性对自己的评价。

2. 容貌影响人际吸引的社会心理学原因 为什么漂亮的人会受人喜欢? 人们为什么倾向于帮助外貌美丽、姿色出众的漂亮女性? 从社会心理学角度看,漂亮的人容易受人喜欢的理由有以下几点:

第一,爱美之心人皆有之,可以说爱美是人的天性,人们更趋于靠近"容貌美"的人。在日常生活中,被爱的对象常常是漂亮的,即使相貌平平,也会"情人眼里出西施",美貌起到了激发爱和反映爱的线索作用。

第二,人们常常以为,同容貌美的人在一起荣耀和光彩,仿佛自己的身价也随着提高了。为了满足自己的虚荣心,人们不但愿意与漂亮的人接触交往,而且也会更喜欢他们。事实上,已有研究表明,一个男人与一位漂亮的女性在一起和与一位不吸引人的女性在一起时,人们对这个男人的评价是不一样的,人们更喜欢与漂亮女性在一起的男人。

　　第三，容貌美带来的光环效应。人们传统上认为，漂亮的人还具有其他方面的优良品质，并且非常自然地把一些好的品质强加到漂亮者的身上，产生光环效应。于是人们把好的个性品质与美貌相互对应起来，形成了一种习惯性思维，为了顺应这种习惯性思维，人们更愿意与漂亮者交往。当然，在这种心理定式作用下，人们会觉得漂亮者更受人喜爱。

三、容貌缺陷的低社会价值倾向

(一) 容貌缺陷的低社会价值倾向

　　当一个社会将"美当作人价值的金币"时，那么与美对立的丑无疑就具有了"负价值"。也就是说，对美的极端肯定，就是对丑的极端否定，人们在对貌美者青睐的同时，就意味着对丑陋者的厌恶。这两种截然相反的态度，对丑陋者的人格、心理健康以及他人对丑陋者的社会评价等方面都有着深刻的影响。漂亮者看到的可能是一个温暖而可爱的世界，而丑陋者看到的则可能是一个充满冷眼和拒绝的世界。美国心理学家的研究发现，学校里充满了对相貌平平者的偏见。相貌丑陋的孩子常常被认为是捣乱鬼；丑陋的孩子比漂亮的孩子不诚实；即使犯同样的错误，相貌好的孩子可能受到宽容，而丑陋的孩子可能会受到严厉的处罚。

　　在现代社会，容貌的审美价值更是被无限制地夸大了，容貌的功利目的越来越明显。无论是东方文化还是西方文化，均默默地传播着一个观念：一个人最有价值的特征就是外表的美丽。在商业化过程中，美貌常常被作为广告宣传的媒介，这无意中渲染了美貌的重要性。正是因为当今社会极端地强调外表美，所以人似乎比过去更能感受到他们自己外表的缺陷与不足，为了摆脱容貌缺陷可能给自己带来的不利影响，他们选择了美容这种方式来改善自己的容貌。

(二) 美容医学对容貌缺陷的低社会价值倾向影响

　　如上所述，由于美貌的社会价值和丑陋的低社会价值倾向，人们渴望通过改善自己的容貌来提高自身的社会价值，而美容医学正好为人们实现这一愿望提供了可能。美容可分为医学美容和生活美容，无论选择哪种方式，其最终目的都是相同的：通过改善求美者的外表，在心理上取悦求美者，增加其自信心。美容的最大价值就在于它给求美者带来巨大的社会心理价值。

　　第一，美容医学能帮助容貌缺陷者提高自信心，增强其社会适应能力。美容手术刀其实也是"灵魂的手术刀"，解决的不仅仅是美的问题，还有心理压力、自卑等问题。美容不仅可以使求美者拥有一双动人的眼睛、一个高挺秀丽的鼻子、两片富有魅力的嘴唇……更重要的是它能帮助求美者重新找回自身的价值，增强自信心。不少容貌缺陷者在手术后都有获得新生的感觉，特别是那些容貌缺陷较为严重的人。Arndt（1986年）对 22 名美容受术者术前、术后 2 年进行的心理测验研究表明：美容受术者认为术后变得更容易在家庭中生活，并且在参与社会交往中更容易得到别人的认可。而求美者之所以社会适应能力增强，就在于他们自尊心、自信心的提高，在于他们已从社会负面影响中解脱出来。

　　第二，美容医学有助于改善他人对容貌缺陷者的社会评价。美国心理学家在哈佛大学做了一个实验，他让哈佛大学学生看 8 位女士整形手术前后所拍摄的侧面照片，

然后对她们进行评价。结果表明,被试者不仅认为女士们手术后的外表更有吸引力,而且也认为她们更善良、更敏锐、更加热情、更有责任感、更讨人喜欢等。Strauss 对 8 名 Down 综合征儿童进行美容手术后的社会心理效果研究表明:美容手术后,别人对 Down 综合征儿童的容貌知觉、智力知觉以及其他社会知觉都得到了提高,与智力改善的 Down 综合征儿童相比,人们更容易接受容貌改善的 Down 综合征儿童。对于容貌和智力这一评价关系的认识,有可能使 Down 综合征儿童在生活中处在一个更为肯定的社会环境中。

容貌与社会评价

第三节　美容与社会态度、社会影响

一、美容与社会态度

态度是行为的重要决定因素,是预测行为的最好途径。因此,态度一直是社会心理学所关注的问题。研究人们对美容的态度,不仅可以解释、预测和控制人们的求美行为,而且可以提高人们的生活质量,促进整个美容业的健康发展。

(一) 态度的定义

态度是个体对特定对象以一定方式做出反应时所持有的评价性的、较稳定的内部心理倾向。对于这个定义,可以从 4 个方面来理解:

1. 态度具有内在性　态度是一种内在的心理倾向,人们难以直接观察到,只能从人们的外部行为或对客体的评价中去推知。例如,一个女孩喜欢逛服装店、喜欢做发型,我们就可以推知她对美容是持肯定态度的。

2. 态度具有对象性　态度不是无缘无故产生的,必定由刺激物激起,这个刺激物就是态度的对象。它可以是人,也可以是物,还可以是某种思想或观念。没有客体的态度是不存在的,人们通常所说的"美丽"并不是态度,只有与具体的人或事物联系,才是态度。如,"我妻子美丽又善良",表示了丈夫对妻子的殷殷之情,这是一种对婚姻关系的积极态度。

3. 态度具有评价性　任何态度都是经过对特定事物进行评价后所产生的某种看法、体验或意向。如肯定或否定、赞成或反对、喜欢或厌恶、接受或拒绝,以及处于上述两个极端之间的一种中间位置状态。如主张自然美的人可能对浓妆艳抹非常反感。

4. 态度具有稳定性和持续性　态度形成之后将会持续较长时间而不轻易改变。如喜欢美容的人,无论是在家里还是在工作场合都比较注重自己的仪表,不会因生活环境的改变而改变。不过这种稳定性是相对而言的,指的是在一定时间内和一定程度上态度是稳定的。

(二) 态度的构成要素

心理学家们对态度的构成有着几乎一致的理解,都认为态度由 3 部分组成,即认知成分、情感成分和行为倾向成分。

认知成分是指人们作为态度主体,对于一定态度对象所持有的信念和看法。它是个体对某一类社会事物性质的笼统认识而形成的一种心理印象。认知成分是态度的基础,带有判断和评价的意义。如在生活中,有些人认为双眼皮的眼睛好看,单眼皮的眼睛不好看,这就是这些人对眼睛美丑的认知。

情感成分是个体对某一社会事物情感反应的程度,带有浓厚的情绪倾向,表现了一个人对态度对象的感觉,喜欢或不喜欢。如我喜欢激光美容,我不喜欢打扮等。

行为倾向成分是个体对态度对象的反应倾向,即行为准备状态,准备对态度对象做出某种反应。如我想去做除皱手术、我想文眉等。行为倾向不是行为本身,而是做出某种行为之前的思想准备。

态度构成中的 3 个要素之间的关系如图 4-1 所示,从图中可以看出:①态度构成中的 3 个要素是相互依赖、协调一致的。人们对态度对象的认知会影响到对它的评价(好感或恶感、肯定或否定),从而产生某种行为倾向。如一个人认为美容很重要,她就会对一些美容活动产生浓厚兴趣,并千方百计地企图采取美化自身的行为。②赞成或反对的情感成分是态度的关键,这种情感成分不仅会影响行为倾向性,而且会对认知产生影响。如"情人眼里出西施"。当三者不一致时,起关键作用的往往是情感成分。③态度只有在特定条件下才与实际的外显行为发生联系。一方面,态度转化为外显行为常常通过行为倾向性来实现;另一方面,有了某种行为倾向性并不等于就有某种实际行为。

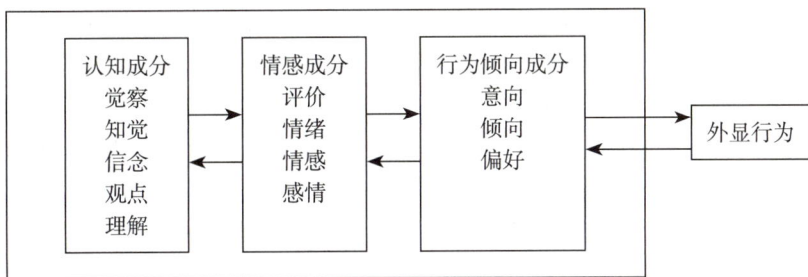

图 4-1　态度构成中各要素的关系示意图

(三) 态度、价值观与行为

态度、价值观与行为三者之间的关系可由图 4-2 来说明。

1. 态度与价值观　对某事物的态度取决于该事物对人们意义的大小。赞成美容者的审美价值取向首先是对人类审美价值的肯定。不同的人,具有不同的价值观。不同的价值观又会导致人们对同一对象采取不同的态度。例如,竭力主张"身体发肤受之父母,不敢毁伤"观点的人和站在"绝对自然主义"立场上的人,恐怕都会反对用

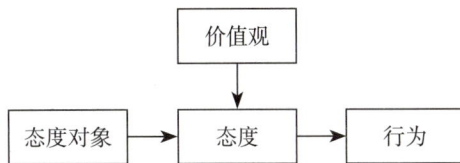

图 4-2　态度、价值观与行为之间的关系

手术刀去美容;而持有"三分长相,七分打扮"观点的人,可能就不会拒绝手术美容,对他们来说,能使他们变美的任何一种成熟的美容方法,他们都可能接受。价值观与态度的根本不同在于价值观是比态度更广泛、更抽象的内在心理倾向。它没有直接的对象,也没有直接的行为动力意义。它对行为的作用是通过态度来实现的,像公正、诚实、平等都属于抽象的价值观,而不是态度。价值观和态度两者又是相互支持的,人们经常会使用价值观来证实或防御某些已经形成的态度,同时常常也需要通过表

明自己的态度来表达自己的价值观。

2. 态度与行为　态度概念从一开始就是用来说明行为的。态度的情感成分和人们的行为是紧密联系的,积极的情感趋向接近态度对象,消极情感趋向回避态度对象。往往是有什么样的态度,就有什么样的行为。例如,你主张环保,那么你很可能拿着布制购物袋去超市而避免使用店内提供的塑料袋。一个人的各种态度会构成一个具有整体性的态度体系,越接近态度体系中心的核心态度,对行为的影响作用就越大。但是,由于行为还会受到其他多种因素的影响,特别是情境因素的影响,态度与行为并不总是完全一致,两者并非一一对应的关系。例如,一个年近 60 岁的妇女,虽然她肯定美容的重要作用,但由于担心人们评说,并不一定去参与美容。

(四) 美容与偏见

1. 偏见的定义　偏见(prejudice)是人们脱离客观事实而建立起来的对人或事物的消极认识与态度。简而言之,偏见就是不正确的态度。偏见作为一种态度,它同样由认知、情感和行为倾向 3 种要素构成。偏见包含的认知成分较少,情感成分较多,因而受情感因素的影响较大。例如,在过去的年代,很多人对美容持有偏见,他们认为只有那些品行不正的人才会注重打扮自己(认知),因此不喜欢美容(情感),从而不会参与任何美容活动(行为倾向)。偏见可以表现为正面的偏爱,也可表现为负面的偏恶。例如,人们可能对电影明星产生抵触的偏见,也可能对他们产生赞同的偏见。

2. 偏见形成的原因

(1) 社会根源:美容偏见往往和许多社会因素交织在一起。有些偏见与特定时期的政治态度和经济条件有关。例如,把注重打扮的人等同于品行不正的人,可能与当时的政治背景和经济条件有关,也可能与社会风俗、民族传统相联系。总之,一个人所处的社会环境会对其审美观产生潜移默化的影响,使其形成符合这一社会环境下人们所期望的态度和认知。但是,这些态度和认知中有一部分实际上是偏见,如生活在"以瘦为美"的时代,人们对肥胖产生种种偏见是可想而知的。由社会因素导致的偏见,往往要等环境发生变化后才有可能纠正。

(2) 心理学根源:除了社会根源外,导致美容偏见产生的原因还有心理学原因。概括起来主要包括以下几个方面:第一,信息来源不全面或不正确。偏见总是在不全面或不正确的基础上形成的。人们常倾向于根据少数人或物的特性来推断他们所属全体的特性,或根据道听途说的传闻形成对某类人或物的整体印象。如一个人到某个城市去旅游,他所碰到的都是美少女,就认为这个城市的所有少女都是美女;听电视里宣传了某种美容用品,就认定这种用品很好。第二,刻板印象。人们认识事物往往根据它们的特征加以分门别类,这种思维方式如果固定下来,就会形成刻板印象,从而导致偏见的产生。如不讲究穿着的人朴实,爱修饰的人不踏实。第三,过度类化。过度类化是指对某人或物的某一方面的肯定或否定,放射到其他所有方面均加以肯定或否定。如貌美的人聪明、友好、善良;貌丑的人愚蠢,品质也成问题。第四,先入为主。人们具有在信息尚未收集齐全时就断然下结论的倾向。在印象形成过程中,先入为主即是前面提到的首因效应。人们对负面信息具有更大的敏感性,因此负面信息在印象形成过程中更容易使人做出先入为主的判断。偏见与误解有所不同,某人对他人有误解,他会在接受新的信息时改变原来的看法。而持偏见者则不同,即使面对相反的事实,也不愿意改变原来的看法。

二、美容与社会影响

社会影响是指社会中的个体或由个体组成的群体对其他人心理与行为的影响。社会影响既包括从众、感染、模仿、服从和偏离等人际相互作用的影响,也包括社会规范、舆论、风气等对个人的影响。这里主要介绍3种与美容关系比较密切的社会影响,即从众、模仿与时尚。

(一) 美容与从众

从众(conformity)是指个体的观念与行为由于群体的压力,向与多数人一致的方向变化的现象,这种压力可能是明确的,也可能是含糊的。从本质上说,从众是个体受到社会影响之后产生的一种适应性行为或反应。

从众是日常生活中的一种普遍的社会现象,通俗地解释就是"人云亦云""随大流""大家都这么认为,我也就这么认为""大家都这么做,我也就跟着这么做"。如围观车祸、抢购处理商品、顺应传统和风俗习惯等。就拿服装来说,如今西装已经成为男士进入正式社交场合的服装,相比西装,中山装一样也很正规,但是似乎在社交场合中穿的人越来越少,起初还有一些人穿,到后来就变得寥寥无几了。在放弃穿中山装的人中,一定不乏这样的人:他们并不是不喜欢中山装,只是因为害怕与别人不一样,害怕被人嘲笑为"老土"而放弃,他们放弃中山装的过程就是一个从众的过程。

从众心理,一方面反映了人们企求与优越于己的人在行为和外表上一致,使自己获得某种精神上的满足,从而表现出模仿消费与攀比消费。另一方面,从众心理也反映了人们的归属意识。这是由人们具有寻求社会认同感和社会安全感的需要而决定的。当一个人的思想现实行为偏离了所依存的群体或违背了群体规范,便会受到指责或孤立,从而造成心理上的恐惧。为避免这种结果,人们总是趋于服从群体中大多数人的行为,即"随大流""赶时髦"。

反从众表示的是一种叛逆的心理,具有反从众行为的人表示自己不随波逐流,不随便受人安排。与从众相伴随,反从众也是一种存在,并且很可能不断地制造流行。如20世纪60年代,欧洲女性在放任、自由的思想和心理作用下,在穿着上追求怪异和随意性,导致以小圆金属片为装饰的透明衣料女装流行起来,充满着诱惑;金属服装也以怪异的形象出现,并且饰上小铃铛,以增加一种音响效果。

从众行为既可能带来"坏"结果,如青少年在团伙压力下犯罪,也可能带来"好"结果,如遵守社会礼仪、社会道德的行为。对美容来说,从众同样具有双重作用。一方面,从众行为能满足人们某种精神需要和获得社会安全感的需要;另一方面,人们又会在"随大流""赶时髦"中失去个性,会因为害怕遭到议论而不敢去追求自己的个性美。

从众实验

(二) 美容与模仿

模仿是在没有外界控制的条件下,个体仿效他人行为举止而引起与之类似的行为活动,其目的是使自己的行为活动与模仿对象相同或相似。模仿与从众的区别在于,模仿不受社会压力的影响,是一种自愿行为。

模仿大致可分为直接模仿、间接模仿和创造性模仿。直接模仿即原封不动的模仿,如儿童对大人行为的模仿,这种模仿容易产生盲目跟从的现象。间接模仿是指在一定程度上加入自己的意愿和见解的模仿。这种行为可促使流行迅速扩大。创造性模仿是在模仿中加以创造,既可使自己区别于他人,又能使自己跟上时代潮流。

许多美容行为的模仿性很强,这是因为美容行为主要表现在人的外部特征上,比较容易被模仿。模仿的本质是一种学习,没有模仿就没有社会的发展。但是,在现实生活中,模仿也可能将人带入误区。譬如,许多女性紧跟潮流,追逐流行,好模仿,然而她们却不知道,在模仿的同时,她们的美丽似乎增加了,魅力却减少了。有的不仅没变美,反而被丑化了。如流行喇叭裤时,便不管自己的腿多短多粗,都要套一条在身上;流行柳叶眉时,便不管自己的脸多圆多大,也要画两条细眉表示自己不落伍;流行高鼻梁时,又不顾自己是东方人,硬要模仿西方人垫一个高鼻子招摇过市以示新潮。所有这些都是失败的模仿行为。

(三) 美容与时尚

时尚又称流行(fashion),指在一定时期内社会上或一个群体中普遍流行的、并为大多数人所仿效的生活方式或行为模式。例如,有一段时间社会上出现的染发、女性化妆、男性扮酷等现象就是一种时尚。就美容而言,时尚主要体现在服饰、发型、文眉、文眼线等领域。时尚既是一种群众行为,又是一种普遍的社会心理现象,与社会的经济、文化条件有密切的联系。时尚也是个人兴趣、爱好、愿望的一种反映,与个人的审美和道德发展水平以及个体价值体系的发展变化密不可分。对整个社会来说,时尚反映了一个社会的价值观、审美观、伦理观和精神风貌。

时尚具有如下特征:第一,新奇性。新奇性是时尚最显著的特征,一种新近出现的现象必须具有新、奇、特3个特点,才能被人们所追随。第二,时效性。时尚具有很强的时效性,来得快,去得也快,这在名人和权威身上表现得更明显。《韩非子》上有一则记载:齐桓公喜欢穿紫色衣服,使得全国的老百姓都喜欢穿紫色衣服。齐桓公对此非常担心,对管仲说:"我喜欢穿紫色衣服,紫色很贵,老百姓都这么做,怎么办?"管仲说:"你要阻止这种风气,首先是自己不要穿,还要告诉左右大臣,自己不喜欢紫色。凡看到穿紫色衣服的,必讲'吾甚恶紫之臭'。"齐桓公按管仲说的去做,果真一日之内左右大臣不穿紫色衣服,一个月之内,国内百姓也不穿紫色衣服。第三,周期性。时尚虽然短暂,但是往往会出现周期性反复,这在服饰方面表现最为突出。克鲁伯(Kloeber)研究发现,1844—1949年间,妇女时装的变化大约每5年到25年出现一次循环。当然,现在妇女时装的变化速度要快得多。

时尚不具有社会强制力,人们追求时尚是为了满足心理上的需求,这些需求主要包括:第一,求新欲望。"求新"与"好奇"是人的本能需求,而流行和时尚本身的新奇性特点恰好可以满足人的这种需求。第二,模仿和从众心理。模仿是人们追求时尚的心理机制之一。人们对时尚的模仿分虔诚性模仿和竞争性模仿,两者都是赶潮者模仿领潮者,前者的目的是出于对被模仿者的尊敬,例如,高傲的英国女王伊丽莎白一世为遮掩脖子后边的伤疤,使扇形的高耸于后领的"伊丽莎白领"风行一时。后者是为了赶上或胜过被模仿者。除了模仿,从众也是时尚的心理机制。人类有合群、服从的本能,时尚一旦传播开来,便会形成一股社会力量,对人们造成无形的压力,人们为了求得和大众的一致,会先后步入赶潮者的行列,成为时尚的推动力量。第三,自我防御与自我展示心理。社会地位低、受到忽视或自卑的人,往往用追求时尚来进行自我防御。例如过去美国黑人地位低,他们经常喜欢穿最新流行的奇特华丽的服装。还有人追求时尚是为了自我展示,如通过与众不同的服饰来显示自己的地位和富有。

简而言之,人类心理欲求的矛盾性,决定了时尚现象的不稳定性和变动性。

伴随着时代的发展,人们追求美、崇尚美、热爱美,对美的追求更加正大光明,美容群体不断扩大,美容的内容越来越丰富,美容已成为一种时尚。如今单纯的生活美容已不能满足求美者的需求,医学美容正在走入人们的生活并被更多人所接受。

追求时尚要与健康联系起来。身体的健康,是人体外形美的基础。身体健康,表明人体各组织器官的发育良好及功能正常。只有具备这个条件,人体才能有红润光泽的皮肤,富有弹性的肌肉,挺直的身躯,敏捷的动作,从而给人以外形的美。一个身心健康的人,才能精神愉快,豁达大度,增添一种气质上的美。同时,良好的心理,能延缓人的衰老。健康与美丽是不可分的,美丽的人应该同时是健康的。

(张馨予)

复习思考题

1. 简述人际吸引的社会心理学基础。
2. 简述态度三种成分之间的关系。
3. 时尚能满足人们哪些心理需要?
4. 如何理解"求美行为本质上是一种社会行为"?

扫一扫
测一测

课件
05章PPT

扫一扫
知重点

第五章

容貌缺陷心理

学习要点

　　容貌缺陷心理研究的任务、目的及意义；容貌缺陷心理的形成原因；容貌缺陷者心理健康水平的评估标准；容貌缺陷者的心理问题应对策略。

　　随着美容医学的发展，人们越来越意识到容貌缺陷带给人们的不仅仅是躯体形态方面的困扰，更为重要的是它对人们内心世界的影响，使人的心理和行为发生某些改变，严重的还可能形成心理障碍和精神疾病。美容业的服务对象一般都是有一定容貌缺陷或对自己容貌不满意的人，容貌缺陷对其心理影响是显而易见的。因此，作为一名美容工作者，了解容貌缺陷心理学的有关知识，对于更好地了解美容对象的需要、动机和心理特点，对于筛选美容对象、处理美顾关系以及预测美容效果等都具有重要的意义。

第一节　容貌缺陷心理概述

一、缺陷心理学与容貌缺陷心理学

　　缺陷心理学（defect psychology）是医学心理学的一门分支学科，有广义和狭义之分。广义的缺陷心理学研究心理或生理缺陷者的心理行为问题。狭义的缺陷心理学仅研究生理缺陷者的心理行为问题，是以躯体器官有某种缺陷的儿童或成人中出现的心理行为问题为研究对象的一门学科。其目的在于通过行为补偿和心理训练，使缺陷者提高适应能力，尽可能自理生活，从事力所能及的活动，并解决好家庭生活和社会适应问题。

　　容貌缺陷心理学是缺陷心理学的重要组成部分。容貌缺陷心理学主要研究有容貌形体缺陷或有容貌形体缺陷感的人的心理行为问题，包括人的心理行为有哪些改变，对健康有哪些影响，可能导致怎样的心理或躯体障碍等。美容实践证明，容貌缺陷给个体带来的不仅是躯体的变形或缺损，更是对个体的精神活动产生重要影响。从生理角度来说，躯体残疾（如盲、聋、哑、肢体残疾等）对生理功能的影响较大；容貌缺陷对生理功能的影响较轻，一般不会像残疾人那样，对日常生活和工作造成直接的妨碍。但是容貌缺陷会影响人的心理状态,从而间接地影响人的生活和工作。

二、阿德勒的"器官缺陷及其心理补偿"理论

在以往的心理学研究中,很少有人系统地研究容貌缺陷与人的心理特征、心理活动以及心理障碍之间的关系。但是,在研究缺陷心理学方面,奥地利的精神病学家厄尔弗里德·阿德勒做得非常出色。尽管阿德勒并没有专门论述有关容貌缺陷的心理问题,但是他的缺陷心理学理论完全适用于研究容貌缺陷者的心理问题。

(一)阿德勒的"器官缺陷及其心理补偿"理论产生的根源

厄尔弗里德·阿德勒(Alfred Adler)是奥地利的精神病学家和个体心理学(individual psychology)的创始人。追求优越与自卑情结是阿德勒个体心理学最基本的两个概念,并由此提出了"器官缺陷及其心理补偿"理论,而这些与他本人的早期经历是紧密相关的。阿德勒出生于奥地利首都维也纳郊区的一个富裕的犹太商人家庭,有一个哥哥和一个姐姐。他自幼体弱多病,年幼时患有佝偻病,导致他身材矮小,与其相貌英俊、身材挺拔的哥哥形成了鲜明对比。后来,他又几乎丧命于一场肺炎。这些不幸的经历使他对身体的缺陷特别敏感,在与哥哥的比较中,他充满了自卑感,并产生了一种补偿动机——努力追求成功,力图超越别人。阿德勒的不懈努力最后得到了丰厚的回报:他获得了医学博士学位,发表代表作品300余部(篇),在世界各地做学术演讲,并以自己的名字命名了一种心理治疗体系,这是至今仍具有世界性影响的心理治疗体系。

(二)阿德勒的"器官缺陷及其心理补偿"理论的主要观点

1. 追求优越 1907 年,阿德勒发表了题为《器官的自卑感与它的生理补偿的研究》的著名论文。在这篇论文中,他提出了这样一种观点:克服自卑感和追求优越是人们行为的根本动力。阿德勒认为,追求优越和自卑感是密切联系的,追求优越实质上是对自卑感的补偿。追求优越既是与生俱来的又是后天发展的。人在刚出生时,追求优越只是作为一种潜能,但是,从 5 岁开始,人们则开始确立追求优越的目标,以带动其整个身心的发展。人无完人,人或多或少都存在这样或那样的器官缺陷,或者说人在生理上总有比不过别人的地方。例如有的人天生貌不如人,有的人天生心脏不好,有的人天生双腿残疾等。这些生理的缺陷在个人生活中产生了很多问题,阻碍了个人作用的正常发挥,所以,必须以某种方式解决。在这种情况下,个体可以通过竭尽全力发展有缺陷的器官,或突出发展其他器官的功能来实现对缺陷器官的生理补偿。例如,一个自小体弱多病的人,可以通过树立成为运动员的目标来补偿自己的自卑感;双目失明的人可以全力发展他的听觉能力来补偿他在视觉方面存在的缺陷等。

阿德勒区分了追求优越的两种不同类型:一种是只追求优越,很少关心他人,其行为往往受过度夸张的自卑感的驱使,是一种病态的追求个人优越类型。例如,在选美比赛中,为了击败对手而不择手段的行为就属于此类。另一种是追求一种优越、完善的社会,而不是个人利益,其成功感和价值感与其对社会的贡献密不可分,是一种心理健康的追求优越的类型。

2. 自卑与补偿 阿德勒把自卑与补偿看作追求优越的动力根源,但他对自卑与补偿的本质的看法亦经历了扩展和修正的过程。

1907 年,阿德勒认为自卑与补偿是针对特定的生理缺陷而产生的。例如,口吃的

人会对自己的语言表达感到自卑,并促使他们加强这方面的训练,这样有可能成为演说家,希腊的演说家德谟斯提尼斯就是成功的例子;体弱的人会对自己的体质感到自卑,通过加强身体锻炼,可能成为举重运动员等。这种通过把生理缺陷改变成优势功能的补偿称为"过度补偿"。他认为,个体对其器官缺陷的态度至关重要,并不是每个有器官缺陷的人都能发展出相应的能力。1910 年以后,阿德勒提出自卑与补偿的概念,将"器官的自卑感"转向心理学意义上的"主观自卑感"。他指出,自卑与补偿是与生俱来的,人一出生就具有自卑感,因为人在婴幼儿时期,器官发育还不完全,在生理、心理和社会三个方面都处于劣势,需要依赖成年人才能生存,他们由此必然产生自卑和补偿。儿童的成长过程就是战胜自卑感的过程。当然,这种自卑与补偿在大多数情况下是正常的健康反应,可以驱使人们实现自己的潜能。但是,如果不能成功地进行补偿,就会产生自卑情结,导致心理疾病的产生。

知识链接

补偿心理

从心理学上看,补偿心理是个体为克服自己生理上的缺陷或心理上的自卑,而发展起来的一种心理适应机制。正是这一心理机制的作用,自卑感就成了许多成功人士追求成功的动力,成了他们超越自我的"涡轮增压"。"生理缺陷"越大的人,他们的自卑感也越强,寻求补偿的愿望就越大,成就大业的欲望就越多。

解放黑奴的美国总统林肯,出身卑微,相貌丑陋,他对自己的这些缺陷十分敏感。为了补偿这些缺陷,他力求从教育方面来汲取力量,拼命自学以克服早期的知识贫乏。他最终摆脱了自卑,并成为有杰出贡献的美国总统。

心理补偿是一种使人转败为胜的机制,如果运用得当,将有助于人生境界的拓展。但应注意两点:一是不可好高骛远,追求不可能实现的补偿目标;二是不要受自卑情绪的驱使,丧失在社会中扮演有用角色的希望。只有采取积极的心理补偿,才能激励自己达成更高的人生目标。

三、容貌缺陷心理学的研究任务

围绕容貌缺陷心理学研究对象展开的研究任务,可大致概括归纳如下:

1. 研究容貌缺陷在心理行为问题产生过程中的作用　主要包括容貌缺陷的分类,各种容貌缺陷在心理问题产生过程中的作用规律或特点,不同的容貌缺陷会引起怎样的心理问题。

2. 研究容貌缺陷引发心理问题的途径　主要包括容貌缺陷本身是否可以引起心理问题,容貌缺陷是否通过生理的、社会的、心理的途径导致心理问题。

3. 研究容貌缺陷心理的问题表现　主要包括容貌缺陷者在认知过程、情绪情感过程、意志过程、人格等方面是否发生改变,有什么样的改变,这些改变与容貌缺陷之间有怎样的关系。

4. 研究容貌缺陷心理对美容手术的影响　主要包括个体参与美容的动机是什么,个体对美容有什么要求,个体通过什么途径寻求美容手术,个体对美容手术有什么期望。

5. 研究容貌缺陷心理对美容决策的影响　主要包括如何根据个体的容貌缺陷心理决定是否实施美容;如果实施美容,美容前应该做哪些准备;容貌缺陷者的心理问题对于设计美容方案、选择美容方法有什么影响;如何通过个体的容貌缺陷心理进行美容的预后和并发症的估计。

6. 研究容貌缺陷心理的评估方法　包括容貌缺陷心理评估有什么特点,需要运用哪些方法进行评估。

7. 研究容貌缺陷心理的干预问题　主要包括在美容过程中需要对哪些类型的容貌缺陷者进行心理干预,如何掌握心理干预的时机,对容貌缺陷者采用什么方法进行心理干预,这些心理干预方法由谁来实施等问题。

本章主要论述容貌缺陷的含义、容貌缺陷与心理问题之间的关系机制、容貌缺陷者心理健康水平的分类、容貌缺陷者的心理特征、容貌缺陷的心理防御与应对等容貌缺陷心理学的基本理论问题。有关因容貌缺陷导致的神经症、重度精神障碍等内容将在后面章节专门论述。

四、研究容貌缺陷心理的目的和意义

容貌缺陷心理的研究可以促进美容医学发展,一方面,它可以提升容貌缺陷者的生活质量;另一方面,它又可以提高美容工作的科学化水平。

(一) 提升容貌缺陷者的生活质量

提升容貌缺陷者的生活质量是缺陷心理学研究的主要目的之一。容貌缺陷者常常会为自己的外表感到苦恼,产生种种心理困惑,变得自卑、孤独、封闭、缺乏信心,有的甚至会产生严重的心理疾患。容貌缺陷会对缺陷者的生活质量产生严重影响,因此,如何理解和对待容貌缺陷,如何改善自己的容貌是容貌缺陷者要上的第一课。容貌缺陷者对待容貌缺陷的正确做法是:第一,通过美容技术改善自身的容貌,增强自信心,提高社会适应能力,增加生活的幸福指数。大量临床实践表明,在条件许可的范围内,美容医学可以修复人体外表的缺陷,塑造人的容貌,帮助缺陷者重新找回自身的价值,恢复人的自信,使缺陷者获得新生感。第二,提高自我心理调节能力,降低容貌缺陷感,提高生活质量。在容貌缺陷本身无法改善或缺陷者不具备改善容貌缺陷的客观条件(如经济条件)的情况下,缺陷者只能选择自我心理调控的方法。掌握恰当的心理调控方法是完全有可能超越身心缺陷的。

知识链接

容貌缺陷者如何进行自我心理调控?

美国总统富兰克林·罗斯福在小时候几乎认为自己是世界上最不幸的孩子,因患脊髓灰质炎而遗留了瘸腿和参差不齐且突出的牙齿。他很少与同学们游戏或玩耍,老师叫他回答问题时,他也总是低着头一言不发。可是这个自卑的小男孩后来凭借其惊人的毅力和适当的心理调控超越了他的身体缺陷和心理缺陷,成为名震全球连任 4 届的美国总统。

容貌缺陷者通过容貌缺陷心理学的学习,了解自己的生理、心理、生活环境和人际关系等方面的特点和存在的问题,了解生理缺陷和心理变化之间的相互关系及其规律,从而更好地进行自我心理调控。

(二) 提高美容工作的科学化水平

研究容貌缺陷心理学能够使美容工作者的工作具有科学性、预见性、针对性,从而达到有效性的最终目的。了解容貌缺陷心理有助于提高美容工作的科学化水平,这一作用主要体现在以下几个方面:第一,了解容貌缺陷心理有助于美容工作者更好地了解缺陷者心理行为的产生、发展、变化及其规律,更好地明确容貌缺陷者的需要、动机和心理特点,以便筛选美容对象,设计美容方案,判断预后效果。第二,了解容貌缺陷心理有助于美容工作者对容貌缺陷者进行正确的心理评估,分析其心理障碍形成的原因,从而采取切实有效的心理干预措施。第三,了解容貌缺陷心理有助于美容工作者与容貌缺陷者建立良好关系,获取其信任,从而促进双方间的协调配合,提高美容效果,减少纠纷的发生。

第二节　容貌缺陷心理

一、容貌缺陷的含义

容貌缺陷(defect of appearance)是指人体美学方面的缺陷,或指能引起丑感的躯体缺陷,包括影响身体外在某部分美观的有关组织器官的缺损、缺失、畸形、异位、色泽异常等,以及所有引起丑感的相貌形体。判断容貌缺陷的标准通常可以分为以下3种:

1. 生物学标准　生物学标准是以一般生命个体所应有的组织器官的位置、数目、形状、大小、颜色及功能作为判断标准,如果出现上述方面的异常则视为缺陷。例如前牙错位、脊柱弯曲、皮肤颜色异常、斜视等。

2. 社会学标准　社会学标准以一定的民族文化、历史背景和一定人群的生活习惯作为标准,如果与所属的民族文化、历史背景不相吻合,与所属群体的生活习惯不相吻合,则视为缺陷。例如,模特是一个特殊的群体,其体重标准有其行业的规定,如按照生物学标准衡量正常的体重,对于模特来说就过重了。容貌缺陷的判断标准还因时代的不同而不同。例如,过去视"三寸金莲"的小脚为女性美的标准,大脚则视为丑;而在现代社会,如果人们看见某女的脚像"三寸金莲",投去的一定不是欣赏的目光。

3. 心理学标准　心理学标准以多数人群一般心理状况的认知评价作为标准,如与多数人群一般心理状况的认知评价不相吻合,则视为缺陷。也就是说,无论使用生物学标准还是社会学标准,评价者必须是"心理健康者",某些心理异常者的判断不能作为判断的依据。例如,一些感知觉综合障碍者对容貌形体所做的缺陷判断就不能视为缺陷。

在上述3个标准中,生物学标准最普遍、最直接,也最容易把握,而社会学标准和心理学标准则比较复杂,在实践中有时难以把握。例如,单眼睑有时可以被看作是一种容貌缺陷,有时则不称其为缺陷,如很少有人因为林黛玉是单眼睑而否认她的美。为了明确"容貌缺陷"这一词语的含义,我们把容貌缺陷作为一个客观存在的标准做如下定义:容貌缺陷是指对某一个体容貌形体的某一部分、某几部分或全部,按大多数人的审美眼光所视为的缺陷。

至于对容貌缺陷的主观方面的认识,我们则用另一个概念——"容貌缺陷感"来表示。容貌缺陷感(defective sense of appearance)是指个体对其容貌或形体不满意的感觉。

一般来说,容貌缺陷与容貌缺陷感是相伴随的,但是两者并不完全一致,这就是说,有容貌缺陷并不一定有容貌缺陷感,而没有容貌缺陷也不一定没有容貌缺陷感。首先,容貌缺陷引起容貌缺陷感为正常现象,但是,反应强烈必然导致心理问题;其二,容貌虽有明显的缺陷,但却无明显的缺陷感,这是心理正常或不正常两种情况都可能存在的状态;其三,尽管容貌无明显缺陷,由于情绪或认识等方面存在问题,也会有容貌缺陷感。

二、容貌缺陷心理的形成

(一) 容貌缺陷心理的形成机制

容貌缺陷与心理的关系可以用三个"d"开头的英文单词来概括:defect(缺陷)→ defense(防御)→ defective(身心有缺陷的人)。容貌缺陷会使人心理不平衡,启动心理防御机制让心理免受痛苦。过度防御或防御无效,就会使个体成为一个有身心缺陷的人。容貌缺陷心理是指由于个体在容貌上存在某种缺陷而导致的心理行为的改变。容貌缺陷心理的形成过程有以下两种情况:

1. 容貌缺陷与容貌缺陷心理　容貌缺陷导致容貌缺陷心理产生的作用机制如图5-1。

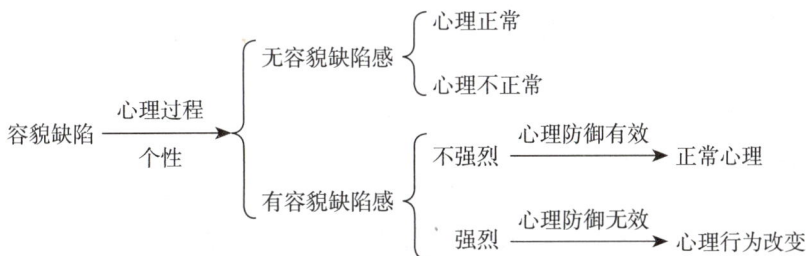

图 5-1　容貌缺陷与容貌缺陷心理

从图 5-1 中可以看出,容貌缺陷和容貌缺陷心理之间的关系比较复杂,根据是否产生容貌缺陷感以及容貌缺陷感的强烈程度分为 4 种情况。一般来说,容貌缺陷引起容貌缺陷感,使人产生不满意、不快乐的感觉是一种正常现象。但是,如果容貌缺陷感非常强烈,则必然引起人的心理行为发生异常改变,导致心理缺陷,产生心理问题。而如果一个人容貌有明显缺陷,但他却没有明显的容貌缺陷感,我们能否据此判断他的心理一定正常呢? 不能,因为这也存在心理正常与不正常两种可能。如果一个人从理性上承认自己丑陋,但并没有为此产生不愉快的感觉,原因在于他对自身的适应或情感的升华,这是一种正常的心理。但是如果一个人对自己明显的容貌缺陷予以完全否认,并做出与绝大多数人截然相反的判断,这就属于异常心理了。例如,一个人存在严重的腭裂缺陷,他不仅不为此感到烦恼,反而还到处宣扬他的嘴唇很美,很富有吸引力。我们可以判断这个人有心理问题,而且是一种严重的心理问题。总之,容貌缺陷是否导致容貌缺陷心理要视个体的具体情况而定,其中起决定性作用的因素包括个体的心理过程、个性心理以及心理防御机制等因素。

2. 非容貌缺陷与容貌缺陷心理 图 5-2 表明,一个人没有容貌缺陷,但不一定没有容貌缺陷感。容貌缺陷是一种客观存在,容貌缺陷感是一种主观感觉,两者并不完全一致。体像是决定容貌缺陷感及其强度的一个关键因素。如果一个人容貌没有明显缺陷,但却存在明显的容貌缺陷感,我们把这种现象称为体像障碍,这是一种严重的容貌缺陷心理。这类求美者通常会寻求美容手术来解决他们自感"丑陋"的心理问题,如果美容外科医师对这类心理不能很好地识别,贸然实施美容手术,容易造成不必要的医疗纠纷。

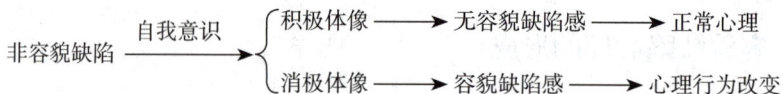

图 5-2 非容貌缺陷与容貌缺陷心理

(二) 容貌缺陷心理形成的原因

与其他心理问题的成因一样,容貌缺陷心理的形成是多种因素共同作用的结果,其中心理与社会因素起着更为重要的作用。

1. 生物因素 生物因素主要包括容貌缺陷本身的性质和缺陷程度、容貌缺陷对个体生理功能的影响以及个体原有的生理特点等。可以概括为"三不"——即"不美、不便、不能"。"不美"是指容貌缺陷导致的容貌上的不美观;"不便"是指容貌缺陷带来的生活与劳动上的不方便;"不能"是指容貌缺陷导致的某些生理和社会功能的丧失。

(1) 缺陷本身:虽然容貌缺陷可以导致人的心理行为发生改变,但是,容貌缺陷发生的原因、性质、时间、部位及缺陷程度不同,产生心理反应的种类和程度则会不同。一般来说,先天性容貌缺陷对个体心理的影响从自我意识的形成开始,而且伴随时间的推移,对个体心理的影响会越来越深刻,越来越持久;意外事故导致的容貌缺陷容易使个体产生焦虑沮丧的情绪;人为伤害导致的容貌缺陷则容易使人出现愤怒的情绪反应。从容貌缺陷发生的部位和程度来说,发生在人体明显部位的缺陷,其缺损程度越大,对人的心理影响越严重。

(2) 功能障碍:有的容貌缺陷对个体的生理、心理功能不会造成影响,有的容貌缺陷则会对个体的生理、心理功能产生不同程度的妨碍和损害,其妨碍和损害的程度越大,产生心理问题的可能性就越大。例如,右手残疾可能影响吃饭、穿衣服、写字等一些基本的生活功能;牙齿缺失可能影响语言、咀嚼等功能;生殖器官的缺陷可能影响性生活;体形、身高、相貌的缺陷可能影响职业的选择等。容貌缺陷导致身心功能障碍,身心功能障碍则会进一步导致心理问题。这样,身心功能障碍与容貌缺陷之间就会形成一个恶性循环,使容貌缺陷者的心理问题变得更为严重和突出。

容貌缺陷导致的人际交往功能障碍,对人的心理功能影响也较大。例如,右手残疾的人不便与人握手,眼睛斜视的人无法迅速地看清他人,下肢缺损拄拐行走的人与别人同行时会受到很多限制等。

2. 心理因素 导致容貌缺陷心理产生的心理因素主要包括个体的认知、人格、行为等因素。

(1) 认知因素：认知是指认识活动或认识过程，包括信念、思维和想象等。认知过程中对当前情境的评价和对过去经验的回忆在决定情绪和行为中起着重要作用。不同的人对同一事物的看法不同，其情绪和行为反应也不相同。例如，两个学生走在路上，迎面碰上一位认识的人没有与他们打招呼，其中一个就认为这个人是看不起他，故意不理他，因而闷闷不乐，耿耿于怀；另一个人则认为这个人正在想事情，没有注意到他，所以他无所谓，照样平静地生活。理性的认知可以使人精神愉快、富有竞争精神且行动效率高；不合理的认知则会导致情绪困扰，使行动效率低下或无效。

容貌缺陷心理的形成主要与体像认知不当有关。一般来说，具有积极体像的人，不会因为容貌缺陷而烦恼；而具有消极体像的人，则会产生一些消极认知和情绪，出现心理失衡或病态心理。例如，当个体发现自己肢体畸形，或发现自己的相貌、体质与别人差距较大时，会表现出对自身缺陷的不满或不理解，产生怨天尤人、生气愤怒、忧伤自怜、自卑恐惧等一系列情绪反应。

(2) 人格因素：人格作为相对稳定的心理现象，影响着心理问题的发生、发展、性质和程度。某些人格类型是心理障碍产生的心理基础，被称为易感心理素质。研究资料表明，各种精神疾病，尤其是神经症性障碍多有相应的人格基础。例如，多疑且情绪不稳定的神经质型人格，易患疑病性神经症；精神分裂症被认为与孤僻、内向、喜欢幻想、多疑、敏感等人格特征有关。各种容貌缺陷会导致怎样的心理行为反应，与人格基础有很大的关系。一般来说，在具有相同容貌缺陷的情况下，人格健康者比人格障碍者发生心理问题少，即使发生心理障碍，其程度也比人格障碍者轻，而且容易矫正。人格不健康者如果存在容貌缺陷，则更容易出现心理障碍，特别是具有偏执型人格、分裂型人格、边缘型人格、癔症型人格等特征的人，更容易发生因容貌缺陷而导致的心理问题。

(3) 行为因素：针对自身实际上或认识上的容貌缺陷，个体常常会采取一些行为来改善它们。这些行为本身可能又会导致新的心理问题。例如，肥胖者想减肥，就会采取节食行为。节食行为是针对肥胖这一行为本身的，但是它可以对个体的生理和心理产生新的影响。因肥胖而采取节食方式减肥的人，对许多食物有着浓厚的兴趣，但是却不能品尝，结果会出现需求的被剥夺感，由此导致很多消极情绪，如易激惹、情绪不稳定等；过度节食还可能导致生理异常，如出现营养不良，导致生长发育缓慢等。长期节食使碳水化合物摄入不足，还可能出现因 5-羟色胺功能障碍而引发的抑郁症。

3. 社会因素 社会因素包括政治、经济、宗教、文化、教育、道德、风俗、习惯、家庭和人际关系等方面。其中文化，尤其是人体文化，对容貌缺陷心理的产生有重要影响。不同的文化背景与生活方式，均可引发特殊的心理问题。人体文化是人体美学观的基础，人体文化观念从不同层次对各个时期的人体美学观产生影响。例如，古代中国妇女梦寐以求的"三寸金莲"，古代欧洲妇女渴望的"合掌蜂腰"，这些都是对当时人体文化最有力的诠释。个体如果过度受制于人体文化，则易导致心理问题的产生。例如，神经性厌食症的产生与"女性身材以苗条为美"的文化审美观念有关。女性为了保持身材苗条，通常采取节食的方法，在节食过程中，其关于体重的体像认知发生偏差，出现过度节食的行为，最终导致神经性厌食症产生。容貌因素导致的社交恐惧症则与社会文化极度强调美的绝对价值有关。一种文化越强调美的重要性，人们的丑感和缺陷感就越强烈，容貌有缺陷的人就越容易产生自卑心理。受自卑心理的驱使，他们常常表现为悲观、缺乏勇气、不敢表现自己、害怕被别人轻视与排斥、害怕见人或参与人际交往,最后发展成为社交恐惧症。

三、容貌缺陷者的心理特征

(一)容貌缺陷者的一般心理特征

1. 认知特征　容貌缺陷者的认知心理一般会发生某些异常改变,这些异常改变主要表现在以下几个方面。

(1)感知觉异常:人一旦有容貌缺陷,其主观感觉可能会发生异常改变,会把注意力过多地集中在自身的容貌缺陷部位及他人的相同部位上,这样就会使他对该缺陷部位的感觉变得异常敏感,使自己的缺陷不断地被放大,最终导致其容貌缺陷感越来越强。例如,身材肥胖的女性通常会占用较多的时间和精力去关注自己和他人的身材,不断地与他人进行比较。她会反复照镜子观察自己,结果越看越觉得自己粗壮或肥大。与别人比较时,总觉得别人比自己瘦得多,因此对自己的身材越来越不满意。

(2)记忆障碍:由于容貌缺陷者对自己的缺陷过分注意,需要花更多的时间和精力去关注自己的容貌、自己与他人的比较以及针对自己的缺陷要采取的措施,并表现为对缺陷相关信息记忆力增强。例如,在读报、看电视、与人谈话时,对与容貌有关的内容记忆清楚。相反,容貌缺陷者对缺陷以外的事物注意不够集中,如与学习、工作有关的一些信息,这样势必会对工作、学习造成一定影响。

(3)思维能力下降:容貌缺陷者经常会产生大量的"负性自动思维"。例如,"没有美的容貌,就得不到另一个人的爱","一个人必须漂亮,否则就很难高兴起来","为了幸福,我需要美"等。这些"负性自动思维"使人的逻辑思维能力下降,表现为分析和判断能力降低,在一些问题上犹豫不决,有时可能做出草率决定,但事后又觉得后悔,这样又会伴有情绪障碍的产生。

2. 情绪特征　情绪改变是容貌缺陷心理最常见的表现。容貌缺陷者的一般情绪特征通常表现为自卑、孤独、焦虑、抑郁、愤怒和无助感等。

(1)自卑:自卑是容貌缺陷者普遍存在的一种情感体验。容貌缺陷使容貌缺陷者在学习、生活和就业等方面遇到诸多困难,如果他们从亲属及其他社会关系中得到的不是支持和帮助,而是厌弃或歧视,就会产生自卑心理。与容貌正常者相比,他们在婚恋、家庭等问题上遇到的不顺心又会加重其自卑情感的体验。自卑是容貌缺陷者的根本心理问题,其他许多心理反应,如孤独、悲观、自我封闭等,都继发于自卑。

(2)孤独:人生活在世界上,或多或少会有一定程度的孤独感。但这个世界上最孤独的人有两类:一类是不能被他人或社会接受的人,另一类是绝对独立和自由的人。容貌缺陷者就属于前者。因为人们爱美,不美的人或丑陋的人很难吸引人,他们往往不被他人或社会所接受,只能自动或不得已地脱离与他人和社会的接触,把自己的活动限制在一个狭小的环境内,孤独也就在所难免。

(3)焦虑:焦虑是对未来的事情感到难以预测与驾驭而紧张不安的一种情绪状态。容貌缺陷者产生焦虑的情况有两种:一是对容貌缺陷本身的焦虑,如肤色异常者担心皮肤出现恶性病变产生的焦虑;二是容貌缺陷导致的社会焦虑。社会焦虑是一种与人打交道的时候,觉得不舒服、不自然、紧张甚至害怕的情绪体验。例如,有一位男性,因为额头上长出大量赘肉,被人称为"狮子脸",人们见到他的脸都会感到害怕而努力躲避他。所以,他一出门就会产生严重的焦虑情绪,起初还能把头蒙起来出门,后来干脆闭门不出。容貌缺陷者为了回避导致社会焦虑的情境,通常是减少社会交往,选择孤独的生活方式。

(4) 抑郁:抑郁是一种闷闷不乐、悲观、压抑的消极情绪,通常表现为情绪低落、少言寡语、不愿交往、悲观失望、自暴自弃,有的甚至表现为轻生、自杀。抑郁和悲观是容貌缺陷者普遍的情绪反应,特别是当容貌缺陷改变无望时,这种反应会更强烈。伴有消极体像的容貌缺陷者更容易产生抑郁反应,并且常常出现自杀念头。容貌缺陷明显并伴有严重后果(如不能正常进行社会活动、生理功能障碍、生活不能自理)者,自残、自杀倾向增加等。

(5) 愤怒:愤怒是目的性的行为反复受到阻挠时产生的一种情绪体验。当容貌缺陷者遭到攻击、羞辱的刺激,感到愿望受到压抑、行为受到挫折、尊严受到伤害时都容易表现出愤怒的情绪,有时还伴随着攻击、冲动等不可控制的行为反应。社会对容貌缺陷者的尊重、提供方便和心理疏导等解决方法,对降低其愤怒情绪、促进其心理平衡,具有重要意义。易激惹的容貌缺陷者,在美容过程中易发生美容纠纷,需注意预防。

(6) 无助感:当容貌缺陷者对自己的容貌缺陷没有控制力,也无力改变,就会产生无助感,这是一种无能为力、无可奈何、悲哀而又怜悯自己的情绪状态,也是一种听之任之、被动挨打的情绪状态。由于自我价值感丧失,在这类容貌缺陷者的心灵深处,我们会发现他们的自信心近乎毁灭。因此,美容工作者要努力应用心理学的理论和方法,帮助他们重树信心。

3. 意志特征　容貌缺陷是一把双刃剑,在对容貌缺陷的适应过程中,有的缺陷者会有意志增强的反应,有的则会出现意志减退的反应。容貌缺陷给人带来的生理功能障碍、社会交往困难,尤其是事业发展上的困难和恋爱婚姻上的困难,对缺陷者的意志无疑是一个冲击和考验。大多数容貌缺陷者在同这些困难作斗争的过程中磨炼了意志,增强了毅力和决心,表现为更能接受各种残酷的现实,更能面对各种挑战。从这个意义上说,容貌缺陷成了人们通向成功的一种动力。在心理学界,就有不少这样的例子,如精神分析学派的阿德勒、霍妮等。在现实生活中,也不乏这样的例子,如舞蹈"千手观音"中的那些聋哑女孩、盲人钢琴家金元辉等。与此相反,另一部分容貌缺陷者会出现意志减退,表现为自我封闭,回避群体,没有信心面对容貌缺陷所造成的各种困难,过分依赖他人,自暴自弃,甚至产生轻生念头。特别是影响生理功能的容貌缺陷,更容易使人意志减退。

4. 人格特征　容貌缺陷可能使人格发生异常改变,导致人格问题。与容貌因素有关的人格问题有两层含义:一层含义是指,如果容貌缺陷者本来就有人格缺陷,那么在出现容貌缺陷后则容易出现更多、更复杂的心理问题;另一层含义是指容貌缺陷导致人格的某些异常改变。容貌缺陷者人格的异常改变主要体现在以下几个方面:

(1) 以自我为中心:容貌缺陷者,尤其是伴随严重生理功能障碍的缺陷者,经常会赢得家人、朋友、社会的同情与帮助,即使犯错,周围人也不忍心指责、批评他们,这样容易强化他们"以自我为中心"的意识,一切事情为自己着想,很少顾及他人的感受。

(2) 依赖性加强:形体与功能的缺陷常常可以剥夺成人某些已经获得的技能,使人处于依赖状态,事事询问他人,事事依靠他人,行为变得被动顺从,情感脆弱。平时意志坚强的人变得没有主见,一向自负好胜的人变得畏缩不前,没有信心,希望他人给予更多的关心与照顾。因此,美容工作者要帮助他们学会自理,摆脱依赖心理。

(3) 兴趣狭窄:无论是先天性容貌缺陷者还是后天性容貌缺陷者,一旦开始特别关注自己的容貌,他们的兴趣就会变得狭窄,对以往感兴趣的事物表现冷淡。如何引导容貌缺陷者,将他们的注意力由容貌转向周围环境,引起他们对事物的广泛兴趣,也是美容工作者应该关注的问题。

(4) 猜疑:猜疑是一种消极的自我暗示,由于缺乏客观依据,会影响人们对事物的判断。有的容貌缺陷者对美容过程猜疑,担心达不到美容目的;有的看到别人在低声细语,就认为是在议论自己的容貌;有的美容手术稍有不适,便胡乱猜疑,惶惶不可终日。这就要求美容工作者做到科学准确、客观真诚、耐心细致,以免引起容貌缺陷者的猜疑。

知识链接

一个容貌"缺陷"者的内心自白

上初中二年级那年的一天早上,一个女生向我投来漫不经心的一束目光,我像被电击般地怔了半个上午。我偷偷拿着镜子,把脸至少看了十几分钟。突然,我发现耳后有一个伤疤,我马上怀疑那女生的目光是在向我表示厌恶,她在看我的伤疤! 天哪,人家会在背地里叫我什么呢? 回到家,有股无名火在心中蹿。见到母亲,便恶声恶气地对她说:"我的伤疤是怎么来的? 我不去念书了!"后来我知道伤疤是我4岁时与堂姐打架,被堂姐抓的。开始那段日子,我有种说不出的悲伤和绝望。我恨父母没有保护好我,更恨堂姐。没人时,我就对着镜子,使劲地搓那道伤疤,伤疤倒像是更长更宽了。我气急败坏,把镜子砸碎了。后来我就怕照镜子了。我把座位换到教室最后,特别害怕碰到女生,人变得越发自卑起来。当老师讲到阿Q因为头上的癞子而怕别人说"亮"说"光"时,别的同学哄堂大笑,我霎时满脸通红。大学谈恋爱时,我总走在女朋友右边。如果女朋友走在我右边了,我的伤疤便有一种火烧火燎的感觉。

(二) 先天性与后天性容貌缺陷者的心理特征

前面我们讨论了容貌缺陷者共性的心理特征,但是,不同类型的容貌缺陷者其心理特征又有所差异。在美容实践中,先天性容貌缺陷者和后天性容貌缺陷者是最常见的两类美容对象。了解容貌缺陷对这两类美容对象产生的不同的心理影响有较为重要的现实意义。

1. 心理补偿方面 当一个人因生理或心理上有缺陷而感到不适时,企图用种种方法来弥补这些缺陷,以减轻其不适的感觉,称为补偿作用。这种引起心理不适感的缺陷,可能是事实,也可能仅仅是想象。有些人觉得自己身体不好,运动场上不能逞威,损及自尊心,就拼命用功,在学习上奋发图强。美国前总统夫人杰奎琳·肯尼迪曾说过,她在年轻时貌不惊人,就特别在学问修养方面下功夫,培养内在素养。

无论是先天性容貌缺陷还是后天性容貌缺陷,都会使人产生自卑感。这种自卑感会形成一种内在压力,使人心理上失去平衡,产生不安,从而促使个体采取心理补偿的方式克服自卑的痛苦,达到心理平衡。但比较而言,先天性容貌缺陷者,尤其是伴有生理功能障碍的先天性容貌缺陷者,追求优越、补偿自卑的心理更强。纵观历史上的成功人物,身残志坚者多数都是先天缺陷者或早年残疾者,青年期后残疾并获得成功的案例则相对较少。可能的原因是:①长期的缺陷使其他参与认知活动的器官得到了更多的锻炼机会,对人的认知能力和认知方式影响更大。例如,先天性视力残疾,由于缺乏或没有视觉空间概念,不能形成关于周围世界的完整形象,看不到丰富多彩的外部世界;但另一方面,由于没有视觉信息的干扰,他们的抽象思维能力、逻辑思维能力以及记忆力相对较发达。②先天的容貌缺陷者自小就形成了较内向的性格,内心世界丰富,情感体验深刻,观察细致,善于思考和探索。③在长期的战胜自我、超越自卑的过程中,他们的心智得到了更多的磨炼。

2. 情绪意志方面　情绪是反映容貌缺陷者心理特征的一个主要方面。自卑、孤独、敏感、焦虑、抑郁、自尊等是先天性与后天性容貌缺陷者共同的心理特征。相对来说,后天性容貌缺陷者的情绪反应更为强烈。先天性容貌缺陷者的情绪反应具有阶段性:容貌缺陷对幼儿的心理影响不大;面部缺陷则会使学龄期儿童丧失自信心、自制力,变得依赖、易发怒;对于青春期的青年来说,容貌缺陷容易使他们性情孤僻、自暴自弃,个别人甚至厌世轻生;中年以后容貌缺陷者大多情绪稳定;老年人对容貌缺陷已习以为常。后天性容貌缺陷者因为存在前后两种情况的对比,不能接受致残的现实,情绪反应比较强烈,更易产生焦虑、抑郁情绪。正常的容貌丧失且不可挽回的事实一旦被缺陷者确认,易出现低落、沮丧、郁郁寡欢等情绪,严重者可发生抑郁症。此外,后天性容貌缺陷者的心理承受能力更低,情感更脆弱,更容易丧失斗志。

3. 美容行为与期望方面　先天性容貌缺陷者,一般都存在不同程度的自卑感,因为容貌不美而影响婚恋和就业,长期以来心理压抑,希望矫正外露部位的异常。他们一般对外形美要求比较低,期望合理,能积极配合美容工作者的工作,心理承受力较强。如果美容后容貌改善明显,他们往往非常满意,有如获新生的感觉。外伤导致的后天性容貌缺陷者,因为伤前容貌形体功能正常,但伤后的心理障碍非常突出,求美欲望较强,对外形美的要求也较前者高。他们希望通过美容手术,既能恢复生活自理能力或生理功能,又希望外露部位的异常得到矫正。如何降低他们过高的期望值是美容工作者必须深入思考及研究关注的问题。

第三节　容貌缺陷者的心理防御机制与心理应对

一、容貌缺陷者的心理防御机制

(一) 心理防御机制的概念和种类

1. 心理防御机制的概念　心理防御机制(mental defense mechanism),也称心理防卫机制或心理自卫机制,指个体在挫折与冲突的紧张情境时,在其内部心理活动中具有的自觉或不自觉的解脱烦恼、减轻内心不安,以恢复情绪平衡与稳定的一种适应性倾向。

弗洛伊德认为人格由本我、自我和超我组成。本我指人的本能冲动,特别是性本能。超我代表社会和文化规范,指道德、良知和社会文化价值标准和规则。自我的任务是按照超我提供的依据和规范,从中调节,把本能冲动加以控制和改造,使之以超我能够认可、社会能够接受的形式来体现,从而减少因本能冲动与社会认同之间冲突而引起的焦虑、紧张和痛苦。自我的这种调节、控制和改造的过程就是弗洛伊德所阐述的心理防御机制。弗洛伊德认为心理防御机制是在不知不觉中进行的，一旦这种心理防御机制失效，人的精神就会被因本我释放、自我失控和超我崩溃而引起的焦虑、紧张所瓦解，导致精神失常，发生神经症或精神病。

人的容貌是有差异的，有的长得好些，有的则长得丑些，甚至有的具有明显的缺陷，对此，每个人都会对自己的容貌做出内心的评判。

2. 心理防御机制的种类　继弗洛伊德之后，许多学者对心理防御机制进行了研究和修正，试图给出更合理的解释和分类。下面对几种主要的心理防御机制作简要的介绍。

（1）否认（denial）：否认是最原始而简单的心理防御机制，就是把已经发生而令人不愉快或痛苦的事情完全否定，或彻底"忘掉"，就当根本没有发生，以躲避心理上的痛苦。"眼不见为净"就是其典型心态。例如被毁容者一开始往往不愿意照镜子看到自己的脸庞，以避免心理上承受巨大的压力。

（2）歪曲（distortion）：歪曲是把外界事实加以曲解变化，以符合内心的需要。其无视外界事实的特点，与否认有异曲同工的性质，是原始的心理或精神病性防御机制之一。因歪曲作用而呈现的精神现象，以妄想或幻觉最为常见。

（3）认同（identification）：当个体有选择地通过特别的心理动机，吸收（模仿）某些东西时，被称为认同或同一化。如有时候人们会潜意识地模仿自己所羡慕的人，"东施效颦"就是例子。

（4）幻想（fantasy）：幻想与退行较为相似，是指个人遇到现实困难时，因无力处理这些问题，就以幻想的方法，使自己脱离现实，在幻想中处理心理上的纷扰，让欲望得到满足。例如，容貌缺陷者通过幻想自己是"美女"或"帅哥"，有众多追求者，以获得心理满足感。

（5）合理化（rationalization）：合理化是指个人受到挫折或无法达到所追求的目标及行为表现不符合社会规范时，给自己杜撰一些有利的理由来解释。如"吃不到葡萄，就说葡萄酸"的心理以及民间关于"红颜薄命"的解释。

（二）容貌缺陷者的心理防御机制

容貌因素是影响人心理健康的一个重要因素。容貌缺陷者常常会因为自己的容貌问题，心理上出现种种痛苦，如挫折感、压力感、丧失感等，通常表现为自卑、孤独、寂寞、悲观、绝望等心理反应，严重者会出现精神病症状。但是，并不是所有的容貌缺陷者都会感到痛苦。容貌缺陷是否引起精神痛苦，取决于两个因素：一是个人的审美认知状态以及对体像的认可程度；二是是否有适当的自我心理防御能力。因此，了解容貌缺陷者常用的心理防御机制，帮助其适当合理地运用有关心理防御机制是重要而且必要的。

容貌缺陷者有意或无意中运用的心理防御机制主要有以下几种：

1. 否认　被毁容者一开始往往不愿意照镜子，不愿意看到镜中自己可怕的脸庞，以避免自己心理承受不了的巨大压力。这实质上就是否定的防御机制在起作用。拒绝照镜子实质上就是对自己丑陋形象的否定。否定的作用是把已经发生的不愉快或令人痛苦的事情完全否定，就当它根本没有发生。容貌带给人们主要是视觉感受。美者带给人的是愉快的情绪体验，是美的享受；丑者带给人的是痛苦的情绪体验，是忍受。"眼不见,心不烦",容貌缺陷者常用拒绝照镜子的方式来躲避心理上的痛苦。但是,长期的否认,会妨碍人们对问题的适应,固执的否认若达到妄想状态,便成为精神病了。

2. 幻想　容貌缺陷者常常通过"海市蜃楼""蓬莱仙境"般的虚幻梦境来满足自己暂时的心理需要,以求得一时的心理解脱。例如,一位相貌丑陋的女孩,几乎没有男孩追求她,她在恋爱方面很苦恼,常常幻想自己变成了一个亭亭玉立的美少女,和自己心仪的男友在美丽的沙滩上漫步,借此来减轻自己的烦恼。同样,过多地沉迷于幻想,也会带来严重的不良后果。

3. 合理化　容貌平平的女性常常用"红颜薄命"来自我安慰,认为美貌不好,甚至会导致多灾多难,究其根源,是一种"合理化"防御机制在起作用,是容貌缺陷者在为自己的"丑貌"找一个合理化的理由。类似的解释还有很多,如身材瘦小者以省钱、节省布料为合理化理由;丑女以遭遇性骚扰少、可以增加安全感为合理化理由等。合理化是一种知足常乐的心理防御机制,不失为一种帮助人们接受现实的好方法。合理化机制运用得好,可以缓和心理压力,消除心理紧张,减少攻击性冲突和行为产生的可能性;若运用过度,则会妨碍人们去追求真正需要的东西。

4. 认同　"东施效颦"这个故事出自《庄子·天运》,美女西施因病而皱眉头,邻居丑女见了觉得很美,就学西施也皱起眉头,结果显得更丑。后人称这个丑女为东施,用"东施效颦"比喻盲目模仿别人,结果适得其反。这个故事背后隐藏的心理防御机制就是认同。美容是一个极具模仿性的行业,追星族的装扮是一种模仿,东施效颦也是模仿。人们在追逐模仿中获得了尊贵和与众不同的感觉。认同了正确的行为模式,对人格成长有益;认同了错误的行为模式,对人的心理发展不利;充满矛盾的认同,易导致多重人格。"东施效颦"就是一种模仿不成功的行为。

5. 隔绝　容貌缺陷容易使人陷入孤独、冷漠、自卑之中。容貌缺陷者把自己关在家里,不与别人和社会接触,没有朋友,其目的是通过逃避容貌缺陷给他带来的痛苦情境,回避人们歧视、厌恶和害怕的目光,以减少焦虑和痛苦。这就是隔离机制在起作用。

6. 补偿　"失之东隅,收之桑榆",生理或心理上有缺陷的人,在其他方面力争得到发展,使自卑心理得到补偿,以此来解除容貌缺陷带来的痛苦。一个容貌丑的人可以用美丽的心灵来弥补其容貌缺陷;一个其貌不扬的姑娘,可以通过在学问和修养方面下功夫,成为令人敬仰的科学家来弥补其容貌不足。补偿机制运用得当,可以获得巨大动力,但过度补偿也会导致病态。

7. 幽默　容貌缺陷者常会遇到不可预料的耻笑和侮辱,常会遇到一些令人难堪的场面,"丑媳妇总要见公婆",幽默是应对难堪的一种方式。

知识链接

晏子使楚的故事

春秋时期,齐国有一个聪明但非常矮的外交官名叫晏子。有一次,他被派往楚国办理外交事务。楚王有意戏弄晏子,在宫门旁开了一个小洞,要小个子的晏子由洞口进来。晏子面对这种情况,当然很生气,但身为外交家,代表国家,不能有差错。于是他向楚王开玩笑说:"大国通常有大门,只有小国才有小门,难道楚国是小国吗?"楚王一听,觉得不好意思,只好叫守兵开大门,让晏子进来。晏子凭借自己的智慧和幽默成功地避开了侮辱。

8. 升华 "千金组合"是国内第一也是唯一的胖美人组合,是由 4 个体重之和达 500kg 的、非常快乐的胖女孩组成的,她们希望通过她们的才艺表演,来展示胖人的风采和魅力,力争改变人们对胖人的偏见。千金组合成立后,立刻引起社会的广泛关注,并迅速走红。千金组合把肥胖作为一种资源,作为一种前进的动力,她们获得成功的原因就在于充分地利用了升华这一心理防御机制。

(三) 对心理防御机制的几点评价

1. 心理防御机制源于弗洛伊德的精神分析学说,他揭示了人类应对焦虑、痛苦和不安的"非理性"形式的心理过程,具有一定的临床意义和应用价值。例如,在应用心理治疗时,应考虑到患者所表现的各种心理防御机制及其作用。

2. 从现象学看,上述各种心理防御机制在日常生活中可以出现,即使是精神病性和神经症性心理防御机制在正常人中也可以见到,不一定是病态的、无意识的、不自觉的。也就是说,弗洛伊德及其追随者的心理防御现象是存在的,但他们的理论解释、系统分类和实际应用是有待验证的,有的是错误的。

3. 心理防御机制虽然在日常生活中可以见到,偶尔也可应用,但并不都行之有效。除升华、幽默等成熟的心理防御机制外,多数心理防御机制是被动的、消极的适应,即便在一定程度上缓解焦虑和痛苦,也只是暂时的,因为它们歪曲、否认和掩盖了事实。被列为成熟性的压抑心理防御机制,也不一定都能缓和焦虑,减少痛苦。因为从心理咨询和心理治疗的角度来看,主张引导患者疏泄痛苦体验,以利其身心健康,而压抑与此是背道而驰的。

4. 除升华和幽默外,经常地、过度地应用和依赖上述心理防御机制来求得焦虑和痛苦的暂时缓解是有害的,可能导致社会适应不良、神经症甚至精神病。

二、容貌缺陷者的心理应对

(一) 心理应对的含义

心理应对又称心理应付或应对机制,属于现代医学与行为科学的范畴,是指人们在面对困境、伤害、威胁以及各种心理冲突和挫折时,有意和主动采取自我保护措施和家庭社会参与的应对策略。通过自觉地、积极地调整自身的价值系统,改变自己对困境和挫折的认识及情绪反应,以减少烦恼、焦虑、紧张和痛苦,保持心理平衡。

(二) 心理应对策略

容貌缺陷者的心理应对策略内容丰富,具体做法因人、因时、因地制宜。下面介绍主要的心理应对策略。

1. 增强自我,主动应对

(1) 信念和自信:信念对容貌缺陷者的心理有重要影响,是其应对各种心理困难的力量来源,也是保持精神充实、情绪振奋和心理平衡的重要支柱。自信对容貌缺陷者实现目标和克服自卑心理也很重要。只有充满自信、具有坚强信念时,才能最大限度地发挥自己的才能和水平,才能克服容貌缺陷导致的种种心理痛苦,取得成功。

(2) 培养健康的人格:人格是导致容貌缺陷心理形成的一个重要因素,人格问题又是容貌缺陷心理的一个重要表现。健康人格有利于应付困境和挫折,较少产生强烈的焦虑、不安和痛苦,有利于保持心理上的平衡。不健康人格不利于应付困难和挫折,容易发生焦虑、不安和痛苦,出现心理上的不平衡,甚至适应障碍和行为异常。

(3) 积累经验,学会处世:阅历广泛、经验丰富、能力很强的人,应对容貌缺陷心理问题的能力也强。这样的人,心理平稳,精神充实而健康。阅历、经验和能力都是后天获得的,需要实践和积累。

2. 认识自我,积极调整

(1) 正确认识自己:要正确地估计自己的容貌。估计过低,会失去信心,影响情绪和斗志;估计过高,易受挫折,导致焦虑和痛苦。

(2) 尊重客观,调整自我:容貌缺陷是客观存在的,有的能通过美容技术手段加以改善,有的能通过美容手术达到有限改变,有的美容技术则根本无法改变。容貌缺陷者对这些情况要有清醒的认识,根据容貌的客观情况调整自己的需求、目标和价值观,调整适应现实的策略。

(3) 对心身一致的认识:心身关系是心身医学研究的范畴,容貌与形体同样涉及这一基本关系。容貌形体与心理之间的关系不仅仅是一般意义上的内在美与外在美的关系,而且也是有着人体解剖生理学依据的生物学关系。因为容貌丑感的产生有其生理机制,它实质上是容貌缺陷通过感官作用于大脑的一种高级神经生理活动,其中皮质下中枢神经和自主神经在丑感产生过程中处于显著位置。反过来,丑感存在时,又会影响神经-体液调节系统的功能和机体的免疫能力,致使水、电解质代谢紊乱和内脏功能失调,从而影响容貌形体美。容貌形体与心理的内在生物学联系正是心身关系一致性的表现。因此,容貌缺陷者对心身相关一致性要有认识,要能主动调整自己。

3. 家庭参与,社会支持

(1) 家庭参与:家庭是容貌缺陷者获得心理支持的主要途径。"儿不嫌母丑",这句话反过来说,"母不嫌儿丑"更是成立。家庭和睦、互爱互助是容貌缺陷者维持心理健康的重要基础。即使其在外面受到打击,在家里也可以倾诉疏泄,得到安慰、支持和鼓励。

(2) 社会支持:社会支持是心理压力的"缓冲器",包括朋友、同事和组织的支持,应当充分重视和借助社会的力量来保护和促进容貌缺陷者的心理健康。尤其是容貌缺陷者之间应该相互提供支持。容貌缺陷者往往对缺陷同伴富有深厚的同情心,这种同病相怜的情感使容貌缺陷者之间容易结为有限的社会支持网络,彼此相互鼓励、相互支持。

4. 减少应激,缓和冲突

(1) 回避和减少应激源:如避免那些可能导致容貌受损害的因素,防止工伤、合理饮食、寻求美容技术支持等;再如,回避、远离那些可能使自己因容貌问题受伤害的场景。这些都是从减少和回避应激源的角度进行的心理应对。

(2) 丰富生活:把注意力从关注自身、关注容貌缺陷部位转向关注外部世界,丰富生活内容,参加文娱、体育和社交活动,有利于促进饮食睡眠、保持充沛精力、维持心理平衡。

5. 心理防御机制的适当应用 心理防御机制是一个人直接的、习惯性的心理保持机制,是在潜意识中进行的一种"无意识"的过程。无论正常人还是神经症患者都

国外针对容貌
缺陷者的特色
心理干预方法

会使用心理防御机制。在一般情况下,心理防御机制使用适当,可以免除内心痛苦以适应现实。例如,幽默和升华两种心理防御机制就具有积极意义,应当加以应用。再如,压抑、合理化、隔离等心理防御机制,如果偶尔使用,也能起到暂时缓解焦虑和痛苦的作用。但是,在特殊情况下,这些心理防御机制只能适当应用,否则容易形成各种心理障碍。

(陈慧敏)

扫一扫
测一测

复习思考题

1. 简述阿德勒"器官缺陷及其心理补偿"理论的主要观点。
2. 容貌缺陷者对待容貌缺陷的正确做法有哪些?
3. 容貌缺陷者有意或无意运用的心理防御机制主要有哪些?
4. 心理应对策略有哪些方法?

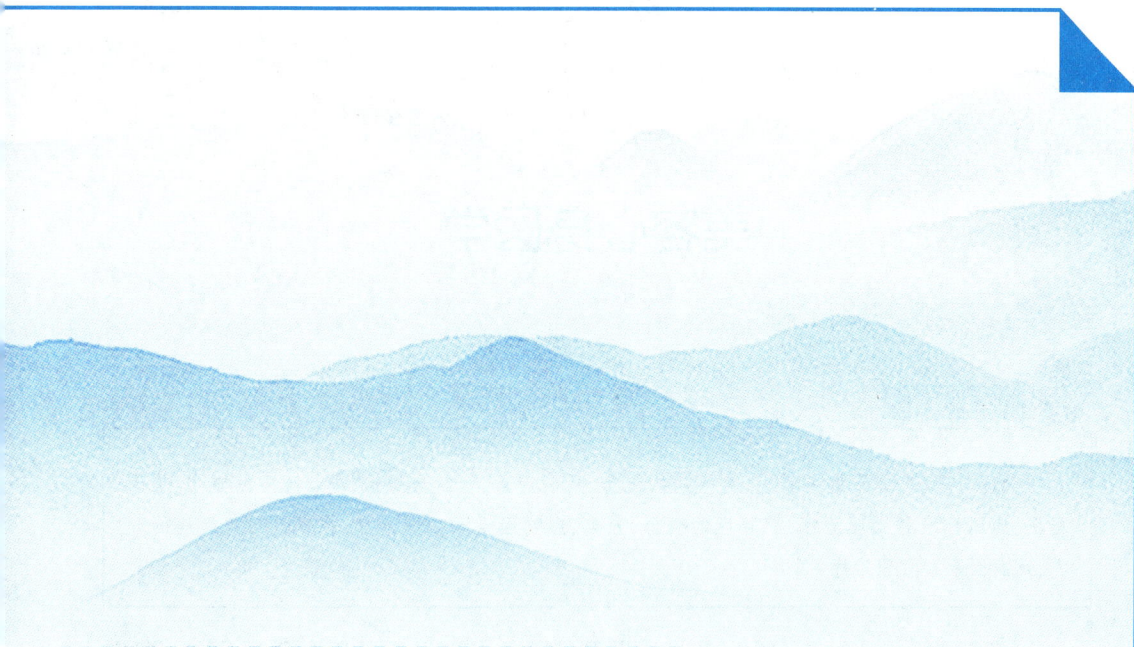

下篇

应 用 篇

课件
06章PPT

扫一扫
知重点

第六章

美容心身医学

学习要点

> 心理与容貌、体形的关系;心身疾病的概念、致病因素、诊断与防治;进食障碍的概念、临床表现、诊断标准和心理治疗;肥胖症的概念、分类、影响因素和心理治疗;损容性心身疾病的分类、致病因素和心理治疗。

心身医学(psychosomatic medicine),是研究心身相互关系的医学科学分支。研究心身疾病的病因、发病机制、诊断、治疗和预防,探讨心理社会因素在心身疾病的发生和转化过程中的作用规律。

美容心身医学是研究在医学美容实践中相关的心身疾病的病因、临床表现、诊断、治疗和预防的学科。

第一节　心理与容貌、形体的关系

一、人体美与精神美的关系

人体美有狭义和广义之分。狭义的人体美主要指形体、容貌的形态美,如常用英俊、漂亮等词汇来形容。广义的人体美是指人体在形式结构、生理功能、心理过程和社会适应等方面都处于正常状态下的合乎目的的协调、匀称、和谐和统一。它是一种人的自然美、心灵美和社会美的高度和谐统一的多层次系统。对人体美的把握应注意如下几个方面:

(一)健康是人体美的基础

健康就是人体各器官发育良好,功能正常,体质健壮,精力充沛。人体有9大系统,运动系统具有运动、支持和保护的功能,身体各部位形态和比例均衡,是构成体态美的重要因素。

(二)比例匀称、整体和谐是人体美的必备条件

人体比例是人体各个器官间和各个部位间的对比关系。实践证明"黄金分割"是衡量人体各部位比例恰当与否的最基本的标准,也就是构成人体比例和谐的最基本的参数。人体的整体美是由多个局部构成的,各部分之间是互相联系又互相制约的。

84

整体和谐是构成人体美的重要一环,也是人体美的必备要素。

(三) 精神美是更高层次的美

精神美是指形体美和动作美的内在表现,其内容包括气质、道德文化素质和意志品质等方面。人是形体和精神的统一体,在对审美认识与评价中,气质、风度、性格、知识和修养等方面的审美价值是不容忽视的。风度是气质美的一种表现形式,是人的身体美和精神美的统一,它以姿态美为基础。

二、心理对皮肤、毛发美的影响

(一) 心理对皮肤的影响

皮肤的血液循环、腺体分泌和排泄等生理活动都受自主神经即交感神经和副交感神经的控制、调节,而自主神经又受到大脑支配。所以,从心身医学角度上说,皮肤和毛发是心理问题导致躯体化的重要的"靶器官",人的心理活动可影响到皮肤的色泽等,并与皮肤病的发生有着密切关系。

当个体经常烦恼悲痛、惊恐愤怒时,还会导致皮肤敏感性减退、反应性降低和抵抗力减弱,容易被寄生虫、致病菌和病毒等感染,也容易被物理性和化学性物质刺激侵蚀,从而引发皮炎或其他皮肤病。当人在恐惧时,血管出现痉挛,皮肤供血不良,使皮肤苍白,易产生皱纹;精神创伤、心情忧郁等精神压力,一方面使自主神经失去平衡而影响皮肤的营养,使之干燥、松弛、失去光泽,另一方面还可以导致激素失调、内分泌紊乱,使皮肤过早衰老,同时还可以降低皮肤的免疫力而易发生一些损害性皮肤病。反之,当个体心情舒畅时,副交感神经兴奋,使大脑内神经调节物质乙酰胆碱分泌增多,血管扩张,使面色红润,容光焕发。同时,皮肤得到充分的营养物质,也显得富有弹性和光泽,皱纹也生成较少。

(二) 心理对毛发的影响

人的头发由毛杆、毛根、毛乳头等部分组成。医学研究发现,忧愁烦恼和精神紧张可引起毛乳头的血管收缩,使头发营养供应发生障碍,导致头发生长受到影响,从而造成秃发。此外,毛乳头能制造黑色素,使头发保持黑色。中医认为,思虑太过,则神耗、气虚、血散而鬓斑。

毛发亦会对心理造成影响。毛发的脱失直接影响到容貌美观,妨碍社交,在生活中易受到讥笑,影响到生活质量,会引起复杂心理。年轻人的早秃有时引起严重的神经症。

三、心理对形体美的影响

(一) 形体美的概念

所谓形体美是指具有强壮的体魄、健美的体形、良好的姿态、高雅的气质和风度的一种综合性人体美。形体美包含了外表美与内在美。外表美侧重于形式,主要是指由生理解剖特点所造就的身体之美。内在美则是核心,它是借助形体将人的思想、气质、情操、风度等深层次与本质的东西表现出来的美。

女性的形体美是对女性的体态、姿态和举止等各方面的综合评价,追求塑造女性形体美,既是女性自身追求的目标,也是以女性为审美对象的基本审美要求。男性形体美主要是看全身各部的比例是否匀称、协调、均衡与和谐,整个身体以及主要肌群是否有曲线美,常用有关长度、宽度和围度等词来形容其生长发育的程度。

(二) 心理对形体美的影响

不良的心理状态会引起暴饮暴食、厌食等症状,从而改变人的形体美。如焦虑、紧张情绪下,人们往往通过进食、过度饮食或暴饮暴食来缓解或减轻,容易导致体重的增加;抑郁、悲伤、失望情绪下,人们往往不思饮食、食欲下降,容易导致体重下降。医学研究证明,在抑郁、悲伤、失望等消极情绪下,胃肠黏膜因缺血而致胃肠道功能降低,胃黏膜分泌减少,胃内酸度下降从而影响对食物的消化吸收。而形体的改变又会导致消极心理的产生,二者是相互影响的。美国佛罗里达州立大学医学院和美国国立卫生所研究院的研究人员对体重和性格改变的关系进行分析,结果显示:当被试者体重增加 10% 左右后,他们的冲动性明显增强,遇到小挫折更容易着急,与他人发生矛盾和冲突;同时也更容易受到外界诱惑和他人影响,轻易下决定和判断。当体重减轻时,则会更冷静、理智,但是当遇到大事情时,体重增加者还是能够慎重思考的。

四、心理对面容的影响

面部是心理健康的一面镜子。面容是决定一个人是否美丽、是否仍然年轻的最重要的身体部位。不良的心理状态对面容老化的产生有直接的影响。

面部是情绪表达的最重要的媒介。人们的喜怒哀乐会伴随着体内一系列生理变化和面部表情的变化,因面部表情肌的收缩而出现各种各样的面容。人的面部表情肌高度发达,非常细微的情绪往往通过不同表情反映出来。喜欢大笑的人其眼角的皱纹往往比那些整日忧郁的人要多,而一个多愁焦虑的人,他的眉间和额部的皱纹比一般的人多,且渐渐趋向于一种忧郁面孔。心理不仅可以影响面部皱纹的形成,还可以影响面部的色泽。经常心情抑郁的人,往往面色苍白或者灰暗,无光泽。

第二节　心身疾病与美容

一、心身疾病的概念与范畴

(一) 概念

心身疾病(psychosomatic disease),又称心身障碍或心理生理疾病,是指心理社会因素在疾病的发生、发展过程中起重要作用的躯体器质性疾病和功能性障碍。

个体在现实生活中会遇到各类的应激性事件,继而出现一定的自主神经和内脏功能的变化,即心理活动引起生理反应。如果应激性事件过于强烈,或持续时间较长时,就会表现为持续的病理性改变,形成心身疾病。

(二) 疾病范畴

心身疾病
的分类

传统上,典型的心身疾病包括原发性高血压、冠心病、消化性溃疡、支气管哮喘、偏头痛和类风湿关节炎等。目前,糖尿病、肥胖症、进食障碍和癌症等都已纳入心身疾病的范畴。

二、心身疾病的致病因素

心身疾病的发病机制比较复杂,且不同因素在不同心身疾病所起的作用也不同。

生物 - 心理 - 社会医学模式认为,疾病是多种因素综合形成的,心身疾病更是如此。本章主要介绍心身疾病的心理和社会文化因素。

(一) 心理因素

1. 情绪　情绪活动可以分为两大类:一类是正性情绪,即愉快或积极的情绪,对机体可以产生良好的影响;另一类是负性情绪,即不愉快或消极的情绪,如愤怒、恐惧、焦虑、忧愁、悲伤和痛苦等。过度的负性情绪往往刺激机体,促使人的心理活动失去平衡,导致神经活动的功能失调,从而影响健康。如果负性情绪反复出现,引起长期过度紧张,会造成机体功能的改变,如神经功能紊乱、血压持续升高和内分泌失调等,从而转变为某些生理系统的疾病。

2. 人格与行为特征　研究表明,不同气质、性格类型和所患疾病之间存在着一定的关联性。如 A 型行为类型(type A behavior pattern,TABP)的人容易罹患冠心病;癌症病人的人格类型(C 型性格)常常是孤独、抑郁、过分克制自己、压抑愤怒、不敢发泄、失望、内心矛盾、焦虑和有不安全感等。行为方式也是致病因素,如多食除可以引起肥胖外还可以引起多种疾病,如糖尿病、胆结石、高血压等。

知识链接

A 型行为的特征

概括而言,A 型行为是具有时间紧迫感和竞争敌对倾向等特征的行为类型,具体表现如下:

1. 时间紧迫感　即具有时间匆忙感、做事快和急躁等心理行为特征。

(1) 对其而言时间总是不够用,强迫自己和别人去完成更多的工作。

(2) 很难坐下来、等待和处于放松状态或沉思。

(3) 表现出紧张、急迫的精神运行性面部征候(如肌肉紧张、眉头紧皱、瞪眼等)和精神运行性声音征候(如提高嗓门说话、语速快而声音洪亮、放声大笑等)。

2. 竞争敌对　即具有争强好胜,怀有戒心、敌意等心理行为特征。

(1) 在所有活动中都表现出强烈的竞争精神,表现出要赢的状态。

(2) 在社交活动中,表现太直截了当或过于专横。

(3) 有易激惹的倾向。

(二) 社会文化因素

心身疾病的发生发展,还受到社会文化因素的制约,与一定时期社会生产的发展水平及社会文化环境密切相关。据文献报导,美国黑人患高血压至少是白人的 2 倍;社会经济地位低的妇女患肥胖症的概率是中产阶级妇女的 2~3 倍。神经性厌食症本质上就是一种文化病,基于崇尚女性苗条为美的文化审美观。当然,社会因素能否影响健康,还取决于个体的认知、评价,不同的认知评价结果对个体健康的影响也是不同的。

三、心身疾病的诊断与防治

(一) 心身疾病的诊断

心身疾病的诊断过程,要特别注意与疾病有关心理和生理特征的观察和认定。

这不仅有利于将目前一些临床诊断还不明确的病症确定为心身疾病,而且也将有利于这些病症的预防和治疗工作,从而对各种心身疾病采取相应的心理学手段,结合生物学手段达到最佳治疗效果。

1. 诊断依据

(1) 疾病的发生和转化过程与心理社会因素(情绪、人格和行为等)密切相关。

(2) 以躯体症状为主,即有明确的器质性病理过程或已知的病理生理过程。

(3) 应排除典型的精神障碍(如神经症或精神病)及与心理社会因素关系不密切的躯体疾病。

2. 诊断程序 诊断程序包括躯体诊断和心理诊断,这里着重介绍心理诊断部分。

(1) 采集病史:在采集病史的过程中,应兼顾心理、躯体、社会3个方面。对心身疾病而言,应特别注意收集病人心理社会方面的相关资料。例如,个体心理发展情况、个性或行为特点、社会生活事件以及人际关系状况、家庭或社会支持等,并初步分析与疾病发生发展相关的因素。

(2) 体格检查:体格检查与内科检查有类似之处,如注意观察病人有无甲状腺肿大、手指震颤、眼球震颤等与心身疾病相关的症状。此外,还应注意体检时病人的心理行为反应方式、病人对待体检的特殊反应方式,从中找出其心理特质,如是否过分敏感、拘谨或激烈的情绪反应等。

(3) 心理行为检查:对于初步怀疑为心身疾病者,应结合病史,采用交谈、行为观察、心理测量或必要的心理生物学检查,以确定心理社会因素的性质和内容,评价它们在疾病发生、发展和康复过程中的作用。在进行心理测量时,可选用症状自评量表(SCL-90)、抑郁自评量表(SDS)、焦虑自评量表(SAS)和康奈尔医学调查表(CMI)等。

(4) 综合分析:根据收集的材料,结合心身疾病的基本理论,对是否为心身疾病、是何种心身疾病、由哪些心理社会因素在其中起主要作用和可能的作用机制等问题做出恰当的推断与评估。

(二) 心身疾病的治疗

1. 治疗原则 在心身疾病治疗时,一方面应采取有效的躯体治疗,缓解躯体症状,促进康复;另一方面,必须在心理和社会水平上加以心理干预和治疗,即心身同治的原则。

2. 心身疾病的治疗手段 根据诊断过程中所发现的各种特殊心理社会因素对疾病的影响情况,对心身疾病采用不同的心理干预手段。对于急性发病且躯体症状严重的病人,应以躯体对症治疗为主,辅以心理治疗。对于以心理症状为主、躯体症状为次的心身疾病,则可在实施常规躯体治疗的同时侧重做好心理治疗工作。

(1) 药物治疗:是对心身疾病的基本治疗手段,但并不能根治。可用抗焦虑药,对消除焦虑、紧张有良好作用,可促进疾病的恢复。

(2) 心理治疗:应根据具体病情使用认知治疗、行为治疗、生物反馈治疗、松弛训练、自我训练等心理治疗方法。具体方法详见第九章美容心理咨询与治疗的相关内容。

(三) 心身疾病的预防

考虑到心身疾病是心理、社会和生物学多种因素相互作用的产物,且心理社会因素一般需要作用较长时间才会引起心身疾病,故而心身疾病的心理学预防应从早抓起。

1. 培养健全的人格　在培养个体健全人格时应注意3点：一是应注意个体早期人格的形成；二是注意个体在重大生活事件发生时，调整可能会产生的人格类型的急剧改变；三是注意社会文化因素对人格产生的影响。

知识链接

人格与应激

人格与应激反应的形成和程度有关。同样的生活事件，在不同人格的人身上可以出现完全不同的心身反应结果。有些研究认为特定的人格易导致特定的负性情绪反应，进而与精神症状和躯体症状发生联系，表明情绪可能是人格与疾病之间的桥梁。应激研究认为，在应激作用过程中，人格与各种应激因素存在广泛联系，人格通过与各因素间的互相作用，最终影响应激的心身反应性质和程度，并与个体的健康和疾病相联系。

那么，是否存在与某些特定的应激或疾病相关的人格特质呢？最具代表性的人格特征是"坚韧"（hardiness），这是一种由奉献、挑战及控制3种组分构成的人格特征。奉献是指相信自己的活动是重要而有意义的感受。挑战是指坚韧者认为生活的标准不是稳定而是挑战，因此，他们把一切的重大变革都视为挑战，而不评价为威胁。控制是指认为自己能把握生活中各种事件的感受。研究表明，坚韧型人格与降低应激相关的心身疾病有显著的联系。

2. 提高应对能力　应对是个体对生活事件以及因生活事件而出现的自身不平衡状态所采取的认知和行为措施。如心理防御机制的应用，运动、散步等行为性应对都可以缓解个体的压力，降低生活事件所引起的心理冲击。

3. 建立良好的人际关系　良好的人际关系有助于个体缓解紧张情绪、满足心理需要、保持良好心境，从而对心身疾病有一定的预防效果。

第三节　与容貌、形体有关的心身疾病

一、进食障碍

（一）进食障碍的概念

进食障碍（eating disorder）是指具有与其他精神疾病无关的异常的进食习惯或控制体重的行为，并导致严重的生理障碍。进食障碍包括神经性厌食症（anorexia nervosa，AN）和神经性贪食症（bulimia nervosa，BN）。害怕发胖和对体形、对体重歪曲的认知是神经性厌食症和神经性贪食症共同的心理病理特点。

据西方国家的流行病学研究，人群中神经性厌食症的发病率为0.2%~1.5%；神经性贪食症的发病率为1%~3%。神经性厌食症发病的高峰期是14~19岁，神经性贪食症发病的高峰期为15~21岁。女性的发病率远高于男性，约为10倍，大约有10%的青少年女性出现不同程度的神经性厌食症或神经性贪食症的症状。

（二）进食障碍的临床表现及诊断标准

1. 神经性厌食症的临床表现及诊断标准

案例分析

患有神经性厌食症的个案

案例:女,13岁,中学生。10个月前,来访者面临小学毕业会考,常不吃早饭就去上学,午餐、晚餐进食也较少。考后成绩未达到重点中学的分数线,心中不快。某天体检发现自己体重比另一同学重2kg,认为太胖,从此,饭量不断减少,每天50~100g,且只进食蔬菜、西瓜和冷饮。

上中学后,症状有增无减,多食就会呕吐,体重从33kg降至20kg。在体检中未见异常。

来访者谈话有条理,自述过去很胖,目前瘦了些,但还不够,希望能像同学一样苗条(其母反映她比同学瘦很多)。对强迫进食表示反感,每次多吃就会感觉要呕吐,否认患病,认为母亲是小题大做,经医师诊断为神经性厌食症。

分析:上述案例中的来访者体重下降非常明显,从原来的33kg降到就诊前的20kg,且有怕胖、对体重的歪曲认知等症状,符合神经性厌食症的诊断标准。神经性厌食症的核心症状是对肥胖的强烈恐惧和对苗条的狂热追求。此外,该来访者是在考试失败的情况下出现相关症状,导致自我评价降低,转而关注自身的体形和体重。

DSM-Ⅳ(美国医学会的精神疾病诊断与统计手册)根据使用的限制热量摄入的方法,将神经性厌食症分为两种亚型:一种是限制型(restricting type),即只通过节食来减少热量摄入,严格限制摄入食物的的数量和热量;另一种是暴食/泻出型(binge-eating/purging type),即依赖泻出来限制食物热量的摄入,常用的泻出方法有自我引吐、滥用泻药、利尿剂等,且此种行为经常发生。上述案例的来访者,主要以限制自己的饮食为特征,属于限制型。

(1) 神经性厌食症的临床表现

1) 暴食、导泻行为:大约有一半的神经性厌食症病人会有暴食和导泻行为,对于暴食/泻出型的病人,会伴随着较多的强迫性行为,如偷窃、酒精滥用和药物滥用等。

2) 对体重的不满意:患有神经性厌食症的病人永远不会满意自己减轻的体重。只有连续的体重减轻才能让他们满意,如果保持同一体重或增加一点点体重,都可能导致其产生强烈的恐惧、焦虑或抑郁。

3) 对身体形象的歪曲知觉:神经性厌食症病人看到的自己和别人眼中的自己是不一样的。例如上述案例中患有神经性厌食症的女孩,在别人眼中是病态、极度瘦弱的女孩;而她却认为自己仍需继续减肥才能达到同学们的标准,并否认自己有任何问题。

4) 女性病人的闭经:神经性厌食症女性病人经常出现的临床症状是闭经,也是该障碍的诊断标准之一。

5) 皮肤干燥、耐寒性差等:神经性厌食症的临床症状还包括皮肤干燥、毛发或指甲脆硬、四肢和脸部长出软毛发;手足冰凉,对寒冷敏感或耐受性差;经常感到疲倦、虚弱和眩晕等。

6) 情绪改变:对于长期患有神经性厌食症的人,如没有及时治疗,会发展成为一种慢性的疾病。病人会出现抑郁、退缩、易激惹、无能感等症状,严重者甚至会出现自杀行为。

7）被动就医：一般而言，神经性厌食症病人不会主动求医，因为他们认为自己没有什么不正常。往往是在家人的压力和陪伴下，神经性厌食症病人才会有第一次的求医行为。

（2）神经性厌食症的诊断标准（DSM-Ⅳ）：DSM-Ⅳ对神经性厌食症的诊断如下：

1）拒绝维持自己的体重在正常体重低限或以上水平（以个人的年龄和身高计算）。

2）尽管体重已经低于标准体重的下限，仍然极度害怕体重增加。

3）对体重或体形的感知障碍。体重或体形状况在自我评价中有过分的影响作用；或否认目前低体重的危害性。

4）成熟的女性出现闭经现象，即至少3个月没有月经。

2. 神经性贪食症的临床表现和诊断标准　与神经性厌食症相比，神经性贪食症发病年龄略晚，患病率更高。神经性贪食症的某些特征与神经性厌食症相似，如对于肥胖的恐惧和自我评价过分受到体形、体重的影响等。

（1）神经性贪食症的临床表现

1）暴食：神经性贪食症显著的临床特征就是有暴食现象，即在一段固定的时间里比其他绝大部分人在同样的条件下吃更多的东西。病人常常会为自己的暴食而感到羞耻、羞愧和自我否定；通常会与暴食冲动苦苦地作思想斗争，尽管一般多以失败告终。

2）进食行为的不能控制性：神经性贪食症病人的进食行为是不能控制的，即病人想停止暴食时却停不下来。

3）补偿性行为：神经性贪食症病人会采取一些补偿性行为，以防止暴食引起的体重增加，常用的有泻出行为和过度运动等。前者称为泻出型病人，一般进食后立即进行呕吐或使用利尿剂或其他类似的药物；后者称为非泻出型病人，一般不会采取导泻行为，而是会过度运动或者禁食。研究发现泻出型的神经性贪食症病人与非泻出型相比，会有更严重的病态心理，包括更频繁的暴食现象，更高的抑郁、惊恐状态以及更病态的进食态度和行为。

4）自我评价过多受到体形和体重的影响：对自己的评价或自尊在很大程度上取决于体重和体形，是神经性贪食症病人的一个重要特点。

5）其他表现：如病人长期有暴食且合并泻出行为时，会有一系列的临床后果。如唾液腺肿大会使脸部显得圆胖；反复的呕吐会腐蚀牙齿表面的釉质；体内电解质失衡；病人的手指或手背会有明显瘢痕等。

（2）神经性贪食症的诊断标准（DSM-Ⅳ）：DSM-Ⅳ对神经性贪食症的诊断如下：

1）反复出现暴食：需具备以下两点：一是在一个较短的时间内，吃下大量的食物，数量明显多于大部分人在相同时间和相同情境下的食量；二是在进食过程中有失控的感觉，如感到无法控制吃什么、吃多少，也不能停下来。

2）反复出现不适当的补偿行为以防止体重增加。

3）暴食和不适当的补偿行为至少每周发生2次，持续3个月。

4）自我评价过分受到体形和体重的影响。

5）以上障碍不仅仅发生在神经性厌食症的发病期间。

需要注意的是，如果病人符合神经性厌食症的诊断标准，就不再做神经性贪食症的诊断。也就是说，神经性厌食症具有"优先诊断权"，这是由于神经性厌食症有更高的死亡率。

3. 进食障碍的共病性

(1) 进食障碍与心境障碍的共病性:研究表明,抑郁与进食问题有密切的联系。重度抑郁症多是暴食障碍病人中最常见的并发症,且严重的暴食者比中等程度的暴食者有更显著的抑郁、更多人际关系障碍和更低的自尊等症状。此外,青春发育初期的个体会更多表现出进食和抑郁的问题,青春期的女性更容易体验到抑郁及负性情绪,这种情绪又与病态的进食相联系。

(2) 进食障碍与其他障碍的共病性:研究表明,有进食障碍(包括神经性厌食症和神经性贪食症)的病人中约有 50% 的个体符合至少 1 种人格障碍的诊断标准。如暴食/泻出型的进食障碍病人倾向于与癔症型人格障碍或边缘型人格障碍共病;限制型的进食障碍病人倾向于与焦虑型人格障碍共病。此外,强迫症也是神经性厌食症病人经常并发的一种障碍,暴食/泻出型的神经性厌食症病人也会并发物质滥用(如酗酒或吸毒等)的可能性等。

(三) 进食障碍的病因

1. 生物因素　神经性厌食症和神经性贪食症具有家族遗传性。研究表明,患有进食障碍的年轻女性,其亲属患进食障碍的可能性是平均水平的 5 倍;双生子研究也提示神经性厌食症受遗传基因影响。此外,下丘脑不仅是调节饥饿与进食的关键中枢,还调节某些激素的水平,如皮质醇,而皮质醇水平在神经性厌食症病人中确实是异常的。还有研究发现,内源性血清素在神经性厌食症和神经性贪食症中具有某种作用。

2. 社会因素　整体而言,社会文化因素在进食障碍的发生、发展中有显著的作用。研究表明,进食障碍与西方文化的审美观念有密切的联系,此种障碍的病人绝大部分是西方国家中上层的白人女性。随着西方文化的传播和渗透,以瘦为美的价值观和审美观逐渐广为流传,从而使得进食障碍在非西方国家也呈上升趋势。此外,大众传媒对进食障碍的发展也起到一定作用。在报纸、杂志等大众传媒"瘦即是美"主流意识形态的影响下,女性为追求理想体形,极易走入进食障碍的误区。

3. 心理因素　尽管社会文化因素对进食障碍的影响不容忽视,但很多研究表明,个体的易感性是导致进食障碍的重要原因。个体的易感性是由人格特点以及在某种程度上的生物学特性与早期环境特征共同决定的。因此,关注进食障碍的人格特点对于了解和治疗该种病症是很重要的。

(1) 人格特点:研究表明,神经性厌食症病人具有害羞、焦虑、依从和强迫等特点;而神经性贪食症病人有低自尊、外控性、高神经质水平、抑郁、焦虑、冲动、强迫等特点。人格特质可能造成易感性,且这种易感性与生活应激事件和身体不满意交互作用,最终导致病态进食行为的发生。

(2) 不同心理流派的观点:心理因素不是起一个简单直接的因果作用,更多是与其他因素相互作用来影响进食结果。以下从几个心理学理论流派观点的角度加以讨论。

1) 心理动力学观点:心理动力学理论认为,不能发展出充分的自我感觉导致了神经性贪食症,将食物看成失败关系的象征,孩子的暴食和泻出行为代表了需要母亲和拒绝母亲的冲突。此外,还认为进食障碍与童年受虐和其他创伤性事件相关等。

2) 认知行为观点:认知行为理论认为,神经性厌食症的产生是由于怕胖的恐惧和体像障碍引发了自我挨饿的动机因素,而体重的减轻是有力的强化物,而达到或维持瘦弱体形的行为被降低了的焦虑所强化。此外,另一个强烈求瘦欲望的重要因素来自同伴和父母对体重过重的批评。对于神经性贪食症的解释为:在遭遇应激事件和体验到负性情感时会发生暴食现象,由于贪食症病人的自尊水平很低,往往通过泻出行为来减轻焦虑。

3) 家庭动力学观点:家庭动力学理论认为,产生进食障碍孩子的家庭有 4 个促使孩子发展出进食障碍的特征,即纠结、过度保护、僵化而缺乏弹性、缺乏解决冲突的能力。孩子的进食障碍在帮助家庭回避其他冲突中起重要作用。因此,孩子的症状在家庭中成为其他冲突的替代物。

(四) 进食障碍的治疗

对于神经性厌食症的病人,常需要住院治疗,这样才能对病人的进食给予准确的监测并使其进食量逐步增加。针对抑郁、焦虑、强迫等症状,为了达到较好的治疗效果,对进食障碍的病人往往同时实施生物医学治疗和心理治疗。

1. 生物医学治疗 进食障碍会并发抑郁,因此,各类抗抑郁的药物可以用于进食障碍的治疗。研究表明,氟西汀在减少暴食及引吐行为方面是有效的,并被用于神经性厌食症的治疗。

2. 心理治疗

(1) 神经性厌食症的治疗

1) 认知行为治疗:一般包括两个层次:第一层次的直接目标是帮助病人增加体重,以避免临床并发症和死亡的发生;第二层次的目标则是长期维持病人在上一阶段中增加的体重。在此过程中,可采用相应认知行为治疗技术。

2) 家庭治疗:按照家庭动力学理论的观点,有进食障碍的孩子将对家庭的注意力从隐藏起来的冲突中转移。因此,进食障碍可以看作人际关系障碍和家庭冲突的表面化。那么,通过家庭治疗,孩子就可以不用进食障碍症状来转移对功能失调家庭的注意力,也就没有必要表现出进食障碍问题。

(2) 神经性贪食症的治疗:对于神经性贪食症主要采用认知行为治疗,治疗的整体目标是帮助病人建立正常的进食模式。一是对病人进行心理教育,如暴食及泻出行为的生理后果、引吐和使用泻药控制体重的无效性和节食的危害性,提供促使病人形成常规进食行为模式的计划等。二是致力于改变病人的不合理信念,鼓励病人对不现实要求、歪曲的进食和体像认知进行持续的挑战,促使病人放弃不合理的信念,按照合理的认知面对进食问题。此外,还需教会神经性贪食症病人常用的放松技术,用来控制泻出行为的冲动。从效果来看,有证据表明认知行为治疗对贪食症的治疗效果优于抗抑郁药治疗。

二、肥胖症

(一) 肥胖症的概念

肥胖(obesity)是由于体内长期热量摄入大于消耗,多余的热能转化为脂肪在体内积聚,导致体内脂肪过多、体重过重的一种病理状态。判定肥胖的标准较多采用 WHO 推荐的体质指数(body mass index,BMI)法,即:体质指数(BMI) = 体重(kg)/ [身高(m)]^2。

根据科学家们提出的亚洲成人 BMI 判定指数,BMI 在 23.0~24.9 为体重超重,BMI>25.0 为肥胖。目前肥胖已经成为了全世界的公共卫生问题,国际肥胖特别工作组(TOTF)指出,肥胖将成为现代社会威胁人类健康和生活满意度的最大杀手。

(二)肥胖症的分类

1. 单纯性肥胖   是各种肥胖中最常见的一种,约占肥胖人群的 95% 左右,是非疾病引起的肥胖。这类病人全身脂肪分布比较均匀,没有内分泌紊乱现象,也无代谢障碍性疾病,其家族往往有肥胖病史。单纯性肥胖又分为体质性肥胖和过食性肥胖两种。

体质性肥胖即双亲肥胖,是由于遗传和机体脂肪细胞数目增多而造成的,还与 25 岁以前的营养过度有关系。过食性肥胖也称为获得性肥胖,是由于人成年后有意识或无意识地过度饮食,使摄入的热量大大超过身体生长和活动的需要,多余的热量转化为脂肪,促使脂肪细胞肥大与细胞数目增加,脂肪大量堆积而导致肥胖。

2. 继发性肥胖   是多由于疾病引起的肥胖。继发性肥胖是由于内分泌紊乱或代谢障碍引起的一类疾病,虽然同样具有体内脂肪沉积过多的特征,但仍然以原发性疾病的临床症状为主要表现,肥胖只是这类病人的重要症状之一。

3. 药物性肥胖   有些药物在有效治疗某些疾病的同时,还有导致身体肥胖的不良反应。如应用肾上腺皮质激素类药物(如地塞米松等)治疗过敏性疾病、风湿病和哮喘病等,同时可以使病人形成药物性肥胖。雌性激素以及含雌性激素的避孕药可使妇女肥胖。

(三)影响肥胖的因素

1. 遗传因素   研究表明,60%~80% 的严重肥胖者有家族史。同一家族中的个体往往有相近的饮食和生活习惯,通过与遗传因素相互作用,导致家族性肥胖。

2. 情绪因素   情绪波动时有 74% 的肥胖症病人食量增加,而非肥胖症者在心理障碍时吃得较少。心理学研究发现:一般人通常是焦虑时食欲降低,食量减少;肥胖者在焦虑时反而食量大增。有人发现,肥胖者不仅焦虑时进食多,而且在任何情绪状态下,食欲都会增加。

3. 社会文化因素   从某种意义上讲,肥胖是社会富裕的伴生物,因此社会环境对肥胖症的发生影响巨大。研究表明:地理环境、饮食习惯和个体的态度等对肥胖发生率也有影响。如不良饮食习惯对肥胖也有一定的作用,进食过快、进食时注意力分散、爱吃零食和夜间进食过多等都与肥胖的发生有关。此外,缺乏运动也是肥胖发生的重要原因。

(四)肥胖对心身健康的影响

肥胖是影响心身健康的重要因素。肥胖不仅有碍美观,还会导致多种心身疾病,常见的有高血压、冠心病、心脑血管疾病和糖尿病等。随着肥胖时间的延长、程度的加重,会逐渐产生一系列的心理问题,如焦虑、抑郁和自卑等。此外,肥胖还会增加手术、麻醉和分娩时的危险性。

(五)肥胖症的心理治疗

1. 行为治疗   在临床中常采用阳性强化法。该方法简单易行,原理为:个体的行为是后天习得的,且某种习得行为如果能够得以持续,一定是被此行为的结果所强化。那么,如果想建立或保持某种行为,就必须对其实施奖励;反之,如果想消除或减少某种行为,则必须对其实施惩罚。阳性强化法就是建立在这一理论基础之上的,以阳性强化为主,及时奖励正常行为,漠视或淡化异常行为,从而达到减少或消除此种行为的目的。

案例:李某,女,53 岁,主要问题是体重超重,现身高 160cm,而体重已达 80kg。3个月前,大夫告知李某,其心脏出现了问题,要减少盐和高脂肪食物的摄入并需要减肥,否则后果会很严重。因此,李某坚持按照大夫给的食谱进食,并每天都想象减肥后的样子,制订了如下的减肥计划。具体的实施步骤一般分为 5 步:

第一步:明确治疗的目标。如为了健康和满意的外表必须减肥,个体的目标是 12个月内减掉 20kg,达到 60kg 的理想体重。

第二步:对目标行为进行监控。

(1) 目标过程的选择:指个体为了达到减轻体重的目的,采取的可实施性措施。如每日的饮食次数、规定性食物及锻炼的程度等,一定要具体并且可行。

(2) 对于过程和目标有关行为进行记录:如每周测 1 次体重,并记录在曲线图上;记录每天摄入食物的热量;记录每天锻炼的次数;并请指导者对个体行为监督,及时给予奖励和惩罚。

第三步:改变环境事件。在该步骤中,个体要改变以前行为的环境,减少环境对行为的影响。如以前看电视时身边的零食改为胡萝卜,每天 6 点准时起床锻炼身体等。

第四步:获得有效结果。如个体每月能够减轻相应体重,则得到奖励;反之如个体出现饮食过量、锻炼减少等不利于减肥的行为,则受到惩罚。这样,通过及时对个体的行为给予奖励和惩罚,逐渐个体新的行为结果取代了以往不良行为产生的结果。

第五步:结果巩固。此步骤是第四步的延续,对个体新的行为更多采用奖励的方式使其保持下来。

2. 精神分析疗法　精神分析能明显减轻病人的体重,帮助其缓解精神压力并改善人体结构;治疗肥胖的同时,有助于消除体像蔑视,提高自我评价。

三、损容性皮肤心身疾病

现代医学已证实许多的皮肤病如脱发、银屑病、痤疮、黄褐斑和斑秃等均与心理社会因素有很大的关系。心理因素在以上疾病的发生、发展和治疗中起着重要的作用,以损害容貌形体美为主要表现的心身皮肤病,统称为损容性皮肤心身疾病。

(一) 脱发

1. 雄激素源性脱发

(1) 概述:亦称早秃、脂溢性脱发,本病的发生与体内雄激素有密切关系,因此也称雄激素源性脱发。主要发生于 20~30 岁男性,头发从前额两侧开始变为纤细而稀疏,逐渐向头顶延伸,发际沿额部向后退缩,或从头顶开始脱落头发,出现秃发。女性症状较轻,多为头顶部头发变稀疏。

(2) 致病因素:目前普遍认为雄激素是男性脱发的主要因素之一,但其作用机制尚未清楚。据统计,40 岁以上的男性约 40% 以上会出现上述秃发,并且随着年龄增长而加重。患这种秃发的人 70%~80% 有家族遗传史,遗传的原因使头发对雄激素的生物学作用敏感性增加。此外,脂溢性脱发的发生还与皮脂溢出、炎症浸润及心理因素等有关。

(3) 与心理的关系:严重的心理压力会使向毛囊输送养分的微毛细血管收缩,影响头发营养的供给,而且还会导致出汗过多和皮脂腺分泌增多,产生严重的头垢,影响毛发的正常生长。有研究表明,男性脱发者常处于严重的抑郁和焦虑之中,主要表现为易倦、睡眠障碍、易激怒和焦虑等。以上不良心理状态与男性脱发的发生互为因果,两者形成恶性循环。

2. 休止期脱发

(1) 概念:休止期脱发是指处于正常生长期的头发因受到某些因素的刺激和损伤,导致头发过早和过多脱落。正常头发的生长,分为生长期、退化期、休止期3个阶段,头发处于休止期时是最容易脱落的。

(2) 致病因素:造成休止期脱发的原因较多,最主要的因素是心理压力大、睡眠不足等。严重的精神打击、营养不良和疾病也会引起休止期脱发,这类脱发以女性居多,随着状态的好转,大部分会恢复。

(二) 银屑病

1. 概念　亦称牛皮癣,是一种具有特征性银白色癣屑性丘疹的慢性皮肤病。患病率为14%。目前,我国的银屑病病人数已接近300万。

2. 致病因素　银屑病的病因尚未完全清楚,遗传因素、环境因素、精神因素、感染及某些药物在银屑病的发生、发展和复发中起着重要的作用。由于精神紧张、工作劳累、情感压抑、家庭纠纷、人际关系复杂和经济利益矛盾等各种心理因素诱发银屑病的情况屡见不鲜。从全国各地银屑病发病情况的调查发现:城市患病率高于农村,发病年龄以中青年居多,且患病率呈逐年增高的趋势,这在某种意义上反映出精神因素起着一定作用。

3. 与心理的关系　心理因素可以引发银屑病或加重原有病情。银屑病发生后,病人由于慢性病病程迁延、皮损后外观不雅、皮肤瘙痒、害怕被人议论、担心被疏远歧视、就业遭拒绝和影响社交等情况的发生导致精神压抑,病情不易好转,治愈困难。

4. 治疗　银屑病的治疗目前在临床以内服和外用药物治疗为主,内服药包括维生素、皮质类固醇激素和抗生素等;外用药主要有焦油类制剂和皮质类固醇激素制剂等。针对银屑病的心理发病机制,在临床治疗时辅以心理治疗,如暗示治疗、放松治疗等可使银屑病病情得到缓解。

(三) 寻常痤疮

1. 概念　寻常痤疮是青春期常见的慢性毛囊、皮脂腺性炎症,中医称为"肺风粉刺""面疱""面粉渣"等。好发于面、胸和背部,可形成粉刺、丘疹、结节和囊肿。本病有自限性,至成年时自愈。

2. 致病因素　痤疮是毛囊皮脂腺的慢性炎症,按照中医的理论,其病因多由于个体血热偏盛,加之饮食不节和外邪侵袭等,使血郁痰结。西医一般认为,痤疮多与雄激素、皮脂腺毛囊角化和毛囊内微生物密切相关。青春期雄激素分泌增多,皮脂腺合成和排泄增多,并使毛囊漏斗部角化增殖,造成毛孔堵塞,形成脂栓即粉刺。毛囊内存在的痤疮棒状杆菌等分解淤滞的皮脂,产生游离脂肪酸,通过致炎作用,使毛囊壁损伤破裂,粉刺内容物进入真皮,出现炎症性丘疹或脓疱、结节、囊肿等损害。此外,遗传、饮食、胃肠功能、环境因素、化妆品及精神因素亦与发病有关。

3. 与心理的关系　本病多在青春期以后发病,常常与情绪状态、人格特征等心理社会因素有一定的关系。

（1）情绪因素：研究表明，在愤怒的情绪状态下，个体皮脂腺的分泌增加 2~5 倍，随后产生抑郁、悔恨等情绪，伴有皮脂腺分泌减少并形成栓子。

（2）生活事件：痤疮是受遗传或环境因素决定但受情绪应激影响的心身性皮肤病。潘伯平等在对常见皮肤病发病史心理社会因素调查中发现，囊肿性痤疮病人生活事件出现率明显高于其他皮肤病病人。

（3）人格特征：研究表明，囊肿性痤疮病人个性内向较明显，情绪不稳定，容易产生焦虑、抑郁、孤僻和自卑感等。

4. 预防与治疗　对求美者进行药物治疗时，医师应多与求美者沟通交流，了解求美者的心理状况。通过绘制毛囊皮脂腺结构图，向求美者形象地解释痤疮的发生机制，告知痤疮多发于青春期，青春期后大多数求美者均可能自然痊愈或症状减轻，并告知求美者，轻松的情绪、良好的心境有利于病情的好转和痊愈。

（四）黄褐斑

1. 概念　主要指两颊和前额部的黄褐色沉着斑。常见于健康妇女，从青春期到绝经期均有发生，多见于妊娠和口服避孕药者。

2. 致病因素　黄褐斑的病因目前尚无定论。中医称黄褐斑为"肝斑""黑䵑斑"，根据其理论，皮肤黑斑是因肝气郁结，血液瘀滞所致。大多数黄褐斑求美者情绪急躁，容易发怒，常伴有两胁胀痛，易出汗，月经不调，经血中有黑色血块和口苦等症状，中医称肝郁气滞。中医早有情志致病的学说，情志的变化，即喜、怒、忧、思、悲、恐、惊超过了人体生理活动功能调节的范围，可以引起体内阴阳、气血失调及脏腑功能紊乱，从而导致疾病的发生。如郁怒不解，可影响肝脏的"疏泄"功能，导致肝郁气滞，使皮肤出现黑斑。不良精神因素通过神经作用可使皮肤的黑素细胞活跃，与黑皮素受体结合，促进黑素细胞分化、增殖，加速黑素形成，间接加深色素沉着，导致皮肤出现黄褐斑。由此可见，情绪等心理因素在黄褐斑的发病过程中起着不可忽视的作用。

3. 治疗　黄褐斑的药物治疗可采用内服和外用，内服药有维生素 E、维生素 C、逍遥丸、六味地黄丸等，外用药物包括氢醌霜、曲酸霜、壬二酸霜等脱色剂。心理治疗常采用支持性心理治疗，如劝导、启发、鼓励、提供保证等交谈方法，指导求美者开阔心胸，遇事不急躁，对黄褐斑的治疗要有信心和耐心。

（五）斑秃

1. 概念　本病是一种局限性斑片状脱发，突然发生，可自行缓解或复发，俗称"鬼剃头"。其特点是病变处头皮正常、无炎症和无自觉症状。常伴有头痛、失眠、多梦、食欲缺乏等躯体性症状。如果能够消除不良的心理应激，一般不用药物。

2. 致病因素　一般认为，本病与心理因素有密切关系。如紧张繁忙的工作、学习造成过重的心理压力；经常睡眠不足；性情急躁、脾气倔强、争强好胜、好生闷气；经常情绪紧张、容易激动等因素都可能导致斑秃。

3. 与心理的关系　心理紧张与情绪因素对斑秃的影响重大。Anderson 报道的 114 例斑秃病人中，23% 的病例发病前有精神创伤或焦虑史，另外 22% 的病例有各种精神功能障碍的表现。Irwin 研究 55 例斑秃，23% 出现在精神创伤之后，另外 63% 的病例有神经症的症状表现。

4. 治疗　对斑秃病人进行心理治疗时，应寻找病因，然后采用精神疏导等疗法。

有文献报道,采用心理疗法治疗 50 例病人,与使用硝基氯苯治疗组的疗效相当。其方法是对病人皮肤损害部位涂擦生理盐水,并与病人一起分析可能的发病诱因,给予耐心的心理疏导,解除病人焦虑不安的情绪。在斑秃病人就诊时,医师应与其进行一次详细的、认真的、充满关心与鼓励的谈话,了解其发病前后的心理状况,以及可能的诱因,以便在治疗中针对其心理状况及病因采用疏导、暗示等心理治疗手段。斑秃的治疗中,如不能去除心理障碍,减轻精神压力,将是较难治愈的,即使一时治愈,也极易复发。故斑秃病人应持乐观态度,保持良好的精神状态,消除紧张、焦虑情绪,对治疗充满信心,积极消除脱发带来的消极情绪和精神负担,这样才会加快新发的再生。

(汪启荣 侯艳芹)

复习思考题

1. 心理因素对皮肤、毛发的影响有哪些?
2. 进食障碍的临床表现有哪些?
3. 心身疾病的致病因素有哪些?

扫一扫
测一测

第七章

- - - - - - - -

心理障碍与美容

课件
07章PPT

扫一扫
知重点

学习要点

心理障碍及相关概念的区别与联系;心理障碍的分类和判断标准;一般心理问题、严重心理问题和神经症的诊断标准;体像障碍与躯体变形障碍的概念和特点。

随着科技的进步和医学技术的发展,出现了医学整形美容,求美者对医学美容的需求也越来越多。由于对容貌的较高需求或自身容貌的缺陷,求美者可能或多或少存在一些心理问题,较轻者经过美容往往会自行解决,但倘若存在较严重的心理障碍,单纯手术不但不能解决问题,而且还会有引发医疗纠纷的可能性。学习有关心理障碍的概念、形成原因、分类和判断标准,对美容工作者鉴别和选择美容手术病人有着极其重要的意义。

第一节　心理障碍概述

一、心理障碍的有关概念

(一)异常心理学的概念

异常心理学(abnormal psychology),又译为变态心理学,是将心理科学应用于心理障碍,包括对其产生的原因及如何治疗进行研究的一个心理学的分支学科。

(二)精神障碍、心理障碍的概念

1. 精神障碍(mental disorders)　属于临床医学中精神病学的研究范畴,与精神疾病的含义大致相同。精神疾病内容包含了精神障碍的所有内容和脑器质性病变导致的精神障碍。前者如精神分裂症、心境障碍、神经症或焦虑障碍、人格障碍等;后者如老年痴呆等。

2. 心理障碍(psychology disorders)　属于心理学中异常心理学的研究范畴,是对许多不同种类的心理、情绪、行为失常的统称。心理障碍的概念偏重从心理学角度对异常现象的研究和理解;而精神障碍的概念则偏重医学或精神病学的视角。前者是指除重性精神病、器质性精神障碍以外的那些更多由心理原因所致的障碍,如神经症、焦虑障碍等。

与心理障碍相
关的两个概念

我们可以看到,精神障碍和心理障碍的研究内容有所重叠,但二者的重要区别也是显而易见的,即精神障碍属于精神病学,是从医学的角度研究各种障碍发生、发展的原因及规律,并采用医学手段为主的理论观点和技术方法进行治疗;而心理障碍则属于异常心理学,是从心理学的角度研究各种障碍的发生、发展的原因及规律,并采用心理治疗的理论观点和技术方法进行干预。

二、心理障碍的形成原因

心理障碍形成的原因较为复杂,一般认为是由多种因素共同作用的结果,包括生物、心理和社会文化等因素。

1. 生物因素　主要包括遗传、孕期或乳幼期营养不良、神经系统的各种器质性损伤等。

2. 心理因素　主要包括早期不良的生活经历、生活工作中的压力与挫折、个体的不合理的认知等。不同的理论流派对产生心理障碍的原因也不尽相同,心理动力学派认为,个体早期不良经历所产生的潜意识冲突是其产生心理障碍的主要原因;行为主义学派认为,不良环境使人产生不恰当的条件反射,从而导致了不适应的行为,即心理障碍;认知学派认为,个体歪曲的认知模式或功能性障碍的想法,会影响其情绪和行为,是导致各种心理障碍的常见原因。

3. 社会文化因素　社会文化因素也是心理障碍产生的一个重要因素。现代社会,个体之间的竞争更加激烈,给个体带来了较大的精神压力。因此,随着社会的发展,心理障碍的发生率有逐年增高的趋势。

三、心理障碍的分类与判断标准

(一)心理障碍的分类

由于不同学科对心理障碍研究的角度不同,所以对心理障碍的分类也有许多不同的标准。

1. 从异常心理学角度分类　可分为心理过程障碍、人格障碍、神经症性障碍和性心理障碍。心理过程障碍主要包括认知障碍、情感障碍、意志和行为障碍三类;人格障碍主要有偏执型人格障碍、分裂型人格障碍、焦虑型人格障碍、强迫型人格障碍等;神经症性障碍主要包括焦虑症、恐惧症和强迫症等。

2001 年 4 月中华医学会精神科分会通过了《中国精神疾病分类方案与诊断标准(第三版)》(CCMD-3),充分考虑了与国际疾病分类趋向一致,采纳了美国医学会编的《精神疾病诊断与统计手册》(DSM-Ⅳ)的某些优点,现将 ICD-10(国际疾病分类标准)、DSM-Ⅳ 和 CCMD-3 分类简列,供参考(表 7-1)。

表 7-1　心理障碍分类表

CCMD-3	ICD-10	DSM-Ⅳ
1. 器质性精神障碍	1. 器质性(包括症状性)精神障碍	1. 通常在婴儿、儿童或少年期的障碍
2. 精神活性物质或非成瘾物质所致精神障碍	2. 使用精神活性物质所致的精神和行为障碍	2. 谵妄、痴呆、健忘及其他认识障碍

续表

CCMD-3	ICD-10	DSM-Ⅳ
3. 精神分裂症(分裂症)和其他精神病性障碍	3. 精神分裂症、分裂样障碍和妄想性障碍	3. 由躯体疾病引起的、在他处未提及的精神障碍
4. 心境障碍(情感性精神障碍)	4. 心境(情感障碍)	4. 与物质有关的障碍
5. 癔症、应激相关障碍、神经症	5. 神经症性、应激相关的及躯体形式障碍	5. 精神分裂症及其他精神病性障碍
6. 心理因素相关生理障碍	6. 伴有生理紊乱及躯体因素的行为综合征	6. 心境障碍
7. 人格障碍、习惯与冲动控制障碍、性心理障碍	7. 成人人格与行为障碍	7. 焦虑障碍
8. 精神发育迟滞与童年和少年期心理发育障碍	8. 精神发育迟滞	8. 躯体形成障碍
9. 童年和少年期的多动障碍、品行障碍、情绪障碍	9. 心理发育障碍	9. 做作性障碍
10. 其他精神障碍和心理卫生情况	10. 通常起病于童年与少年期的行为与精神障碍	10. 分离性障碍
	11. 非特定的精神障碍	11. 性及性身份识别障碍
		12. 饮食障碍
		13. 睡眠障碍
		14. 未在他处提及的冲动控制障碍
		15. 适应障碍
		16. 人格障碍
		17. 可能成为临床注意焦点的其他问题

2. 从医学角度分类 可分为神经症性障碍、心身疾病、人格障碍和精神病。

3. 从医学心理学角度分类 可分为非精神病性心理异常(轻度)、精神病性心理异常(重度)、心身疾病时的心理异常、躯体疾病时的心理异常、人格障碍、行为问题等。

(二)心理障碍的判断标准

对区分正常和异常心理,在实践应用中,标准化的判断标准和心理学区分原则较多使用。

1. 标准化的区分 李心天(1991)对区分正常和异常提出以下四类判别标准:

(1)医学标准:是指将心理异常视同躯体疾病一样对待,从医学的角度出发,用判断躯体疾病的方法来判断心理是否处于异常状态,即以是否存在症状和病因、以病理解剖或病理生理变化为依据,判断心理异常。随着科学技术的进步,各种先进的诊断技术不断应用于临床,在很大程度上提高了病因和症状的判断水平。

(2)统计学标准:是指采用统计学上常态分布的概念来区分正常和异常心理。统计学评价标准来自于心理测量的统计学处理结果,对人群的心理状态进行统计研究表明,许多心理特征在人群中呈常态分布,大多数人近于平均数而定为常态,只有少数人偏于两极端为变态。这种统计学标准由于运用心理测试,使提供的数据更为客观。

(3) 内省经验标准:是指主要包括病人的内省经验和观察者的内省经验来区分正常和异常心理。前者是指病人自己感觉到有焦虑、抑郁、恐惧等明显的不舒适感,自己觉得不能控制自己的行为等;后者则是观察者通过观察被观察者的言行,与以往的经验相比较,来判断被观察者的心理是否异常。由于观察者的经验不同,评定标准也会不同,导致这种判断具有较大的主观性。一般而言,如观察者接受相同的专业训练,那么,观察者们对同一种行为的判断,会产生大致相近的判断,但有时也会有分歧。

(4) 社会适应标准:一般情况下,正常的个体能维持生理和心理活动的稳定状态,能依照社会生活的需要,适应环境和改造环境。因此,正常个体的行为符合社会的准则,其行为是一种社会适应性行为。如果由于器质或功能性缺陷,导致个体不能按照社会认可的方式行事,那么,该个体可能有心理障碍。

2. 心理学的区分原则 郭念锋(1986、1995)从心理学角度切入,提出区分正常与异常心理的三条原则:

(1) 主观世界与客观世界的统一性原则:简称统一性标准。由于心理是客观现实的反映,所以任何正常心理活动或行为,必须与客观环境保持一致性。如个体感知到当时并不存在引起他这种知觉的刺激物,那么,我们必须肯定,他产生了幻觉;此外,如个体的思维内容脱离现实,或思维逻辑背离客观事物的规律,那么,我们就判定,他产生了妄想。

(2) 心理活动的内在协调性原则:简称协调性标准。个体的心理活动包括认知过程、情绪情感、意志行为等部分,以上各部分之间具有协调一致的关系。例如一个人遇到一件令人愉快的事情,会产生愉快的情绪,反之,则心理过程失去了协调一致性,称为异常状态。

(3) 人格的相对稳定性原则:简称稳定性标准。一般而言,个体都会有各自独特的人格心理特征。人格特征一旦形成,就会有相对的稳定性,如没有重大外界变革,是不会轻易改变的。如在没有明显外部原因的情况下,个体的性情大变,则可能他的心理活动出现了异常。

四、与美容相关的常见人格障碍类型

人格障碍也称作人格异常,是指个体自幼在生活上养成的待人处世时不同于常人的性格。在美容临床实践中,对于有人格障碍的求美者,美容工作者应了解人格障碍的相关知识,并根据具体情况由临床心理医师参与,实施心理治疗后,再根据需要进行相应的美容手段。根据精神与行为障碍分类(ICD-10)标准,以下介绍几种与美容相关的常见人格障碍。

(一) 自恋型人格障碍

其特点是自我重视、夸大,缺乏同情心,对别人的评价过分敏感。他们一听到别人的赞美之词,就沾沾自喜;反之,则会暴跳如雷。他们对别人的才智十分嫉妒,有一种"我不好,也不让你好"的心理。在和别人相处时,很少能设身处地地理解别人的情感和需要。由于缺乏同情心,人际关系不佳,容易产生孤独抑郁的心情,加之他们有不切实际的高目标,往往容易在各方面遭受失败。

（二）依赖型人格障碍

其特点是缺乏独立性，过分依赖他人。表现为没有主见，缺乏自信，总觉得自己能力不足，甘愿置身于从属地位，遇事总想依赖他人，不敢独立负责，显得过分顺从，倾向于在逆境和不顺利时将责任推脱给他人。

（三）表演型人格障碍

其特点是过分感情用事或爱以夸张言行吸引他人注意。喜怒哀乐皆形于色，矫揉造作，易发脾气，喜欢别人同情和怜悯，为人处世常以情感代替理智。以自我为中心，爱交际，好表现自己，对别人要求多，不考虑别人的利益。卖弄风情，喜挑逗，常产生情爱幻想，但情感反应肤浅，且易向两个极端发展。思维肤浅，不习惯于逻辑思维，显得天真幼稚。言语动作和表情较为夸张，像演戏一样，力图当场吸引观众而不顾其他。为了引人注意，而不惜自残和不顾个人尊严。

（四）边缘型人格障碍

边缘型人格障碍主要指人际关系、自我形象和情感的不稳定及显著的冲动性。主要表现对自我形象或自我感觉显著和持续的不稳定变化，高度冲动，由于显著的心境反应而情绪不稳定，人际关系紧张和不稳定，身份识别障碍，有自伤行为，持久空虚感和厌倦感等。

（五）强迫型人格障碍

其特点是缺乏安全感，缺乏应变能力，刻板固执，过分拘谨，言谈举止循规蹈矩，过分自我克制，责任感过强，怕犯错误；要求十全十美，过分多虑，注意细节的行为表现。

（六）偏执型人格障碍

主要表现对事情多怀疑，对人不信任，重视自己的身份地位，如有过失则归于别人，无法与人合作，生活适应困难。主要特征是过分猜疑和敏感，倾向于把别人的好意或中性态度误解为恶意或敌意，喜欢追究别人隐蔽的动机，对批评、轻视和拒绝十分敏感，反应强烈而持久，对侮辱、侵犯和伤害不能宽容，长期耿耿于怀。

第二节　心理问题的诊断

一、临床心理学概念的划分

在临床心理领域，一般用"心理正常"和"心理异常"来描述人的全部心理活动，如图 7-1 所示。

其中，心理正常，指个体具备正常的心理活动，或者说不包含有精神病症状的心理活动，包括心理健康和心理不健康两大类，其中心理不健康包括一般心理问题、严重心理问题和神经症性心理问题三类。心理异常包括确诊的神经症、人格障碍和其他精神障碍。

心理问题有广义和狭义之分，广义的心理问题指除重性精神病、器质性精神障碍以外的那些更多地由心理原因所致的心理、情绪、行为失常。一般心理问题、严重心理问题及神经症均被包含在广义的心理问题中。狭义的心理问题仅指一般心理问题和严重心理问题。本文指的是狭义心理问题，指由一定的因素诱发的、出现暂时情绪

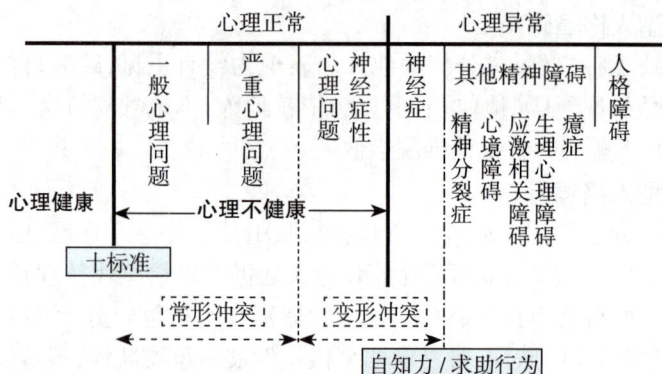

图 7-1 心理正常、心理异常的分类

问题的一种心理状态,这种心理状态个体可以识别但难以摆脱,需要他人或专业心理工作者调节,身边的人也许能发现,但是发现了只能部分理解,一般个体如果处于相同的处境不会出现类似的问题。按照严重程度,心理问题可分为一般心理问题和严重心理问题。

二、一般心理问题的诊断

(一) 概念

一般心理问题是指由现实因素激发、持续时间较短、情绪反应能在理智控制之下,不严重破坏社会功能,情绪反应尚未泛化的心理不健康状态。

(二) 诊断标准

一般心理问题的诊断,必须满足以下四个条件:

1. 刺激的性质 由于现实生活、工作压力、处事失误等因素而产生内心冲突,并因此而体验到不良情绪(如厌烦、后悔、懊丧、自责等)。

2. 反应持续时间 不良情绪反应不间断持续满 1 个月,或 2 个月仍不能自行化解。

3. 反应强度 不良情绪反应仍在相当程度的理智控制下,始终能保持行为不失常态,基本维持正常的生活、学习、社会交往,但效率有所下降。

4. 反应是否泛化 自始至终,不良情绪的激发因素仅仅局限于最初事件,即便是与最初事件有联系的其他事件,也不引起此类不良情绪。

案例分析

具有一般心理问题的个案

案例:小 C,大一女生,19 岁,主要问题为心情郁闷,唉声叹气、哭泣 1 个月余。自述考入大学后,由于生活自理能力较差,加之期中考试的成绩不理想导致心情郁闷、哭泣,不愿与别人交往。并且晚上入睡困难,上课不能集中注意力,甚至产生了退学的想法。

分析:该来访者的核心问题是新生适应问题,在目前的大学生中较为普遍,主要是由于对大学的生活与学习环境不能适应,如饮食起居改变、学习方法的改变、人际交往等应激事件,出现了反应性的情绪和行为问题,导致"新生适应综合征"。

三、严重心理问题的诊断

(一)概念

严重心理问题是指由相对强烈的现实因素激发,初始情绪反应剧烈、持续时间长久、内容充分泛化的心理不健康状态,有时伴有人格缺陷。

(二)诊断标准

严重心理问题的诊断,必须满足以下四个条件:

1. 刺激的性质　引发心理问题的原因是较为强烈的、对个体威胁较大的现实刺激,并因此而体验到不同的痛苦情绪(如悔恨、冤屈、失落、恼怒、悲哀等)。内心冲突是常形的。

2. 反应持续时间　痛苦情绪反应间断或不间断持续2个月以上,半年以下。

3. 反应强度　遭受的刺激强度越大,反应越强烈。多数情况下,开始短暂失去理性控制,随后痛苦可逐渐减弱,但单纯依靠"自然发展"或"非专业性的干预"也难以解脱,对生活、工作和社会交往有一定程度的影响。

4. 反应是否泛化　痛苦情绪不但能被最初的刺激引起,而且与最初刺激相类似、相关联的刺激,也可引起此类痛苦,即反应对象被泛化。

(三)严重心理问题与神经症的鉴别诊断

在确诊严重心理问题时,应注意与神经症的鉴别,主要是从内心冲突的性质和病程两方面来区分。一般而言,严重心理问题的内心冲突是现实性的(有现实意义)或道德性的;持续时间限在半年之内。如严重心理问题1年之内社会功能出现严重缺损,可考虑可疑神经症或其他精神疾病,需要会诊或转诊。

第三节　神经症与美容

一、神经症的概念

在CCMD-3中,神经症是一种非器质性的心理障碍,也可以说是大脑功能暂时性失调的一组疾病的总称。主要包括恐惧症、焦虑症、强迫症和躯体形式障碍等。

知识链接

抑郁症

抑郁症是以持续的心境低落状态为特征的心境障碍,常伴有焦虑、躯体不适感和睡眠障碍。病人有治疗要求,但无明显的运动性抑制或精神病性症状,生活能力不受严重影响。病人的典型症状为三低:一是情绪低落,即每天的绝大部分时间或几乎每天都存在抑郁的情绪;二是兴趣降低,即丧失日常活动中的兴趣或快乐;三是精力降低,即精力下降或易于疲劳。附加症状为:失去自信或失去自尊;反复想死或想要自杀;主诉思考或集中注意力能力下降;睡眠紊乱;食欲改变等。

二、与美容相关的神经症

常见的神经症主要表现为持久的心理冲突和情绪烦恼,病人自己能觉察或体验到这种心理冲突,并深感痛苦,有时妨碍心理社会功能,但是没有任何证实的器质性病理基础。

(一) 恐惧症

恐惧症是指对某些特殊环境、物体,或与人交往时产生异乎寻常的害怕与紧张不安的内心体验,从而产生回避性反应的一种神经症。通常分为三类。

1. 特定物体恐惧症 如对刀、血液等产生的恐惧。

2. 场所恐惧症 表现为对拥挤人群、高楼、广场等环境发生恐惧,常伴有惊恐发作。

3. 社交恐惧症 表现为对异性、长辈、领导或陌生人产生的没有必要的恐惧。

案例分析

具有社交恐怖倾向的个案

案例:李某,男,某次见到姑娘,突然产生了一种莫名的恐怖感,并且心慌,头晕,发抖,他失去了往日风趣的谈吐,还没有说上几句话就借口有事仓皇逃走了。事后,李某对自己的反应也是百思不得其解。多年来,仿佛一直有个阴影笼罩着他,反思自己,他回忆起在十几岁时发生过类似的事件:初中一年级,当一位女同学向他请教问题时,他也是同样地感到心慌气促而红着脸跑掉了,并且从那以后他总是有意无意地和女性保持距离,避免单独接触。

分析:该个案的主要症状是对异性的恐惧,并伴有有反复的回避行为;知道此恐惧过分、不合理,但无法控制。建议与心理医生探讨心理问题产生的原因,进行相应的心理咨询和心理治疗。

(二) 焦虑症

焦虑症的主要特征为广泛和持续性焦虑,或反复发作的惊恐不安,常伴有自主神经紊乱症状和运动性紧张。病人的焦虑情绪并非由实际的威胁或危险引起,或其紧张不安或恐惧程度与现实环境不相称。

焦虑症主要分为广泛性焦虑和惊恐障碍。其症状主要表现为:①对声音耐受力下降:易激惹、敏感、失眠;②预期焦虑:在反复惊恐发作的间歇期,因担心再次发病而紧张不安;③焦虑发作:突然发生的强烈的焦虑,伴有濒死感、失控感及严重的自主神经症状等。

(三) 强迫性神经症

强迫症指一种以强迫症状为主的神经症,以不能为主观意志所克制,反复出现的观念、意向和行为为临床特征。病人认识到这些观念和行为是不合理的,又无法放弃这些观念和行为,以致引起显著的焦虑或痛苦的一种心理障碍。其特点是有意识的自我强迫和反强迫并存,二者强烈冲突使个体感到焦虑和痛苦;个体体验到观念或冲动来源于自我,但违反自己意愿,虽极力抵抗,却无法控制;个体也意识到强迫症状的异常性,但无法摆脱。

(四)疑病症

疑病症属于躯体形式障碍,指对自身感觉或体征存在不切实际的病态解释,导致整个心身被由此产生的疑虑、烦恼和恐惧所占据的一种神经症。主要的特点是病人对自身健康的过分关心并持难以消除的成见。病人主诉自身躯体症状,并反复就医,各种医学检查阴性和医生的解释都不能打消病人的疑虑,病人常伴有焦虑或抑郁。对身体畸形(虽然根据不足)的疑虑或先占观念也属于本症。

三、神经症的诊断标准

在临床实践中,神经症的诊断经常使用许又新的诊断标准,简单易行,如下所示:

(一)计分标准

1. 病程　不到 3 个月为短程,计 1 分;3 个月至 1 年为中程,计 2 分;1 年以上为长程,计 3 分。

2. 精神痛苦程度　轻度者自己可以主动设法摆脱,计 1 分;中度者自己摆脱不了,需靠别人的帮助或处境的改变才能解决,计 2 分;重度者几乎完全无法摆脱,计 3 分。

3. 社会功能　能照常工作学习或工作学习及人际交往只有轻微妨碍者,计 1 分;中度社会功能受损者,工作学习或人际交往效率显著下降,不得不减轻工作或改变工作或只能部分工作,或某些社交场合不得不尽量回避,计 2 分;重度社会功能受损者完全不能工作学习,不得不休病假或推脱,或某些必要的社交完全回避,计 3 分。

(二)分析评价

如果总分小于或等于 3 分(≤3),可以认为不能诊断为神经症。如果总分不小于6(≥6),神经症的诊断是可以成立的。4~5 分为神经症性心理问题,需要进一步确诊。要补充说明的是,对精神痛苦和社会功能的计定至少要考虑近 3 个月的情况才行。

四、体像障碍与躯体变形障碍

(一)体像障碍

1. 概念　体像障碍指个体对自身躯体的歪曲认知。在我国精神病学和医学心理学中,体像障碍仅仅作为一个精神或病态心理的症状,用来描述不同性质的神经症和精神病症。

体像障碍首先应与一般的消极体像(如体像贬低)相区别。体像贬低是一种个体对自己身体的不良感觉,即认为自己的身体是奇特的和令人厌恶的,别人会用轻视和轻蔑的眼光看待它。例如,肥胖者多有体像贬低,认为自己缺乏吸引力等。消极体像是以客观的存在为基础的,而体像障碍则相反,并不存在明显的客观身体外表缺陷,或即使有一定缺陷,也不像体像障碍者自己表述的那样。体像障碍者可能也会有体像贬低,但是却没有明显的客观生理缺陷。

2. 特点

(1) 具有不同的形式和性质:脑器质性病变引起的体像障碍常笼统地称为自体失认症。一般人在极度疲劳、饥饿和身体不适的情况下也可能产生短暂的体像障碍,但本人知道这是主观感觉的改变。许多神经症都可伴随体像障碍,如焦虑、抑郁、神经性厌食等;一些精神病症也伴随体像障碍,如精神分裂症病人可以有多种多样的体像障碍,有些病人感到身体膨胀变大了,有些病人感到身体缩成了一团。所谓窥镜症状可见于精神分裂早期,病人一反常态经常照镜子,长时间凝视,有时还转动头颈或做某些表情,这是由于病人感到自己的形象变了。

(2) 体像障碍是精神病症的一个症状:无论在国内还是在国外,体像障碍一般被看作精神症状或病态心理表现。例如,许又新在《精神病理学·精神症状分析》中就将体像障碍列为一种精神症状。

(二) 躯体变形障碍

1. 概念　躯体变形障碍又称自觉躯体畸形症、畸形恐怖,是以对体像不满意为核心特点的躯体障碍,是一种慢性持续心理障碍,表现为过分关注和担心外貌上的"缺陷"。这些"缺陷"既可以是全身的整体情况如体形、身高,也可以是身体的某一部分如皮肤、鼻子、头发等。这种所谓的"缺陷"实际上是想象的或非常轻微的,病人却表现为过分强烈的关注和痛苦;并明显地削弱病人在生活、工作、学习等方面的能力。

案例分析

具有躯体障碍倾向的个案

案例:某高中女生,17岁,有一天突然对其母亲说,自己的鼻梁太矮了,要求做隆鼻手术。其父母断然拒绝,并表示女儿的鼻子一点也不低。事实上没有人认为她的鼻梁需要做手术垫高,她的鼻子的高度也属于正常。然而事情并没有就此结束,鼻子问题成了这个女孩的心病,她几乎每天都要纠缠父母为他找医生隆鼻。直到有一天,她要去外地找一个在报刊上看到的医疗美容机构做手术,她的父母才意识到问题的严重性。她的父母带她去找美容外科医生,经过检查,医生拒绝为她做手术,并告知其父母,最好带她去看看心理医生。

分析:该个案的主要症状是对身体部位(鼻子)的过分关注和持久的担心,并且经过医生的检查和解释,也不能打消其疑虑。建议与心理医生探讨心理问题产生的原因,进行相应的心理咨询和心理治疗。

2. 特点

(1) 过分关注躯体:躯体变形障碍病人的丑形范围可涉及鼻、耳、眼、眉、面、唇、牙、头发、肩、臀、髋、生殖器、肤色、胖瘦、身材等,并常常表现出对自己状态的极度关注,把注意力集中于自认为体形丑陋的部位,频繁照镜子,反复观察,而自己又无法控制这种行为。

(2) 过分关注别人的评价:躯体变形障碍病人常表现极度关注别人如何看待和谈论自己的"缺陷",把注意力集中于自认为丑陋的部位,对来自别人的评价过分介意,对于过好的评价会也认为是有意讽刺,但对于负性评价又会特别敏感,不断地询问他人某个部位是否正常。

(3) 自我矛盾与自我焦虑:躯体变形障碍者理性上也认为自己不丑陋,而奇丑无比的感觉和理性处于矛盾状态,即理性要求自己摆脱"丑陋无比"的感觉,但自己却完全处在"丑陋无比"的感觉之中。由于自我矛盾和自我焦虑,病人常并发情绪障碍或焦虑症,出现相应的临床症状。

(4) 持久的痛苦:过分追求形体美,期望与现实相差太大,于是陷入"想象丑陋的苦恼",甚至痛不欲生。

(5) 坚持的被动逃避行为:躯体变形障碍病人力图使用一切手段掩饰自己的"缺陷",但掩饰得再成功也无法摆脱先占观念的控制,所以,逃避才是唯一的选择。躯体变形障碍常见的并发症是社交恐惧,不参加集体活动、不与人来往等。

(汪启荣)

复习思考题

1. 心理障碍形成的心理社会因素有哪些?
2. 简述神经症的诊断标准。
3. 躯体变形障碍的特点有哪些?

扫一扫
测一测

第八章

美容心理评估

学习要点

美容心理评估的概念与基本方法;常用美容心理测验的选择与应用。

通过心理评估准确把握求美者的心理特征,筛选合适的美容就医者,避免不必要的医疗纠纷,提高求美者对美容手术的满意度。同时,也是评价心理咨询和心理治疗效果的重要依据。

第一节 美容心理评估概述

一、美容心理评估

美容心理评估是指在医学美容过程中,运用心理学的理论和方法,对求美者的心理特点和心理健康水平进行评估。美容心理评估实际上是医学美容评估的重要组成部分。尤其对于需要整形美容的求美者而言,整形美容手术不仅要维护求美者的生理健康,还要达到社会的审美和求美者的心理满足。因此,心理评估对鉴定和筛选求美者,严格掌握手术适应证,以及治疗方式的选择均具有重要的指导意义。

二、美容心理评估的意义

1. 鉴定和筛选求美者 求美者对美容手术效果的认同不是以单纯的症状解除、功能改善为标准,而是与求美者的心理因素密切相关。不稳定的人格特征、术前期望过高、医护人员与求美者缺乏沟通或沟通不当,都会导致其对手术效果不满意,甚至出现术后纠纷。根据心理和精神状态的评估,将智力缺陷、精神分裂症和严重心理障碍的求美者排除在外,对有些心理正常但对手术的期望值太高或求美动机偏差的求美者也不宜施行美容手术。

2. 制定针对性的心理干预措施 与普通门诊手术病人相比较,整形美容手术求美者存在较高的焦虑、抑郁等负性情绪,甚至出现焦虑症、抑郁症和强迫症等。在做好美容手术求美者围手术期常规处理的同时,应高度重视求美者的心理状态、动机、需要、人格特征等心理要素,遵循医患共商的原则,有针对性地做好个体化的心理护理。因此,通过心理评估收集上述资料,以便对求美者的心理状态做到准确了解,制订相应的心理干预方案,促进求美者心理和生理的同期康复。

3. 评估实施效果　美容心理评估的另一个重要功能是评价心理干预效果,了解心理问题是否解决及恢复程度。

三、美容心理评估程序

美容心理评估的目的不同,评估的程序也有所不同,但基本程序是相似的,包括评估准备、搜集资料、资料解释和报告。

1. 评估准备　要明确评估的目的是什么,希望评估达到什么目标,决定评估哪些内容。

2. 搜集资料　详细了解被评估者当前的心理问题以及问题的起因及发展,可能的影响因素、早年的生活经历、家庭背景等资料。躯体变形障碍可能很复杂并持续多年,常始于儿童或青少年期,所以对可疑求美者的问题需要追溯到多年前。典型的主题包括早年及最近的生活体验、应激源、药物和物质使用历史,他人对其躯体外形的反应,认知扭曲,日常功能冲突,以及寻求心理治疗的动机等。

3. 资料解释和报告　将评估所获得的资料进行分析、处理,做出评估结论,并对相关人员解释评估结果。

知识链接

心理评估注意事项

1. 心理评估人员

(1) 评估人员应与求美者建立良好的关系,理解并尊重求美者,尊重其知情权,为其保密,尽量满足其合理需求。

(2) 评估人员应具备心理学专业知识和技能,熟悉一般疾病特别是精神疾病的症状表现和诊断要点,以便鉴别正常与异常的心理现象。接受过心理评估、心理测量学方面的专门训练,熟悉各种评估方法及其适用范围和优缺点。

2. 心理评估工具　各种心理量表内容和使用方法不得随意公开或借他人使用,只有具备资格者才能独立使用和保存。

3. 心理评估时间和环境　评估时间一般选择求美者精神状态最佳时,上午较好,以不超过1小时为宜;环境应安静、清洁、舒适,室内布置简洁大方,避开其他无关人员。

第二节　美容心理评估的方法

美容心理评估的常用方法包括定量和定性两种类型。定量评估有心理测验;定性评估有观察法、访谈法等。通常要将定性和定量评估相结合,才能获得全面、准确的信息,做出正确的判断。

一、行为观察法

1. 行为观察法（behavioral observations） 是指在完全自然或接近自然的条件下，按照研究目的，系统地、有计划地观察求美者的可观察行为或结果并记录，进行客观的解释，以了解求美者心理特征的一种方法。观察法的优点是直接、客观、真实、可靠，是其他研究方法的基础。观察结果的有效程度取决于观察者的洞察力、综合分析能力、排除个人偏见及预定观察情境的能力。

2. 观察的内容 主要包括求美者的仪表（穿戴、举止、装束、表情等）、身体特征（高矮、胖瘦、畸形或其他特殊体型等）、情绪特征、语言特点、思维方式、人际沟通风格、言谈举止、兴趣爱好、在压力情境下的应对行为和策略等。

3. 注意事项 包括：①观察和记录应当尽可能客观、准确，避免解释的方式记录；②观察者尽可能保持客观、中立的态度；③对观察到的结果产生的原因应结合当时的情境进行合理的探索和解释。

二、访谈法

1. 访谈法（interview method） 是指通过采用积极倾听和适当提问的方式，与个体及有关知情人面谈，了解个体心理状态的情况及性质的一种方法。其优点是可以直接获得第一手资料，有助于综合评估；不足是对评估者的沟通技能要求较高。

2. 基本访谈形式 根据访谈进程的标准化程度，一般可分为 3 种形式：标准化访谈、非标准化访谈和半标准化访谈。一般来说临床访谈的初期，以标准化访谈为核心，迅速确定问题，后期逐步过渡到非标准化访谈，以丰富、验证标准化访谈所得的结论。

（1）标准化访谈：也称结构化访谈，是严格遵照事先准备的谈话提纲、问题表，按固定程序进行。这有助于全面收集资料，省时省力，规范标准，结果有可比性。标准化访谈优点是控制性强、针对性明确、重点突出和节约时间。不足是会谈缺乏灵活性，会谈气氛比较死板，不利于了解求美者内心体验。美容心理评估的重要目的是排除心理障碍，特别是躯体变形障碍，当前应用较为广泛的躯体变形障碍访谈包括：DSM-Ⅳ的结构化临床访谈（SCID）、躯体变形障碍问卷和复合性国际诊断访谈表（CIDI）等。根据医学美容的实践，也可采用标准化访谈提纲（表 8-1）。

表 8-1 美容心理评估标准化访谈提纲

内容	问题	目的
背景	你喜欢打扮美丽和谐些吗？	了解求美的背景
动机	是什么让你来做生活美容或美容手术？	了解内在和外在的动机
期望	你希望达到何种美容效果？	了解期望值的高低
审美观	你认为什么样的人是最美的？	了解审美观念
容貌自我评价	你对自己体态和容貌是如何评价的？	了解自我体像
情绪和容貌	你为自己的容貌烦恼过吗？	了解缺陷的影响
人际关系	你喜欢与他人交往吗？	了解容貌对行为和社会功能的影响

（2）非标准化访谈：也称非结构化访谈，是指事先没有预定的问题和程序，双方自然地随意交流。优点是交谈轻松灵活，容易激发求美者表达真情实感，收集信息丰富、真实和精确，可根据反应随时调整谈话的深度和广度。不足之处是花费时间较多，容易偏离会谈的主题，信度和效度高低不一，访谈者须接受严格训练等。

（3）半标准化访谈：也称半结构化访谈，是介于标准化访谈和非标准化访谈之间的一种访谈形式，既有事先准备好的访谈提纲，又可根据个体具体情况，对某些问题临时离开预定内容，提出深入探讨的追问性问题，是较适合美容心理评估的访谈方法。

3. 访谈内容　根据访谈目的可分为四类：①收集资料性访谈：目的在于获得求美者的求美相关资料；②心理诊断性访谈：主要围绕诊断需要的资料进行，例如使用何种心理测验和鉴别措施；③治疗性访谈：针对心理问题和行为问题所进行的访谈；④咨询性访谈：主要涉及心理健康的某些个体问题，如职业选择、家庭关系和子女教育培养等。

4. 访谈法的注意事项　①建立良好的信任和合作关系是访谈成功的基础；②注意倾听的技巧，诚恳、耐心、专注的倾听是访谈成功的关键；③注意提问的技巧，恰当的提问才能获得更多的准确信息；④不偏离主题，使访谈在有限的时间内聚焦在主题上；⑤注意记录的技巧，尽量使用被访者自己的语言和说话方式记录，做到详细、完整。

问题评估对话
的引导语

三、心理测验

1. 心理测验（psychological test）　是指在标准情境下，依据心理学理论，使用一定的操作程序，对人的心理特点进行数量化分析和做出推论的一种科学方法。心理测验在心理测量中经常与心理量表同义。实际上，心理测验和心理测量（psychological measurement）是有差异的，测量只是度量，而测验则包括了比较和判断的含义。心理测验的优点主要有使用比较简单，数据来源、计分和解释比较客观，适宜做统计分析，比较经济。不足是不一定完全反映真实的情况，所以对心理测验的结果下结论要谨慎。心理测验普遍存在开发周期长、投入大的问题。

无论是进行美容心理评估、疗效判断，还是进行心理咨询和治疗，都必须以心理测验为基础。美容临床中常用的心理测验包括能力测验、人格测验和评定测验等。

2. 心理测验的分类　心理测验的种类繁多，按照不同的标准，可将其分为以下几种不同的类型。

（1）按测验的方法分类：①量表法：测验多采用结构式提问的方法，让被试以"是"或"否"或在限定的几种答案中做出选择回答；②作业法：让受试者进行实际操作，多用于测量感知和运动等操作能力；③投射法：采用一些意义不明的图像、墨迹图或一些不完整的句子，让被试根据自己的想象、理解或感受随意做出回答，借以诱导出被试的感受、经验、情绪或内心冲突，以反映其内心世界。如洛夏墨迹测验、主题统觉测验（TAT）、填词测验、自由联想测验等。

（2）按照心理学测验的目的和功能分类：①能力测验：包括一般能力测验和特殊能力测验。如比奈-西蒙智力量表、韦克斯勒智力量表、贝利婴幼儿发展量表等；②人格测验：主要测量个体的性格、气质、兴趣、动机、信念等人格特征和病理人格特征，如艾森克人格问卷、卡特尔 16 项人格因素问卷和明尼苏达多项人格调查表;③神经心理测验:主要测量个体脑神经功能状态,如感知运动测验、记忆测验及联想思维测验等;④评定测验:主要评定个体或群体的心理和社会现象,如焦虑评定量表、抑郁评定量表、90 项症状评定量表、躯体变形障碍自评问卷、社会支持评定量表等。

3. 心理测验的基本要求

(1) 方法的标准化:指测验过程中,实施的方法、计分方法和结果的换算方法等都要按规定的程序进行。

(2) 常模:是指一种心理测验在某一人群中测量结果的标准量数,即用来比较差异程度的标准。如某个人智商测量的结果只有与这一标准比较,才能确定测验结果的实际意义。

(3) 信度:也称可靠性,表明量表所具有的稳定性和可重复性。即同一被试者在不同时间使用同一测验工具重复测验,所得结果的一致性程度。信度的高低与测验性质有关。一般来说,能力测验的信度要求在 0.80 以上,人格测验的信度要求在 0.70 以上。

(4) 效度:指测验工具的有效性,即某种测验能测出所要测量的特征或功能的程度。如有效的智力测验可以检测到智力的特质,而不是性格或其他特质。

(5) 区分度:是指一个测验题目能够在多大程度上区分所要测量的心理品质,反映测验题目对心理品质区分的有效性。其数值在 –1~1 之间,数值越高,说明题目设计得越好。

4. 心理测验的实施原则　为了确保心理测验结果的准确性,在实施心理测验时,必须遵循以下原则:

(1) 保密原则:是心理测验的道德标准,包括工具保密和结果保密。后者是给予被试者个人利益和隐私充分的尊重和保护。

(2) 标准化原则:应优先选用标准化程度高的测验和结构化强的测验,选用外国引进的测验时,应尽可能选择经过我国修订和再标准化的测验。

(3) 目的性原则:所选测验应能满足测验的目的和要求,实际工作中也可组合多种测验来满足不同目的的要求。

(4) 客观性原则:即"实事求是",对结果的解释要符合受试者的实际情况。综合考虑其生活经历、家庭、社会环境,以及通过访谈法、观察法等心理评估方法所获得的各种资料。

第三节　常用的美容心理测验

美容临床中常用的心理测验分为能力测验、人格测验、评定测验。

一、能力测验

能力测验(intelligence test),也称智力测验,是评估个体一般能力中影响最大的一种方法,根据有关智力理论经过标准化过程编制而成。能力测验在临床上用途非常广泛,不仅可以评估智力水平,而且还可用于研究其他病理性异常现象。智力测验的结果一般用智商来表示。评估智力水平多采用智力测验和发展量表,0~3 岁多采用发展量表测量智力水平,4 岁以后多采用智力量表。常用智力测验量表有比奈智力量表和韦克斯勒智力量表等。

1. 比奈智力量表　比奈量表经过吴天敏教授的修订,也称中国比奈量表,适用范围是 2~18 岁城市儿童。该量表共 51 个试题,每一年龄段有 3 个试题,最佳适用年龄是小学至初中阶段。内容包括语义解释、理解、计算、推理、比较、记忆及空间知觉等方面能力。

2. 韦克斯勒智力量表　韦克斯勒智力量表包括成人智力量表(WAIS)、儿童智力量表(WISC)和学龄前儿童智力量表(WPPSI)。经过我国龚耀先、张厚粲等修订,产生了韦克斯勒智力量表中国修订版(WAIS-CR、WISC-CR、WPPSI-CR)。我国修订的韦氏成人智力量表(WAIS-RC)包括言语和操作两个分量表,言语量表由 6 个分测验组成,操作量表由 5 个分测验组成。言语量表的分测验包括:常识、领悟、算术、相似性、数字广度、词汇。操作量表的分测验包括:数字符号、图画填充、木块图、图片排列(PA)、图形拼凑。

韦克斯勒智力量表分类详细,能较好地反映个体智力全貌和各个侧面。各分测验的分数曲线和常态分配关系,可作为临床诊断脑外伤、精神障碍或其他脑功能病损造成智力衰退的重要指征。

二、人格测验

1. 明尼苏达多项人格调查表　明尼苏达多项人格调查表(Minnesota multiphasic personality inventory,MMPI)是目前应用最广泛的人格测验量表之一。适用于人格鉴定,精神心理疾病的辅助诊断,心理咨询、心理治疗以及人类学、心理学和医学研究等领域。我国宋维真等完成了 MMPI 的修订工作,并制定了全国常模。凡年满 16 周岁,具有小学以上文化程度的人都可以测试。

MMPI 包括 566 个自我陈述形式的题目,其中 16 个题是重复的(主要用于测试被试者应答的认真度和一致性)。其中 1~399 题是与临床相关的,其他属于研究量表,包括身体方面的主观体验,精神状态以及对家庭、婚姻、政治、法律、社会等的态度和看法,共 26 类。受试者对每个题目做出“是”或“否”的回答,若确实不能判定则不作答。然后,根据受试者的回答进行量化分析,也可以作出人格剖面图。全部题目分为 4 个效度量表和 10 个临床量表。效度量表包括:Q 疑问量表、L 说谎量表、F 诈病量表、K 校正量表。临床量表包括:Hs 疑病量表、D 抑郁量表、Hy 癔症量表、Pd 病态人格量表、MF 男性化 / 女性化量表、Pa 偏执量表、Pt 精神衰弱量表、Sc 精神分裂症量表、Ma 轻躁狂量表、Si 社会内向量表。MMPI 可应用于美容心理咨询、心理治疗中,对求美者的人格特质进行评估及对美容心理治疗效果进行评价。一般某量表标准分高于 70 分,则认为被试者存在该量表所反映的精神病理症状,但在具体使用时应综合各量表分数来解释。

2. 艾森克人格问卷　艾森克人格问卷(Eysenck personality questionnaire,EPQ)是国际上广泛使用的测量人格的工具。EPQ 有儿童和成人两个版本,我国龚耀先修订的成人版和儿童版均为 88 题;陈仲庚修订的成人版为 85 题。

艾森克认为,内外倾向(内向 - 外向)、情绪性(情绪稳定 - 神经质)和精神质倾向是决定人格的 3 个基本要素。EPQ 包括 4 个分量表,其中 E、N、P 分量表测量上述 3

个人格维度,L 量表测量说谎和掩饰。①内向 - 外向(E)维度:测量个体内向和外向的人格特征;②情绪稳定 - 神经质(N)维度:测量个体情绪稳定性,反映的是正常行为而非病症;③精神质(P)维度:测量个体与精神病理有关的人格特征,并非有精神病,是所有个体都存在,只是程度不同而已。将 E 和 N 量表组合,可以进一步分出外向稳定(多血质)、外向不稳定(胆汁质)、内向稳定(黏液质)、内向不稳定(抑郁质)4 种气质特征。

3. 卡特尔 16 项人格因素问卷(sixteen personality factors questionnaire,16PF) 根据人格特质学说编制,主要用于测量正常人的基本人格特征,并进一步评估某些次级人格因素。我国现在通用版本是刘永和修订的,共 187 个题目。16PF 的主要功能是从 16 个方面描述个体的人格特质。分别是:乐群性、聪慧性、稳定性、恃强性、兴奋性、有恒性、敢为性、敏感性、怀疑性、幻想性、世故性、忧虑性、实验性、独立性、自律性、紧张性。

4. 大五人格问卷(NEO Personality Inventory Revised,NEO-PI-R) 是建立在大五人格理论的基础之上,属于人格理论中特质流派的人格测试工具。由麦克雷和考斯塔编制,在此基础上王孟成和戴晓阳等编制了中国大五人格问卷(the Chinese Big Five Personality Inventory,CBF-PI)。该问卷包含 134 个条目,测量 22 个侧面特质。后来又推出仅包含 40 道题目的简化版 CBF-PI-B,因有良好的信效度而被广泛应用。CBF-PI-B 包括神经质、外向性、经验开放性、宜人性和认真性五个维度。

三、评定测验

评定量表(rating scale)是临床心理评估和研究的常用测量工具,可用于病理现象的筛选、症状程度的描述、疗效观察、辅助诊断和追踪观察等方面。目前,在美容实践中常用的有以下几种:

1. 症状自评量表(SCL-90) 也称综合情绪自评量表,主要适用于没有精神病的成人,同时对各种心理咨询和心理健康调查也有较好的自评效果。该量表共 90 项目,测查 9 个症状因子,即躯体化、强迫症状、人际关系敏感性、抑郁、焦虑、敌对、恐怖性焦虑、偏执、精神病性,用于反映有无相应心理症状和严重程度。被试者根据最近 1 周的感觉,按照"没有、很轻、中等、偏重、严重"等级以 1~5(或 0~4)级评分。SCL-90 的总均分反映症状的严重程度及其演变,因子分反映症状群的特点,前后几次测查以观察病情发展或评估治疗效果。

2. 抑郁自评量表(SDS) 由 20 个与抑郁症状有关的条目组成,按症状出现的频度分 4 级评分。标准分界值为 53,即 T≥53 表示可能有抑郁存在,53~62 分者为轻度,63~72 分者为中度,72 分以上者为重度抑郁。用于反映有无抑郁症状及其严重程度。适用于有抑郁倾向的成人,也可用于流行病学调查。需要注意的是,该量表仅用于抑郁症的自评提示,并不能作为诊断依据。

3. 焦虑自评量表(SAS) 由 20 个与焦虑症状有关的条目组成。用于反映有无焦虑症状及其严重程度。焦虑自评量表的结构和评定方法与抑郁量表很相似。标准分界值为 50,即 T≥50 表示可能有焦虑存在,50~60 分者为轻度焦虑,61~70 分者为中度焦虑,70 以上者为重度焦虑。适用于有焦虑倾向的成人,也可用于流行病学调查。

4. 田纳西自我概念量表(Tennessee self-concept scale,TSCS) 由 H.Fitts 等编制,中国台湾林邦杰等修订。共 70 个题目,包含自我概念的两个维度和综合状况共 10 个因子,即①结构维度:自我认同、自我满意、自我行动;②内容维度:生理自我、道德自我、心理自我、家庭自我、社会自我;③综合状况:自我总分、自我批评。前9个因子得分越高自我概念越积极,而自我批评得分越高自我概念越消极。

5. 躯体变形障碍自评报告(Body Dysmorphic Disorder Examination Self Report,BDDE-SR) 是由英国学者 Rosen 和 Rriter 编制,BDDE-SR 关注 BDD 症状严重程度,该量表包括34道题,其中28道题,采用七分制(0~6)。分别测查6个方面的特征:①有关外表的先占观念及负性评价;②在公共场合的自我意识、尴尬和被观察感;③外表在自我评价中的过分重视;④回避行为;⑤掩饰缺陷;⑥身体检查行为。

6. 社会支持评定量表(Social Support Rating Scale,SSRS) 由我国学者肖水源编制,该量表共10个条目,分为客观支持、主观支持和对社会支持的利用度三个分量表。良好的社会支持能为个体在应激状态时提供保护,对维持良好的情绪体验也具有重要意义。该量表具有较好的信度和效度,适合我国人群使用。

(周雪妃)

复习思考题

1. 如何正确理解心理评估与心理测量?

2. 心理测验使用的注意事项有哪些?

3. 徐某,26岁,因相貌丑陋,从小被别人嘲笑。被男友抛弃后产生孤独无助感,经常坐在镜子前长吁短叹,不愿与家人交流,不愿外出参加任何活动,偶尔以泪洗面。自诉头晕头痛,常感觉疲劳,晚上睡不好,症状持续2个月余,今至医院要求做整形手术。该位求美者是否存在心理问题? 应进行哪些心理评估? 如果进行心理测验,首选哪种测量?

扫一扫
测一测

课件
09章PPT

扫一扫
知重点

第九章

美容心理咨询与治疗

学习要点

美容心理咨询的概念、程序和主要技术;心理治疗的概念与主要技术。

由于容貌形体上的轻微缺陷,或容貌形体没有任何欠缺,但是因为认知偏差,产生了心理问题或心理障碍,影响个体身心发展。此时,心理咨询和心理治疗技术的应用是非常重要的。

第一节　美容心理咨询

一、美容心理咨询概述

(一) 美容与心理咨询

1. 心理咨询　咨询在英文中是"counseling",源于拉丁语的"consilium",基本含义是商讨或协商,也具有考虑、谈话、忠告等意思。咨询是一个涵盖非常广泛的概念,涉及职业指导、教育辅导、心理健康咨询和婚姻家庭咨询等生活的各个方面。

心理咨询(psychological counseling)是指心理咨询师运用心理学的理论、方法和技术,协助来访者解决心理问题的过程。

2. 美容心理咨询　美容心理咨询是咨询者在良好咨询关系基础上,运用心理咨询的技术和方法,帮助求美者解决美容心理问题的过程。美容心理咨询的根本目的是帮助求美者将求美过程当作自我成长的机会,使求美者以积极的态度对待求美过程,从而增强个人的独立性、自主性,达到自我成长、自我完善的目标。在美容心理咨询过程中,心理咨询师是教育者、启发者和引导者,接受咨询的求美者是领悟者。美容心理咨询促进了求美者自我发展与自我完善。

3. 心理咨询的对象　心理咨询的服务对象可分为 3 类:①一般心理问题的个体:精神正常,但遇到了与心理有关的现实问题并请求帮助的人群,称为发展性咨询;②严重心理问题的个体:精神正常,但心理健康出现问题并请求帮助的人群,称为心理健康咨询;③特殊个体:即神经症性心理问题和临床治愈或潜伏期的的精神病病人,帮助他们恢复社会功能、防止疾病的复发,称为康复性咨询。

4. 心理咨询的基本原则 ①保密原则:是心理咨询中最为重要的原则,它要求心理咨询师要尊重和尽可能地保护来访者的隐私。但是,有两种情况可以突破不公开当事人身份的原则:一是有明显自杀意图者,应与有关人士联系,尽可能加以挽救;二是存在伤害性人格障碍等个体,为避免别人受到伤害,也应做好预防工作。②助人自助原则:心理咨询帮助来访者的根本目标是促进来访者成长、自强自立,使之能够自己面对和处理个人生活中的各种问题。③价值观中立原则:要求心理咨询师承认多元化价值取向存在的权利,不要有意无意地将自己的价值观强加于来访者。④灵活性原则:要求咨询师在不违反其他咨询原则的前提下,视具体情况,灵活地运用各种咨询理论、方法,采用灵活的步骤,以便取得最佳的咨询效果。

(二) 美容心理咨询的作用

1. 鉴别和筛选求美者 美容心理咨询可以帮助整形美容医师对求美者是否适合手术做出恰当的选择,避免不必要的手术。对具有精神疾病、智力缺陷和严重心理疾患的美容就医者要慎重考虑,原则上应不予手术。在美容手术前后,对求美者做必要的美容心理咨询,不但可以提高手术效果满意度,更重要的是可以避免那些原本从生物医学角度考量很成功的手术,而求美者心理不予认可的情况发生。

2. 提高自我体像认识 美容心理咨询可以引导人们产生正确的求美行为,提高人们对自我体像的认识能力,提高自我体像的审美评价。在美容心理咨询中,要启发求美者正确看待和评价自己,纠正体像认识偏差,形成正确的自我体像,促进心理健康。

3. 可作为独立的美容技术 即心理美容或精神美容。在美容实践中,某些个体实际上并没有真正的容貌缺陷或不协调,通过美容心理咨询可以更好地使其认识人体美,进行适当的心理调节,进一步提高自己的人体审美能力,建立良好的自我体像意识,意识上的美感由心理作用于生理,使得内在的美转化为外在的美。

二、美容心理咨询的形式和程序

(一) 美容心理咨询的形式

美容心理咨询的形式多种多样,通常有门诊咨询、电话咨询和网络咨询等形式。以咨询人数为划分标准,可分为个体咨询和团体咨询。

1. 以咨询途径为标准划分

(1) 门诊咨询:此种咨询多在美容机构面对面进行,其优点是一对一的面谈,可以消除求美者的顾虑,使咨询不断深入。此种双向交流探讨心理美容问题,一般效果较好。但门诊咨询对路途遥远的求美者不太方便。

(2) 电话咨询:求美者将心理美容问题通过电话向美容心理咨询师咨询,虽然交流的自由度比信件咨询大些,但是由于通话时间的限制,只能给咨询者一定的启示,很难较为全面地解决咨询者的全部心理美容问题。

(3) 信件咨询:此种方法限于地域距离远者使用。求美咨询者将自己的心理美容问题以信函形式发给美容心理咨询师。美容心理咨询师仅能按照信函内容解答有关问题。此种咨询方法因信息了解有限、交流有限、引导方式有限,效果一般。

(4) 网络咨询:随着网络信息手段的普及,网络咨询因其时空影响较小,快捷清晰,普及很快。这种咨询方式既可以提出所要咨询的问题,又可以减少某种窘迫感,因此受到广大求美咨询者的欢迎。

2. 以来访者人数为标准划分

(1) 个体咨询：是心理咨询最常见的形式，一般意义上的心理咨询就是指个体心理咨询。一对一的面谈咨询是最主要的方式，也可以通过电话、信件或互联网等其他途径来进行。

(2) 团体咨询：亦称集体咨询、小组咨询，指的是将具有同类问题的来访者组成小组或较大的团体，进行共同讨论、指导或矫治。

(二) 美容心理咨询的程序

心理咨询是一个自然发展的过程，但也有一定的阶段性。学者们对此各有提法，但总的来说是一致的，都必须经历建立关系、制订方案、实施咨询和效果评估等阶段，美容心理咨询亦是如此。

1. 建立关系阶段　咨询关系是指心理咨询师和来访者之间的相互关系。无论何种心理学派，都必须以良好的咨访关系为基础。咨询师表现出尊重、温暖、真诚、共情和积极关注的态度，让来访者有一种被尊重、被接纳、被理解、被信任的感觉，从而缩短咨访之间的距离，美容心理咨询者才可能倾诉其真情实感，吐露埋藏在心底的美容问题。咨询师的态度不单纯是工具或手段，而是咨询师职业理念和人性的表达，也是心理咨询的核心内容。

2. 制订方案阶段　制订个体心理咨询方案主要包括确定咨询目标和制订咨询方案。

(1) 确定咨询目标

1) 收集资料：全面掌握来访者的有关资料，探讨来访者的问题。美容心理咨询师在听取来访者自述和他人介绍情况后，应通过询问和观察，尽量全面收集来访者的有关资料。主要包括：①来访者的基本情况（who）：姓名、性别、年龄、家庭及其生活的社会文化背景。了解基本情况有助于分析其心理问题产生的社会背景。了解来访者存在的心理问题是本阶段的主要任务。②通过来访者的自述和必要时的询问，弄清他们当前究竟被什么问题所困扰（what），问题的严重程度如何。③问题的持续时间有多久（when）。④问题在哪里发生的（where）。⑤问题产生的原因是什么（why）。⑥问题和哪些人相关（which）。⑦事情是如何演变的（how）。

2) 分析资料：美容心理咨询师应对已获取的咨询信息，认真地进行排序、筛选、比较和分析，找出造成心理问题的主因和诱因。将主因、诱因与临床症状的因果关系进行解释，确定心理问题的由来、类型、严重程度，确定其在症状分类中的位置。首先要弄清来访者的问题属于何种类型，是学习工作中的问题，是生活中的人际关系问题，还是青春期发育的问题。从程度上看，是正常人的情绪不安、心理失衡，还是人格障碍，或者是神经症、精神病等。

3) 心理诊断：依据分析结果，形成诊断，主要按照以下步骤进行。①心理问题有无器质性基础；②区分心理正常与异常：根据来访者主客观是否统一，心理活动协调是否一致，人格是否相对稳定，自知力是否相对完整，诊断是否有精神病性问题；③与神经症相鉴别：分析来访者内心冲突类型是常形还是变形；④与神经症性问题相鉴别：根据心理问题持续时间、精神痛苦程度、社会功能受损情况评分；⑤分析来访者情绪是否泛化，区别一般心理问题和严重心理问题。

4) 制订咨询目标：向来访者说明有效咨询目标的基本要素，咨访双方共同制订咨询目标。有效的咨询目标具有具体可行、积极、双方可以接受、属于心理学性质和可评估性等特点。

（2）制订咨询方案：咨询方案有助于满足来访者的知情权，使咨访双方明确行动方向和目标，便于操作、检查及总结经验和教训。一般来说，咨询方案包括：①咨询目标；②咨询师、来访者双方各自特定的责任、权利和义务，如严格遵守保密守则，并说明保密例外等；③咨询的次数和时间安排，一般每周 1~2 次，每次 50 分钟左右；④咨询的具体方法、过程和原理；⑤咨询效果及评价手段；⑥咨询的费用，严格按照国家规定的收费标准执行；⑦其他问题及有关说明。

3. 实施方案阶段　尽管来访者的具体心理问题是各式各样的，心理咨询师擅长的咨询理论与流派不尽相同，个性习惯也各不相同，但都可以根据以下三个框架或程序进行咨询。①调动来访者的积极性；②启发、引导、支持、鼓励来访者；③克服妨碍咨询的因素。

在美容实践中，美容心理咨询师在给予来访者帮助的时候，是要靠来访者自己的努力，通过改变他们的认知结构和行为方式来恢复心理平衡。这种帮助不是开处方的方式，而是以咨询师丰富的专业知识和对人性的深刻领悟，在对来访者心情和处境充分理解的基础上，帮助他分析自己问题的性质，寻找问题产生的根源，树立战胜困难的信心，商讨解决问题的对策。咨访双方通过充分的分析讨论后，来访者一般会从多方面受到启发，形成新的思路。最后如何行动，要尊重来访者的意愿。例如，对因容貌缺陷引起的情绪困惑者，可采用认知疏导疗法，根据具体情况，由浅入深、由点至面逐渐讲清容貌缺陷的医学审美意义及评价，提高对美容治疗的信心，调整不良心态，稳定情绪，主动配合治疗；对审美偏差的美容心理咨询者，可采用支持疗法，主要为其注入精神力量，以真诚的语言、生动的事例，展示美好的前景，消除自卑或绝望的心理，以增强适应社会的能力。

4. 结束阶段　咨询若干次取得预期效果后，便可进入结束阶段。

（1）咨询效果判断：应围绕咨询目标展开，可从以下六个维度进行。①来访者对咨询效果的自我评估；②来访者社会功能恢复的情况；③来访者周围人士，特别是家人、朋友和同事对来访者的评定；④来访者咨询前后心理测量结果的比较；⑤咨询师的观察与评定；⑥来访者症状的改善程度。

（2）结束咨询

1）综合所有资料，做出结论性解释：咨询师要与来访者进行一次全面讨论，使其对自己有一个更清楚的认识，明确问题的前因后果，今后的努力方向。

2）帮助来访者应用所学的经验：咨询师要逐渐退出角色，引导来访者自行处理日常生活中困难，激励、支持来访者成长。

3）让来访者接受离别：对依赖性强的来访者可采取逐渐结束的方法，逐渐缩短时间，延长间隔。也可提前通知停止日期，结束咨询。

4）追踪研究：在可能的情况下，咨询师对来访者心理行为变化，进行追踪研究，以便总结经验，提高心理咨询的水平。

三、美容心理咨询中的咨访关系

良好的咨访关系是指咨询师与来访者之间相互信任、相互理解、相互接纳、相互影响的关系。良好咨访关系是心理咨询有效性的前提条件和基础,能减少来访者的防御,使来访者以接纳的态度对待咨询师,认同咨询师的观点,愿意积极配合咨询师,学习和尝试新的行为方式。

良好咨访关系的建立受到咨询师和来访者的双重影响。就来访者而言,其咨询动机、期望水平、自我觉察能力等,会影响咨询关系;就咨询师而言,其咨询态度、专业水平、值得信赖感、吸引力等对咨询关系的建立和发展具有重要的影响。其中,咨询师的态度是建立良好咨访关系的关键。

(一) 建立良好咨访关系

1. 咨询师应具备良好的咨询态度　来访者最初往往比较紧张,咨询师对来访者的态度直接影响到来访者对咨询师的信任程度。

2. 注意初次会谈的技巧　初次会谈时,咨询师可以就咨询的性质、限度、角色、目标及特殊关系等向对方作出解释,减轻来访者的焦虑。同时,澄清保密性问题,消除来访者的戒备心理。

3. 保持与来访者之间的界线　界线的设置可以使咨询师看待来访者行为更趋于客观性,同时也是对咨询师和来访者双方的保护。

4. 自我觉察　可以帮助咨询师更好地从来访者的立场或角度看问题,更客观而准确地把握来访者的内心世界,防止来访者出现依赖。

(二) 咨询师的态度

咨询师的尊重、温暖、真诚、共情和积极关注的态度,与建立良好咨访关系密不可分。

1. 尊重　尊重是心理咨询师在价值、尊严、人格等方面对来访者平等看待。尊重是建立良好咨询关系的基础。尊重意味着咨询师对来访者无条件的接纳,意味着平等、礼貌、信任、保护隐私和真诚。例如:

来访者:人生就应该及时行乐,挣钱是为了花的,女人不把自己变得美点,还有什么意思……在家里总是为了这件事情吵架。

咨询师:我也许不能同意你的这种说法,但我能明白为什么你会有这样的想法。

2. 温暖　温暖也可叫作温情、热情,温暖是咨询师主观态度的一种体现,是真实感情的自然流露,只有咨询师真正关心来访者、真正做到与来访者的共情,温暖才会从他的言谈、姿势、动作、眼神和面部表情等方面最大限度地流露出来。在初诊接待阶段是打好温暖的基础,通过倾听和非言语行为表达温暖,咨询中认真、耐心、不厌其烦是温暖的最好表达,尤其当遇到阻抗咨询的因素时,更应表现出耐心、不厌其烦。在咨询结束时咨询师应感谢求助者的密切配合,使来访者感受温暖。

3. 真诚　要求咨询师放下种种角色面具,坦诚地面对来访者,开诚布公地与来访者交流自己的态度和意见,不掩饰和伪装自己。但是要注意,真诚不等于实话实说,说实话不完全是真诚。真诚不能脱离事实,应该实事求是,真诚不是自我发泄。表达真诚应适可而止,过度的真诚反而适得其反;表达真诚还可体现在非言语上,身体姿势、目光、声音、语调等方面,表达真诚应根据咨询的进程而有所变化。

4. 共情　共情又称为同理心、同感,是指咨询师从来访者的角度理解其感受,同时还要将这种认识向来访者表达,促进来访者对自己的感受和个人经历有更深入的认识和理解。共情要求咨询师应从来访者而不是自己的角度来看待来访者及其存在的问题。共情并不要求必须与来访者有相似的经历感受,而是能设身处地理解来访者。表达共情要适当,要因人、因事、因时、因地而宜,尤其不能忽略来访者的社会文化背景,否则会适得其反。一般说来,问题比较严重、表达比较混乱、寻求理解愿望强烈的来访者对共情的要求较多。共情的表达除了语言以外,还有非语言行为,如表情、目光、动作等。有时运用非言语行为表达共情更为简便有效,咨询中应注意二者的结合,如果咨询师不太肯定自己的理解是否正确,是否达到共情时,可以使用尝试性、探索性的口气来表达,请来访者检验并作出修订。此外,共情时要注意角色把握,咨询师要做到进得去、出得来、恰到好处,才能达到最佳境界。

共情的方法

知识链接

影响咨询师共情的因素

1. 咨询师需要熟练掌握共情技术。

2. 咨询师的人格力量有时比其专业技能更有影响力。一些咨询理论流派甚至认为,咨询师的人格力量、自身素质是咨询中第一重要的因素。一般来说,敏感、细致、耐心、谦和、宽容、豁达、善良和乐于助人等个性品质,对于共情水平的提高是至关重要的。

3. 丰富的人生经验和阅历有助于咨询师更深刻地理解来访者,对于年轻的咨询师来说,可通过广泛涉猎知识来弥补自己阅历上的不足。

5. 积极关注　意味着咨询师把来访者看作一个有价值和尊严的人,注意强调他们的资源,对来访者言语和行为的积极面或长处给予有选择的关注,利用其自身的积极因素促使来访者发生积极变化。积极关注意味着把来访者看作一个有价值和尊严的人,而予以赞扬和尊重。在咨询师提供了一个无条件的积极关注的前提下,来访者才有可能从对自己的“好”与“坏”的评价中挣脱开来,在咨询师的帮助下真正地开始探索自我、认识自己的内心,从而有可能获得心理的成长。同时也要注意,积极关注时应该避免盲目乐观或过分消极,应该尊重现实,实事求是。

四、美容心理咨询的技术

心理咨询的技术(技巧)包括参与技术和影响技术两大类。参与技术(attending skill)包括倾听、提问、鼓励、重复、内容反应、情感反应、具体化和参与性概述等;而影响技术(influencing skill),又名干预技术,包括面质、解释、指导、内容表达、情感表达、自我开放、影响性概述等。

(一)参与技术

1. 倾听　倾听技术是心理咨询的关键技术之一,倾听不仅是在访谈中注意到来访者说了些“什么”,还应关注来访者的情绪、行为,通过其声音、表情和姿势注意到来访者“如何”说,觉察其尚未说出的感受和问题。倾听应该客观,摒弃偏见,对来访者要无条件尊重。同时,倾听者应该敏于反应,如口头应答和表情动作、提问、鼓励、点头微笑等,以表示接纳、理解、同情和反馈。

2. 提问

(1) 开放式提问:开放式提问通常使用“什么”“如何”“为什么”“能不能”“愿

不愿意"等词来发问,让来访者就有关问题、思想、情感给予详细说明。它没有固定的答案,容许来访者自由地发表意见,从而带来较多的信息。不同的用词可导致不同的提问结果。例如,带"什么"的询问往往能获得一些事实、资料;带"如何"的询问往往涉及某一件事的过程、顺序或情绪性的事物;而"为什么"的提问则可引出一些对原因的探讨;有时用"愿不愿""能不能"的祈使句,以促进来访者进行自我剖析。

(2) 封闭式提问:封闭式提问通常使用"是不是""对不对""要不要""有没有"等词,而回答也是"是""否"式的简单答案。这种提问常用来收集资料并加以条理化,澄清事实,获取重点,缩小讨论范围。当来访者的叙述偏离正题时,用来适当地终止其叙述。

提问是在了解情况,帮助来访者宣泄情感,认识自己,也是在表达咨询师对来访者的态度,引导谈话的方向。如何提问是一种技术,怎样才能使用到位,是咨询师需要反复体会和实践的基本功。封闭式提问与开放式提问各有长短,咨询中应把两者结合起来使用。

3. 鼓励 鼓励技术可以表现为咨询师直接地重复来访者的话或者仅以某些词语如"好""以后呢?""接下来呢?""讲下去"等来强化来访者叙述的内容并鼓励其进一步表达、探索。应用鼓励时,咨询师应有理解和接纳来访者的心理准备,针对来访者的某些行为,如沉默、逃避眼神接触、避免直接对话等,可考虑直接或间接的鼓励方法。如直接言语鼓励,非言语的支持,微笑、点头等,如有第三者在场,也可提出由第三者来支持来访者。

鼓励技术案例

通过鼓励技术可以促进会谈,促进来访者的表达与探索。鼓励技术的另一个作用是通过对来访者所述内容的某一点、某一方面做选择性关注,引导来访者向着某一方面进行深入的探索和剖析。

4. 重复 来访者由于心理困扰前来求助,其表达的大部分信息均出自其自身的认知模式,因而这些内容可能是模糊的、偏激的、不正常的。对此,咨询师可以直接重复来访者刚刚所陈述的某句话,引起来访者对自己某句话的重视或注意,以明确要表达的内容。通过重复技术,咨询师对来访者的理解更加深入、准确,由此促进咨询的顺利进行。例如:

来访者:"我 6 岁上小学,12 岁上初中,15 岁上高中,18 岁大学毕业。"

显然,18 岁大学毕业明显与常理不符。此时,咨询师应该使用重复技术。

5. 内容反应 又称为释义或说明,是指咨询师把来访者的主要言谈、思想加以综合整理后,再反馈给来访者,使来访者有机会再次剖析自己的困扰,重新组合那些零散的事件和关系,深化谈话的内容。咨询师所简述的语义,不能扩大或缩小来访者所述的语义,最好是引用来访者最有代表性、最敏感、最重要的词语。其主要作用是:①让来访者有机会回顾自己的叙述;②可以对来访者所叙述的内容进行归类、整理,从中找出重要内容;③咨询师可以了解自己的理解是否准确;④传达一种信息——我在认真地倾听你的叙述,并了解了你的意思;⑤把话题引向重要的方向。此外,在咨询过程中,咨询师为了确定自己的理解是否是来访者关注的,也可以利用内容反应技术进行检验。

6. 情感反应 是指咨询师把来访者语言与非语言行为中包含的情感整理后,反映给来访者。情感反应与内容反应有所区别,内容反应着重于来访者言谈内容的反馈,而情感反应则着重于对来访者的情绪内容进行再编后反馈给来访者。一般地说,内容反应与情感反应是同时的。其主要作用是:①协助来访者觉察、接纳自己的感觉;②促使来访者重新拥有自己的感觉;③使咨询师进一步正确地了解来访者,或使来访者更了解自己;④有助于建立良好的咨询关系。

内容反应:"你说你经历了4次整容手术,但都以失败而告终了,是这样吗?"

情感反应:"你因此非常伤心、痛苦,是这样吗?"

7. 具体化　指咨询师协助来访者清楚、准确地表述他们的观点和他们所用的概念、所体验到的情感以及所经历的事情。可以使用"何人、何时、何地、发生何事、有何感受、有何行为"等问题。来访者因为各种原因对问题表达缺乏具体性表现在三种情况:问题模糊、概括化和概念不清。咨询师借助于具体化技术,澄清求助者所表达的那些模糊不清的观念及问题,把握真实情况,同时帮助咨询师理清思路,对症下药。

(1) 问题模糊

来访者:"我快烦死了""我很自卑"等,并由此形成自我暗示,自己被自己所界定的这种情绪笼罩,陷入困扰之中。

咨询师:"可不可以告诉我是什么事让你很烦?""你因为什么而自卑呢?"

(2) 概括化

来访者:"我觉得自己无能,没有什么吸引力。"

咨询师:"你能具体说说你哪一项能力不行,缺少什么样的吸引力吗?"

(3) 概念不清

咨询师:"你说有时三四点才睡着,有时醒来才四五点钟?"

求助者:"是的,我都好几个月没有睡着觉了。"

咨询师:"我理解的睡不着是无论多长时间都没有睡,可你刚刚说的是睡着了。你是入睡时间延长了,也可以说入睡困难,但不是你所说的睡不着。"

8. 参与性概述　是指咨询师把来访者语言和非言语行为,包括情感等综合整理后,再以提纲的方式对来访者表达出来。参与性概述可使来访者再一次回顾自己的所述,并使咨询有一个暂停调整的机会。在咨询中只要认为对来访者所说的某一内容已基本清楚就可作一个小结性的概述。

例如,通过摄入性谈话,把所收集到的资料信息反馈给来访者:

"你刚刚讲了近一两年来,你在工作上取得了很多成绩,但是因为你的外貌特征,你的同事总是对你无端指责,怀疑你的能力,做出不友善的事,你为此非常生气,你想和他们斗争,又担心惹起众怒,你很苦恼,不知该如何应对。"

(二) 影响技术

1. 面质　又称对质,是咨询师运用言语描述出对来访者的感受、想法和行为中存在的明显差异、矛盾冲突和含糊的信息。面质技术在于鼓励来访者放下防卫心理,发掘被自己掩盖的能力和优势,最终实现来访者的言语和行为的统一、理想自我和现实自我的统一。

面质必须谨慎使用,以免给来访者成长带来不利。进行有效的面质需要四个步骤:①仔细观察来访者,确定他所表现出来的矛盾类型,探查矛盾之处,不要过早地作出面质。②评估面质的目的,需要确定来访者是否需要被挑战。评估咨询关系是否安全,以便使来访者能从面质中受益。③总结矛盾中的不同因素,解决冲突,促进和谐。

④评估面质效果。面质效果可能不是立即发生的,同时要关注来访者可能出现更为防御的迹象。

2. 解释 是指运用某一种理论描述来访者的思想、情感和行为的原因、过程、实质等,以加深来访者对自身行为、思想和情感的了解,从而产生领悟,提高认知,促进变化。

解释内容包括:①是否有心理问题及其性质;②问题的主要原因,演变过程;③咨询的过程、原则等。解释仅仅做到帮助来访者找到问题产生的原因是远远不够的,要使问题得以改变,还需指导来访者在改变其思维方式或行为模式上下功夫。

3. 指导 是指咨询师直接告诉来访者做某件事及如何做、说某些话或以某种方式行动。指导概括起来有两种:①根据不同的心理理论指导,如行为主义学派常指导来访者做各种训练,如系统脱敏法、放松训练、自信训练等;②咨询师根据个人的咨询经验做出指导。但有些咨询师不赞同使用指导技术,认为这是把咨询师的意志强加在来访者身上,不利于来访者的成长。

4. 内容表达 是指咨询师传递信息、提出建议、提供忠告、给予保证、进行褒贬和反馈,以影响来访者,促使来访者实现咨询目标。咨询过程中各种影响技巧的运用其实离不开内容表达,都是通过内容表达起作用的。应注意措辞的缓和、尊重,例如"我希望你……""如果你能……或许就会更好",切不可用"你必须……""你一定要……""只有……才能……";同时,咨询师不应认为自己的忠告、意见是唯一正确且必须实行的,否则会影响咨访关系。

内容表达与内容反应不同,前者是咨询师表达自己的意见,而后者则是咨询师反应来访者的叙述。虽然内容反应中也含有咨询师所施加的影响,但比起内容表达来,则要显得隐蔽、间接、薄弱得多。同样,内容表达技术与解释技术也不同,解释侧重于对某一问题做理论分析,而内容表达则是咨询师提供信息、建议和反馈。

5. 情感表达 是指咨询师将自己的情绪、情感活动状况告知来访者,以影响来访者,助其成长。情感表达与情感反应不同。前者是咨询师表达自己的喜怒哀乐,而后者则是咨询师反应来访者叙述中的情感内容。

情感反应:"你感到很伤心、难过?"

情感表达:"对此我也感到十分难过。"

正确使用情感表达,既能体现对来访者设身处地的理解,又能传达自己的感受,使来访者感受到一个真实的咨询师形象,了解咨询师的人生观,同时,咨询师这种开放的情绪分担方式为来访者做了示范,易于促进来访者的自我表达。咨询师所做的情感表达,其目的是为来访者服务,而不是为做表达而表达,或者为了自己的表达、宣泄。因此其所表达的内容、方式应有助于咨询的进行。

6. 自我开放 也称自我暴露、自我表露,指咨询师表达自己的情感、思想、经验与来访者共同分担。它是情感表达和内容表达的一种特殊组合。咨询师的自我开放和来访者的自我开放有相等的价值。它能促进建立良好的咨访关系,能使来访者感到有人分担了他的困扰,感受到咨询师是一个普通的人,能借助于咨询师的自我开放来实现来访者更多的自我开放。

自我开放有两种形式:第一种是咨询师把自己对来访者的体验感受告诉来访者。第二种是咨询师暴露与来访者所谈内容有关的个人经验。一般来说,咨询师的自我开放应比较简洁,因为目的不在于谈论自己,而在于借自我开放来表明自己的理解并愿意分担来访者的情绪,促进来访者更多地自我开放。自我开放应以有助于促进咨询关系、促进来访者进一步自我开放和深入地了解自己、加强咨询效果为准则。

7. 影响性概述　是指咨询师将自己所述的主题、意见等组织整理后,以简明扼要的形式表达出来。影响性概述可使来访者有机会重温咨询师所说的话,加深印象,亦可使咨询师有机会回顾讨论的内容,加入新的资料,强调某些特殊内容,提出重点,为后续的交谈奠定基础。

影响性概述与参与性概述不同,前者概述的是咨询师表达的观点,而后者概述的是来访者叙述的内容。前者较后者对来访者的影响更为主动、积极和深刻。影响性概述有时常和参与性概述一起使用。比如,用于面谈结束时,概述自己所阐述的主要观点。这样会使整个咨询过程脉络清楚,有利于来访者把握咨询全局,加深印象。

五、美容心理咨询师的基本要求

(一) 专业知识、技能方面的要求

美容心理咨询师要具备美容心理咨询的专业能力。不是所有的美容医师或美容医务人员都能做心理咨询,也不是一般的心理咨询者就能够从事美容心理咨询。美容心理咨询师应该有心理学、社会学、行为科学、精神病学等方面的基础,具备美容医学和心理咨询学两个方面的基本知识,掌握一定的心理咨询理论、方法、技术和技巧,并经过心理咨询的专门训练。如果缺乏心理咨询的基本知识和技能,咨询不仅达不到目的,反而可能加深或引发心理问题。

(二) 职业道德方面的要求

1. 应当提高业务素质,遵守执业规范,为社会公众提供专业化的心理咨询服务。
2. 心理咨询人员不得从事心理治疗或者精神障碍的诊断、治疗。
3. 发现接受咨询的人员可能患有精神障碍,应当建议其到符合法规规定的医疗机构就诊。
4. 应当尊重接受咨询人员的隐私,并为其保守秘密。

(三) 积极维护来访者利益

就目前的情况看,美容心理咨询还没有专门的机构,一般是由美容医师来做(从严格意义上说,很多美容医师不是做真正的心理咨询)。在咨询的过程中,涉及来访者是否做过手术或通过何种手术来解决其心理问题时,咨询师应该客观地考虑手术的必要性,在提出美容手术建议时,也应该尽量减少来访者的经济负担。

(四) 心理品质方面的要求

美容心理咨询师的个人因素对咨询效果有直接的影响。因此,美容心理咨询师应具备以下心理品质:较高的心理健康水平、敏锐的观察力、灵敏的感受性、较强的语言驾驭能力、清晰的自我意识。

第二节　心理治疗与美容

容貌或体像所导致的一般心理问题、严重心理问题,可通过美容心理咨询、生活

美容和医学美容等途径来克服。但是,对于较为严重的容貌心理障碍、体像障碍或人格障碍的求美者,则必须使用相应的心理治疗技术。

一、心理治疗的概述

(一) 概念

心理治疗(psychotherapy)是在良好治疗关系基础上,由经过专业训练的治疗师运用心理治疗的有关理论和技术,对来访者进行帮助的过程,以消除或缓解来访者的问题或障碍,促进其人格向健康、协调的方向发展。

(二) 心理治疗与心理咨询的关系

1. 心理咨询和心理治疗的相同点 从心理咨询和心理治疗的定义看,二者有许多重要之处相互重叠,主要有:

(1) 理论与方法:心理咨询和心理治疗采用的来访者中心疗法、合理情绪疗法的理论和技术是一致的。

(2) 工作目的:心理咨询和心理治疗都希望通过双方的互动,达到改变和成长的目的。

(3) 工作关系:心理咨询和心理治疗都注重建立咨访(治疗师和病人)双方良好的人际关系。

2. 心理咨询和心理治疗的不同点 心理咨询和心理治疗之间的不同点主要有:

(1) 工作对象:心理咨询的对象称来访者,主要是在适应和发展方面发生困难的正常人、心理问题较轻或已康复的病人。心理治疗的工作对象称病人,主要为精神病、神经病、心身疾病、心理障碍等。

(2) 工作任务:心理咨询主要解决人际关系、学习、升学、婚姻等问题。心理治疗主要解决人格障碍、行为障碍、心身疾病、性变态等问题。

(3) 工作方式:心理咨询强调教育与发展,费时较少,一次至数次。心理治疗强调人格的改造和行为的矫正,费时较长,数周至数年。

(4) 工作场所:心理咨询的工作场所相当广泛,包括门诊、学校、社区、职业培训部门等。心理治疗主要在医疗环境或私人诊所进行。

二、精神分析治疗

(一) 概述

精神分析治疗(psychoanalytic psychotherapy)也称动力心理治疗,由弗洛伊德创立,是以精神分析理论为基础的心理治疗方法。主要包括潜意识理论、人格结构、性心理发展阶段等。该理论认为人的早年心理冲突会存在于潜意识中,在一定条件下(如精神刺激、环境变化等),这些潜意识的心理冲突会转化为各种神经症状及心身转换症状(神经症、心身疾病等)。精神分析学家通过"自由联想""释梦"等方法,帮助求美者将压抑在潜意识中的各种心理冲突,主要是幼年时期的精神创伤和焦虑情绪体验等带入意识中,使无意识的心理过程转变为意识的内容,使求美者了解、领悟症状的真正意义,重新认识自己,并改变原有的行为模式,从而达到治疗的目的。

精神分析的目的不单纯是消除求美者的症状,而是注重人格的重建,通过对早年心理冲突的分析,增强并调节求美者的自我功能,从而使求美者能更好地承受各种压力,适应社会。

(二)精神分析治疗的主要技术

1. 自由联想(free association)　是精神分析的基本方法。其最重要功能是减轻求美者的心理防御机制,逐渐接近潜意识。治疗师要求求美者毫无保留地诉说他头脑中所想到的一切,即使一些自认为是荒谬的、奇怪的、羞耻的或与治疗无关的想法等。通过自由联想,求美者无意识的大门不知不觉被打开,无意识里的心理冲突浮现到意识领域,治疗师对求美者所讲述的信息进行分析后,发现求美者的内心冲突,并使之有所领悟,从而建立新的思维方式。

2. 阻抗的处理　阻抗(resistance)本质上是求美者对于心理治疗过程中自我暴露与自我变化的抵抗,一般表现为对某种焦虑情绪的回避,或对某种痛苦经历的否认。当求美者出现阻抗时,往往正是其心理症结所在。因此,治疗师在整个治疗过程中需不断分辨并引导求美者认识、承认进而克服各种形式的阻抗,将压抑在潜意识中的情感发泄出来,并促使求美者对其自身特定思想、行为方式的领悟。因此,阻抗既是治疗中的危机,又是治疗中的契机,克服阻抗是心理治疗的重要组成部分。

3. 移情分析　移情(transference)是指求美者把对父母或对过去生活中某个重要人物的感情、态度和属性转移到了治疗师身上,并相应地对治疗师做出反应的过程。发生移情时,治疗师成为求美者某种情绪体验的替代对象。移情有正移情(positive transference)和负移情(negative transference)。正移情即把治疗师当作过去喜欢、思念、热爱的对象。负移情即把治疗师当作过去憎恨、敌对、厌恶的对象。出现移情是心理治疗过程中的正常现象,面对求美者的移情,治疗师应保持清醒、冷静的头脑,不被移情困惑和过度卷入。精神分析治疗认为求美者在治疗过程中都会产生移情,透过移情,治疗师可具体观察到求美者对他人的情感问题,这个他人常是在求美者生命中有重要作用的。治疗师应鼓励求美者宣泄自己压抑的情绪,充分表达自己的思想感情和内心活动。求美者在充分宣泄情绪后,会感到放松,再经过治疗师的分析得以领悟后,心理症状会逐渐化解。

4. 梦的分析　精神分析学派认为,梦并非无目的、无意义的行为,而是代表个人愿望的满足,与被压抑的无意识的活动有着某种联系。梦分为隐梦和显梦两种,通过对显梦的分析可以直接找到疾病的症结,对隐梦则要透过现象了解症结。求美者讲述的梦境,知觉到的梦象,是具有象征意义的显梦,而真正影响人的精神活动的无意识的内容则经过化装、变形存在于隐梦中。为寻找梦的隐义,需要剥开显梦的层层化装,这就是治疗师对梦的分析、解释工作。为了更准确地释梦,治疗师通常要求求美者把梦中不同的内容进行自由联想,以便发掘梦境的真正含义。

5. 解释(interpretation)　精神分析的实质就是解释,治疗师在治疗过程中,对求美者的感受和行为等问题的潜意识含义进行解释,使其领悟或自知,面对现实并接受现实。解释是一个逐步深入的过程,要以求美者所说的话为依据,用求美者能够理解的语言告诉他心理症结所在。通过解释帮助求美者逐步重新认识自己,认识自己与其他人的关系,使被压抑在潜意识的内容,不断通过自由联想和梦的分析暴露出来,从而达到治疗疾病的目的。

三、行为治疗

(一) 概述

行为治疗(behavior therapy,BT)主要根据行为主义的学习理论来认识和治疗心理问题,故又称为学习疗法。其中包括经典条件反射理论、操作性条件反射理论及社会学习理论。BT认为人的行为是通过学习获得的,异常行为也是学习获得的,要改变异常行为必须根据学习理论,通过观察、模仿、强化等学习方式来获得新的适应性良好的行为。

与其他心理治疗方法相比,行为治疗更注重对求美者的病理心理及有关功能障碍(即问题行为)进行行为方面的确认和分析,更注重确定治疗目标和制订相应的干预措施。

知识链接

行为治疗的基本原则

1. 要有适当的进度 治疗师应根据求美者的年龄、接受程度、问题行为的性质、程度等因素,设计一定的治疗进程。应从简单、容易的程度开始,逐步开展。

2. 要有适当的赏罚 个体建立其新行为时,越是得到夸奖与鼓励,则越容易成功且继续保持。反之,得到处罚与阻碍,则不易发生改变。在心理治疗上,要多利用此原则来影响行为,帮助所希望产生的新反应顺利产生,并能维持下去。

3. 训练的目标要恰当 行为治疗的目标应本着具体、可行、可评估、双方接受的原则制定,目标具体到可观察、可测量的水平。如果求美者需要改变的问题行为有多个,那么就需要治疗师与求美者共同商讨,确定首先需要改变的行为或需要处理的问题,共同设计出单一、具体、明确的目标行为,逐一改善。

4. 激发足够的动机 如果求美者本人缺少改变行为的动机,则治疗难以取得效果。治疗师要在建立良好治疗关系的基础上,详尽说明治疗的方法和要求,充分获得求美者的信任与合作,激发求美者的求治动机,促进治疗效果的产生。

(二) 行为治疗中的常用技术

1. 放松训练(relaxation training) 又称松弛训练,是按一定的练习程序,学习有意识地控制或调节自身的心理生理活动,以降低机体唤醒水平,调整那些因紧张刺激而紊乱的功能。放松训练的基本假设是改变生理反应,主观体验也会随着改变。也就是说,经由人的意识可以把"随意肌肉"控制下来,再间接地使主观体验松弛下来,建立轻松的心情状态。对于应对紧张、焦虑、不安、气愤的情绪和情境非常有用。经常使用的放松方法有渐进肌肉放松、想象性放松和深呼吸放松。

(1) 渐进肌肉放松:①准备工作:找一个舒服的姿势,可以靠在沙发或躺在床上,应在安静的环境中,光线不要太亮,尽量减少无关刺激;②放松的一般顺序:手臂部→头部→躯干部→腿部;③每一部分肌肉放松的5个步骤:集中注意→肌肉紧张→保持紧张→解除紧张→肌肉松弛。治疗师在给出放松指示语时,特别要注意利用自己的声调语气来创造一个有利于求美者放松的氛围。

（2）想象性放松：实施起来虽然比渐进肌肉放松更为容易，但效果常常因人而异。治疗师需要事先设计言语指导的内容，要知道求美者在什么样的情景中感到最舒适、惬意和放松。一般的情景是在大海边。治疗师在给出指示语时，要具有想象力，注意语气、语调的运用，节奏要逐渐变慢，配合对方的想象。

（3）深呼吸放松：最简单的放松方法，与日常生活中人们自我镇定的方法相似。治疗师可配合对方的呼吸节奏给予如下的指示语：一呼……一吸……一呼……一吸……或深深地吸进来，慢慢地呼出去……

2. 系统脱敏疗法（systematic desensitization） 是由沃尔普（J.Wolpe）所创立，用于治疗焦虑和恐惧的求美者。其基本原理：当引起焦虑、恐惧的刺激物出现时，让身体放松来抑制焦虑、恐惧的反应，使之逐渐削弱，直至最终切断刺激物与焦虑、恐惧的条件联系，即运用放松技术拮抗刺激引起的条件性焦虑（恐惧），实质是一种交互抑制（reciprocal inhibition）。具体方法是治疗师首先同求美者一起制订不同程度的焦虑、恐惧情境等级表，然后让其在每一情境等级运用放松技术抑制焦虑、恐惧反应的发生，达到对焦虑、恐惧情境等级的逐步脱敏。系统脱敏疗法分三个步骤：放松训练、焦虑等级评定、系统脱敏。

（1）放松训练：治疗师可用前面提到的放松训练法训练求美者，使其掌握放松的方法。同时布置作业反复练习，直至求美者在日常生活环境中可以随意放松，达到运用自如的程度。

（2）焦虑等级评定：收集求美者的症状和有关心身状态的应激史，找到与求美者的焦虑、恐惧情绪有关的各种刺激、事件和情境；制订焦虑、恐惧情境等级表：治疗师与求美者一起划分引起求美者焦虑、恐惧的各个具体情境，并由弱到强排列成等级次序表。以百分制为例，心情极度不适时评 100 分，平静没有不适时评 0 分，两者之间各种不同程度心情不适可以评为 80、60、40、20 分。一般只列出求美者认为最重要、最常见的精神刺激，无需包罗求全。排列应由求美者完成或得到求美者认可。焦虑等级评定的关键，是最低层次的精神刺激所引起的不适，应小到足以能被全身松弛所抑制的程度，且各层次之间的级差要均匀适当。

（3）系统脱敏：治疗师按照等级表上焦虑情境由弱到强的次序，引导求美者在深度放松状态下，想象自己身临等级表上的每一情境，如能保持放松状态，则能达到对每一组情景所致焦虑的去条件化。如此去条件化过程由轻到重一步步进行下去，从而能对整个焦虑、恐惧情境不再过敏。反之，则需在这一等级反复训练直至能轻松应对。

3. 满灌疗法（flooding therapy） 指让求美者处于最为强烈的焦虑情境或想象中，并持续一段时间不允许求美者逃避，从而消除求美者面临焦虑情境的焦虑情绪和逃避反应的发生。该疗法的建立是基于假说：逃避诱发焦虑的情境实际是条件反射性地强化焦虑。让求美者持久地暴露在最惧怕的情境中，即使没有放松的过程，惊恐反应也终究会自行耗尽，称为"消退性抑制"。该疗法疗效较好，它使求美者能直接面对最令其焦虑、恐惧的情境，从中获得顿悟，不再焦虑、恐惧。但该疗法对于某些求美者常难以接受，也可能出现强烈反应而导致意外事件发生，如心肌梗死、脑梗死、肺梗死、昏厥等。因此，满灌疗法运用时应慎重，因对象而异。

4. 模仿学习（imitation learning） 即让求美者通过模仿他人的适应性行为而学习。其原理来源于社会学习理论。社会学习理论认为人的行为是在后天环境中通过观察学习获得的。因此,若需建立或消除一种行为,可通过给予求美者一个榜样、一种示范,使之能效仿,获得某种行为或取代不适应行为。如对与异性交往不知所措的人,治疗师可以引导其观察日常男女的正常交往,或男女交往的录音、录像,以及治疗师与异性交往的示范表演,从而获得与异性交往的适宜行为、方法等。

5. 厌恶疗法(aversion therapy) 厌恶刺激(如电击、催吐剂、体罚、厌恶想象等)附加在某一问题行为反应之后,以抑制和消除该问题行为。其原理是操作性条件反射中的惩罚作用,即将某种不良的行为和痛苦的刺激建立条件反射,从而导致不良行为的消失。首先,确定靶症状,求美者可能存在不止一种的不良行为或习惯,但只能选择一个最主要或是求美者迫切要求弃除的。其次,选择适当的厌恶刺激,厌恶刺激必须是强烈的。最后,把握时机,施加厌恶刺激。在不良行为即将出现或正在出现的同时,实施厌恶刺激,促使个体避及问题行为。

6. 强化法(reinforcement) 对某种行为给予奖励或惩罚即为强化。强化法建立在操作条件反射理论基础上,通过强化,可塑造、保持、增强某种行为,也可减弱、消除某种行为。因此,强化有正强化(给予 1 个好的刺激)、负强化(去掉 1 个坏刺激)、正惩罚(施加 1 个坏刺激)、负惩罚(去掉 1 个好刺激)之分。常用的强化法有代币法和消退法。实施强化时要注意,目标行为发生时,要及时、一致地给予强化物;给予强化物时,要对目标行为进行描述;强化过程要注意外部强化与内部强化相结合,最终以内部强化为主。

(1) 代币法:所谓代币治疗,就是以替代钱币的筹码来奖赏求美者的适应性行为,此筹码可换取一定的实物奖励,这是正强化。代币可以是小红旗、奖牌、小红花、兑换券等。代币法可用于培养儿童良好的行为习惯,也可用于精神病病人适应行为的训练。

(2) 消退法:即对来访者的不适应行为不予注意,不给予强化,使之减弱或消退。如幼儿以哭闹来引起父母的注意,若父母坚决不予理睬,幼儿哭得没趣,自己会停止哭闹。就是对儿童的某些非适应性行为不予注意,不予强化,会使其停止;若给予强化,不管是正强化还是负强化,都可能使这些行为固着。

四、人本主义治疗

(一) 概述

人本主义治疗方法是主要以罗杰斯的自我理论为基础发展形成的心理治疗方法。该理论认为,个体自我概念中的冲突和矛盾是导致心理异常的原因。自我概念的形成来源于个人的主观经验和他人的客观评价,当二者不一致时,就会产生心理冲突。心理治疗应以求美者为中心,通过创设温暖、尊重、真诚的人际关系,协助求美者重新认识自我,重建真实的自我概念,向着自我实现的方向发展。

(二) 人本主义治疗的常用方法

1. 来访者中心疗法(client-centered therapy) 是创造一个良好的、适宜的环境,相信求美者只要得到治疗师的温暖和鼓励,通过真诚关怀的态度、尊重、接纳和了解,就有机会去体验并探索其真实的感受,在治疗关系中学会为自己负责,并获得更多的自我了解。治疗过程集中在求美者的思维和情感上,治疗师耐心地倾听求美者的陈述,并采取理解和宽容的态度,对其情感作出反应,以便让求美者尽量表达和暴露自己,充分体验到他的感情和自我概念的不协调,将其揭示出来加以改变,就能使求美者有所进步。

2. 会心团体治疗法(encounter group therapy)　是罗杰斯创立的一种团体心理治疗方法,由背景或问题相似的个体组成小组,通过团体活动来帮助参加者改变适应不良的行为或人际交往障碍等心理问题,也可以用于希望提高交往能力和适应能力的正常人。会心就是指心与心的沟通和交流,概括了这些团体咨询最根本的特点。因此,会心团体被视为发展性团体咨询,或成长性团体咨询。会心团体的原则是从"以个人为中心"发展而来的"以团体为中心"。包括人际关系小组、T- 小组,敏感训练小组、个人成长小组、人类潜能小组等,强调团体中的人际交往经验,都注重此时此地的情感问题。团体咨询的目的不是为了治疗,而是促进个人的成长,包括了解自我、增强自信、寻求有意义的人际关系等。

3. 支持疗法(supportive therapy)　一般是治疗师合理地采用劝导、启发、鼓励、同情、支持、评理、说服、消除疑虑和提供保证等方法,帮助求美者认识问题、改善心境、提高信心,从而促进心身康复的过程。治疗师应尽可能激发求美者的自尊和自信,使其看到自身的优点和长处,鼓起战胜困难的勇气,提高适应能力和社交技能,最终消除心理障碍,渡过危机。

五、合理情绪疗法

(一) 概述

合理情绪疗法(rational emotive therapy,RET)是帮助求美者解决因不合理信念而产生情绪困扰的一种心理治疗方法,属于认知心理治疗的一种方法,由埃利斯(A.Ellis)在 20 世纪 50 年代末提出。该疗法的创立基于他独特的人性观,即人可以是理性的,也可以是非理性的。当人按照理性去思维、去行动,人就会快乐,行动也富有成效。人都会有一些不合理的思维和信念,当人处于非理性时,常常通过内化言语重复某种不合理的信念,导致情绪困扰、行为异常。因此他指出:人的情绪困扰、行为结果(consequence)不是由某一诱发性事件(activating event)所引起,而是由经历这一事件的个体对这一事件的认知评价(belief)所导致的,即 ABC 理论。而治疗的核心是对不合理信念加以驳斥和辩论(disputing),使之转变为合理的信念,最终达到新的情绪及行为治疗效果(effect)。这样,原来的 ABC 理论就进一步扩展为 A → B → C → D → E 的治疗模型。

知识链接

区分合理与不合理信念的 5 条标准

1. 合理的信念基于已知客观事实;不合理的信念包含更多的主观臆测。
2. 合理的信念能自我保护,生活愉快;不合理的信念使人产生情绪困扰。
3. 合理的信念更快达成自己的目标;不合理的信念则难于实现目标并苦恼。
4. 合理的信念使人不介入他人的麻烦;不合理的信念则易受他人的影响。
5. 合理的信念能很快消除、减轻情绪冲突;不合理的信念则困扰久、反应过度。

（二）合理情绪疗法的常用技术

合理情绪疗法认为不合理信念是心理障碍、情绪和行为问题的症结，因此该疗法的中心工作是围绕着批驳不合理的信念而进行的。主要技术有：

1. 与不合理信念辩论　是合理情绪疗法中最常用、最具特色的方法，称作苏格拉底的辩论法，即所谓"产婆术"的辩论技术。其方法是让求美者说出他的观点，然后依据他的观点进一步推理，最后引出谬误，从而让求美者认识到自己先前思想中不合理的地方，并主动加以矫正。

治疗师的提问应具有明显的挑战性和质疑性特点，其内容紧紧围绕求美者信念的非理性特征。针对不合理的信念辩论时，如质疑式提问"你是说你应该受到大家的喜欢吗？""你是否认为凡事都应按你的想法去做才对呢？"夸大式提问"是否别人都不做任何事情只围着你看？"等，直截了当或夸大地挑战求美者的信念的不合理之处，促使其与治疗师辩论，在辩论中逐渐认识自己信念的非理性、不现实、不合逻辑性，逐步动摇直至放弃不合理信念，以理性信念取代非理性信念。

2. 合理情绪想象技术　合理情绪想象技术（rational-emotive imagery，REI）是合理情绪技术治疗中常用的技术之一，需要在治疗师的指导下，帮助求美者进行想象的技术。具体分为 3 步：首先，让求美者在想象中进入产生过的不适当的情绪反应或自感最受不了的情境之中，并体验在此种情境下的强烈情绪反应；然后，帮助求美者改变这种不适当的情绪反应并体会适度的情绪反应；最后，停止想象。让求美者讲述他是如何想的，情绪有哪些变化。对求美者情绪和观念的积极转变，治疗师应及时给予强化，并补充其他相关的合理信念。

3. 认知家庭作业　认知家庭作业（cognitive homework）也是合理情绪疗法中常用的技术。它实际上是治疗师和求美者之间会谈的延伸，即让求美者在完成作业的过程中，更好地掌握会谈中的内容，并学会和自己不合理的信念进行辩论。主要形式有：合理情绪治疗自助量表（RET self-help form），实际上是求美者自己进行 ABCDE 工作的过程；合理的自我分析（rational self-analysis，RSA），与 RET 自助量表基本类似，也是要求求美者报告 ABCDE 各项，但报告重点要以 D 即与不合理信念的辩论为主。

六、暗示和催眠疗法

（一）暗示疗法

1. 概述　暗示疗法（suggestion therapy）是指治疗师利用暗示对求美者施加积极的影响来减轻或消除其症状的一种方法。

一般来说，暗示可以分为实施暗示与接受暗示两个方面。实施暗示是动机的直接"移植"，而非说理论证；接受暗示是无意识地接受信息，不加分析、判断地遵照行动。

暗示可以使被暗示者出现明确的生理与心理变化。格雷厄姆 1960 年对荨麻疹与雷诺病的病人所做的态度诱导"实验"发现，病人的皮肤温度发生了与原疾病相反的改变。也有学者发现暗示能改变人的行为与动机，甚至重新唤起消失的记忆。

2. 方法　暗示治疗可分为觉醒状态与非觉醒状态两类治疗方法。觉醒状态的暗示治疗又分直接暗示治疗（是指治疗师用事先编好的暗示性语言对静坐的求美者进行治疗）和间接暗示治疗（是指借助某种刺激或仪器的配合，并用语言强化来实施的治疗）。非觉醒状态的暗示疗法是治疗师使求美者处于催眠状态时实施的治疗。

与不合理
信念辩论

暗示治疗常用以下方法：

（1）言语暗示：将暗示的信息通过言语形式传达给受暗示者，从而对受暗示者心理上产生影响作用。如在临床工作中治疗师对焦虑的求美者说："这个药对治疗你的焦虑、紧张有奇效"，那些易受暗示的求美者服药后会感到镇静、安神。

（2）操作暗示：通过对受暗示者进行某些操作，如躯体检查、仪器探查或虚拟的简单手术而引起其心理、行为改变的过程。

（3）药物暗示：求美者使用某些药物，利用药物的作用而进行的暗示。安慰剂治疗也是一种药物暗示。

（4）其他方法：还可以采用环境暗示、笔谈暗示、自我暗示等多种方法，均可以取得一定的疗效。

（二）催眠疗法

1. 概述　催眠疗法（hypnotherapy）是应用一定的催眠技术使人进入催眠状态，并用积极的暗示控制求美者的心身状态和行为，以治疗求美者躯体疾病或精神疾病的一种心理治疗方法。催眠状态即被试者通过一定的诱导、暗示方法，进入到一种既不同于睡眠又不同于觉醒的特殊的意识恍惚状态。在此状态下，被试者接受暗示性增高，自主判断能力、自主意愿及行为能力明显减弱或丧失，感知觉、记忆及生理功能也会发生不同程度的歪曲、改变或丧失。因此根据人的这一特性，发展出催眠疗法。催眠治疗也是一种暗示治疗。催眠的程度因人而异，并不一致。既有可立即进入深沉催眠状态的人，也有始终无法进入的人。

2. 方法

（1）准备工作：首先要积极与求美者建立起良好的治疗关系，并且向求美者解释催眠治疗的原理和治疗过程，消除求美者对治疗的疑虑，增强对治疗师的信赖。

（2）催眠诱导：催眠者诱导求美者进入催眠状态。在此过程中，一方面要诱使求美者的意识进入一种全面的抑制状态（除接受催眠者的指令外），另一方面又要保持求美者和催眠者（治疗师）之间信息联系的畅通。催眠诱导的基本技术是语言诱导，因此，暗示性的诱导语言在任何时候都必须准确、清晰、简单、坚定。

催眠诱导的方法很多，常用的方法如凝视法。凝视法是通过刺激被催眠者的视觉器官而使其注意力集中的方法。这种方法又可分为光亮法、吸引法和补色法。

催眠诱导还可以采用进行性肌肉放松法（言语诱导逐步全身肌肉放松）、倾听法（刺激听觉器官使其注意力集中）、抚摸法（刺激皮肤使其注意力集中）、观念运动法（通过体验某种观念并与身体某个部位运动相结合使其注意力集中，如食指紧贴法、双手并拢法、身体摇摆法等）。

（3）实施治疗：催眠本身不是心理治疗，而是心理治疗所借助的手段或技术。催眠的目的在于解除求美者的防御机制，改善情绪，缓解症状，分析病因，寻找症结，消除病症，健全人格等。因此在进入催眠状态后的治疗实施更为重要。主要方法有直接暗示、引发想象、催眠分析、年龄回归等。

（4）催眠唤醒：整个治疗结束后，应用催眠唤醒使被催眠者逐渐苏醒，这是治疗中的必要环节。唤醒方法应得当，否则造成被催眠者不舒适，影响治疗效果和医患关系。通常采用数数暗示法、定时暗示法、转入睡眠法、快速唤醒法。

（汪启荣　周雪妃）

扫一扫
测一测

复习思考题

1. 美容心理咨询与心理治疗的区别和联系有哪些?

2. 美容心理咨询中为建立良好的咨访关系,咨询师应采取什么样的态度?

3. 小兰因相貌丑陋,从小被别人嘲笑,一直有挥之不去的心结:因为长得丑,别人都不喜欢我。后无意中听说自己暗恋的男生说自己是全班最丑的女生,更加自惭形秽,甚至不敢和男生接触,面对异性不敢抬头,出现脸红、出汗、语无伦次等表现。请用系统脱敏疗法为小兰的异性社交恐怖症设定治疗方案。

第十章

- - - - - - - -

课件
10章PPT

人际沟通与美容

扫一扫
知重点

学习要点

> 人际沟通的概念和模式;求美者的心理需要和心理反应;人际沟通的语言沟通技巧和非语言沟通技巧。

在美容医疗中,美容工作者仅仅有医学知识、美容知识还是远远不够的。美容医疗的主要目的是为了满足求美者的心理需要,因此了解求美者的心理动机、对美容效果的期待及审美观念就显得尤其重要,这就需要美容工作者具备良好的人际沟通能力。学习人际沟通的知识,对美容工作者与求美者进行良好沟通有着极其重要的意义。

第一节　求美者的心理特点

一、求美者的心理需要

俗话说,人有"七情六欲"。常说的"六欲"有食欲、物欲、权欲、性欲、情欲,还有美欲。美欲即爱美之心,人皆有之。从美容心理学的角度来说,爱美之心主要指人对自身容貌美化的心理需求,是人最基本的精神需要,是求美行为的原动力。

在物质条件日益丰富的今天,美成为人们生活中的必然需求。然而,人为什么要美容? 在美容这一社会需求的背后有着怎样广泛的心理基础? 仔细分析和了解美容背后各种各样的需要和动机有助于美容工作者认识求美者对美容的不同需求。

(一) 生理需要

由于先天生理因素或后天意外事件伤害导致自身生理上的某些不足、遗憾,会导致生理功能危机或心理上的排斥、拒绝或反感。如,因遭遇烟花爆炸导致毁容,并造成鼻孔粘连、嘴巴不能进食等生理功能破坏,需要进行手术恢复功能;阴道缩窄术、隆乳术等整形术既从生理上改变了原来的不足或不适应,也会引起心理上的改变。

(二) 安全的需要

美容手术本身具有一定的风险,所以求美者会有强烈的安全需要。他们会担心手术安全性和术后效果,也会担心自身生命安全,希望了解更多关于美容的知识和美容工作者的医术医德。

（三）归属和爱的需要

很多求美者在社会工作或人际交往中处于被动地位，因为自身形体或容貌而自卑，逃避社会交往。美容是为了找回自信，有利于工作、交友、恋爱、婚姻等社交活动，所以他们有很强的归属和爱的需要。

（四）尊重的需要

有些求美者因外表不够美观或自身缺陷而受到他人的歧视、嘲笑，希望通过美容整形改变现状，得到他人的尊重和接纳。还有部分求美者心理比较复杂，不希望家人、亲戚、朋友和同事知道自己做过美容手术，术前术后不愿照相、不留真实姓名和地址，害怕被人发现等。因此，美容工作者应尊重他们的隐私，做好保密工作。

案例分析

罕见病："80 后"女孩儿分娩后"一夜"变老

某患者 1985 年出生，生完孩子觉得自己变得苍老许多，脖子的皮肤松弛了很多，殊不知厄运已经降临在自己身上。一年后，她发现自己越来越老，容貌像七八十岁的老太婆。整日以泪洗面，原本活泼开朗的她变得沉默寡言，不敢出门，不敢照镜子，不敢接孩子，家庭关系也变得紧张。患者轻生过，但她还是希望能过上跟同龄人一样正常的生活。

郑州大学第一附属医院的主任医师了解患者的情况后，初步诊断为"获得性皮肤松弛症"，临床表现为皮肤松弛，起皱褶，看上去超出实际年龄，属于罕见病，病因尚未明确，跟病人的基因遗传有关，属于世界医学难题，目前尚无有效治疗手段。

一次偶然的机会，患者走进了一家整形医院，做了第一次整形手术。果不其然，她的这次大胆尝试有了出乎意料的效果。患者目前的容貌已经恢复到了五六十岁的样子，她坦言自己还要进行第二次手术，争取恢复到三十多岁的容貌。

试分析患者美容背后的心理需要。

（五）自我实现的需要

由于身体或外表的限制，虽然很多人有着美好的理想和对未来的憧憬，但是其理想、愿望实现几率很小或无法实现。很多求美者希望通过美容来改善自身形体美，以有助于实现理想、体现自身价值，最终达到自我实现。韩国电影《丑女大翻身》中的女主人公身高 169cm，体重 95kg，唯一的优势就是天籁般的嗓音，虽然她做梦都想当歌手，可是因为外形问题只能给美女歌手做幕后配唱，后来她进行了美容整形，取得了爱情、事业上的巨大成功，达到了人生的自我实现。

知识链接

求美者的类型

自我提升型：求美动机明确，审美观正常，要求切合实际。能与美容师通力合作，共同商讨治疗程序、治疗的远期效果和危险性，多收到满意的效果。

恋爱婚姻型:"窈窕淑女,君子好逑",整形美容也成为维持甜美恋情和婚姻的一剂良药。但由于期望过高,术后达不到理想效果或是爱情婚姻失败后归因于对术后结果的不满意而百般挑剔。

事业需求型:由于体形和外貌影响事业发展,对整形美容术寄予较大的希望,有正确、合乎常理的审美观。

主动参与型:这类人自身要求手术的心理不十分强烈,但看到别人美容手术后效果好或经劝告主动参与、要求手术。

心理障碍型:这类人客观上没有做美容手术的必要,但内心要求更美的愿望强烈,所以坚决要求手术。一般心理自卑、自我封闭,性格内向而寡言,易偏激。由于其情绪多变,手术应谨慎。

残缺畸形型:这部分求美者有明显的生理缺陷,他们性格有时会倾向于内向、偏激,常把生活、工作中的不幸或不如意归因于自身缺陷,容易悲观失望、自暴自弃。

二、求美者的心理反应

(一) 焦虑心理

对求美者来说,进行美容手术是一种心理应激,大多数求美者对手术有害怕和焦虑心理,包括对美容工作者医术的怀疑,担心美容手术达不到预期的效果,对美容手术有未知的不安全感等。尤其担心手术是否成功,惧怕手术中疼痛、出血及并发症,术后是否影响正常功能。临近手术时,求美者的心理负担加剧,心情紧张、焦虑,甚至坐卧不安,夜不能眠。

(二) 恐惧心理

求美者进入手术室,亲身体验手术的全过程,加之手术室的特殊环境、手术人员独特的衣着和紧张的准备工作,求美者会有很强烈的陌生感和恐惧感,甚至难以自制,表现为全身发抖、面色苍白、四肢发冷、冒冷汗、血压上升、心率加快、惶惶不安,有的表现为惊恐、胸闷,甚至濒死感。

(三) 抑郁心理

很多求美者认为美容手术是万能的,希望通过手术立即从"丑小鸭"变成"白天鹅"或期望达到尽善尽美的程度,甚至产生不切合实际的想法。一旦效果达不到预期标准,就会感觉悲观、失望、抑郁。

案例分析

整鼻"成瘾"的王女士

28岁的王女士是一位企业行政人员,长相清秀。一次意外受伤后,她觉得自己鼻子没有从前漂亮了。在一家美容医院整鼻后,因为与预期效果不符,她觉得鼻子更丑了,要求医院重新修复,之后又多次整鼻,可经过5次手术,王女士依然觉得鼻子不如从前漂亮,原本开朗健谈的她陷入了终日郁郁寡欢之中。最后,家人将她带到心理门诊,经过一系列心理辅导,王女士才不再整鼻。

试分析王女士美容后的心理反应。

（四）悔恨心理

很多求美者因为手术效果不佳或留有后遗症，悔恨当初不该做美容手术，这种悔恨心理常表现为无理取闹、得理不饶人的愤怒举动，甚至出现以死相逼的极端行为。

第二节　人际沟通技巧

一、人际沟通

人际沟通中的
三种角色心态

人际沟通指人们为达到某种目的，通过一定的方式，使彼此相互了解、信任并适应对方的一种活动过程。

美容工作中的人际沟通是指以求美者为中心的群体（包括求美者、家属、亲戚、朋友等）和以美容工作者为中心的群体之间交换意见、传递信息、表达情感和需要的交往过程。

二、人际沟通的模式

美容工作中的沟通模式是医学模式在人际沟通中的具体体现。根据美国学者萨斯和霍华德对医患关系的观点，提出了三种沟通模式。

（一）主动 - 被动型模式

在这种模式中，美容工作者是美容工作的决定者，占主导地位，特点是"美容工作者为求美者做什么"，主要适用于昏迷、休克、全麻或有严重创伤的病人。此时求美者没有主动性，完全听任美容工作者的处置。但对于意识清醒、有分析能力的求美者，这种模式难以调动其积极性，不能主动配合治疗是其最大的缺陷。

（二）指导 - 合作型模式

这一模式中，美容工作者与求美者同处于主动位置，但美容工作者具有主动性，他们对治疗方案提出决定性措施，求美者则按其吩咐执行。所不同的是求美者除了尊重美容工作者的决定外，也可以提出自己的问题，寻求美容工作者的解释和帮助，具有一定的主动权。当前的美容工作中常见这种模式。

（三）共同参与型模式

这一模式是较理想的沟通模式，美容工作者与求美者同处于平等的相互作用的位置，他们相互需要，共同参与。该模式对求美者要求较高，要求其具有美容医学的相关知识，对美容治疗有强烈的参与感，彼此之间能够发挥双方的积极性和主动性。

在实际的美容活动中，美容工作者与求美者间的沟通模式也不是固定不变的，随求美者病情的变化，可以由一种模式转化为另一种模式。例如，一位因紧急面部损伤处于昏迷状态的求美者，最初应按主动 - 被动型模式处理，随着病情的好转和意识的恢复，可逐渐转为指导 - 合作型模式，最后，进入康复期，适宜的沟通模式应该是共同参与型模式。

三、人际沟通技巧

（一）沟通的态度

1. 尊重　人际交往艺术的核心在于对别人的尊重。只有尊重自己的交往对象，交往对象才会尊重你。在互相尊重的氛围下,交往才能顺利进行。在美容医疗工作中,作为美容工作者,要将求美者看作平等的人给予尊重,尊重求美者的人格、隐私和权利,予以充分的认同,不可因外貌、性格、职业、社会地位等对对方表示出丝毫的不屑,这样才能消除求美者内心的紧张。

2. 真诚 真诚就是设身处地、坦诚地说出来,尤其是坦白地讲出内心的感受、想法和期望,但绝对不是批评、责备、抱怨、攻击。美容工作者要真心诚意地对待求美者,真实表达自己的情感和想法,要特别注意语言和非语言表达的一致,这样才能取得求美者的信任。

3. 关注 是指在人际交往中,要对交往对象认真对待、主动关心,让对方切实感受到自己被关注、看重。美容工作者与求美者交谈时,要注视求美者、认真倾听其讲话并及时反馈,让求美者感觉到被关注、被重视,便会安心讲下去,达到良好的沟通效果。

(二) 沟通的技巧

在美容医疗工作中,美容工作者除了有良好的沟通态度,还要运用恰当的语言和非语言的沟通技巧来协调人际关系,与求美者进行有效沟通。

1. 语言沟通技巧 语言艺术运用得好,就能优化人际交往。相反,如果不注意语言艺术,往往在无意间伤人,产生或激化矛盾。

(1) 美容医疗工作中语言沟通的过程技巧

1) 初诊接待时,求美者和美容工作者多是陌生人,初次见面,求美者往往会感觉紧张、不安,作为美容工作者要主动热情,微笑着和求美者打招呼,给求美者一个合适的称呼,如女士、先生等,这样可让对方感觉亲切热情,缩短心理距离,减少内心的不安。切忌用挂诊号称呼求美者,否则会引起对方的反感,也是对对方的不尊重。

2) 问诊过程中,美容工作者在了解求美者病情时,应根据需要合理使用开放式提问和封闭式提问。开放式提问,如"您昨天晚上睡得怎么样?""您对美容治疗方案有什么想法?""您今天感觉怎么样?"这样可以诱导求美者表达自己的真实感受、想法,获得更多宝贵的临床资料,更深入地了解求美者的病情和想法。一般情况下,美容工作者询问病情时,应先使用开放式提问,如"您怎么啦?"封闭式提问,如"您有高血压病史吗?"这种提问将答案限制在特定的范围内,只需要回答"是"或"不是",特别适用于美容工作者采集病史,能在短时间获得有价值的信息。

3) 在美容治疗操作前、中、后,美容工作者要做出说明、解释。操作前要向求美者说明此次操作的目的,让求美者做好心理准备,避免唐突的行为让求美者感觉紧张、不安;操作中要用明确的指导语让求美者理解并配合;操作完成后,要及时询问求美者的感觉,并感谢求美者的配合。

4) 对于求美者的诊断、预后和饮食起居等,美容工作者要进行告知,态度要友善,一次告知内容不要太多、太复杂。如"你的情况应该注意吃低盐食品,就是饮食要清淡""您要多吃鸡蛋和新鲜蔬菜、多喝牛奶,这样有助于身体恢复""化验结果出来了,您的病情已有好转""手术很成功"。

(2) 美容医疗工作中语言沟通的方式技巧

1) 科学性沟通:美容医疗是与人的生命、健康息息相关的一项工作,要求美容工作者与求美者的谈话符合医学的科学性(如客观、真实、准确、全面、严谨等)。同时,沟通不能囿于医学角度,还必须考虑当代社会、伦理、法律的科学要求。这一点有时易被忽视。

2)礼貌性沟通:美容工作者与求美者交往时,要多使用礼貌用语,如"您""请""对不起""没关系""谢谢""再见"等。称呼求美者时根据年龄、职业等不同采取合适的称谓;自我介绍时,说:"您好,我是您的责任美容师,我叫××,我会经常来看您的,有什么事情请找我。"有求美者前来时,起身相迎:"您好,有什么需要帮忙的吗?"

3)积极性沟通:美好的语言,不仅使人心情愉快,感到亲切温暖,而且对治疗、恢复有帮助作用。对于焦虑不安的求美者,可使用安慰性语言给予劝导抚慰,如"放心,我们会尽力给您好的美容治疗""您今天看上去气色好多了,估计很快就会出院了";对于心存疑虑的求美者,可使用鼓励性语言提供信心支持,如"别担心,这个手术很常见的,成功概率很高的"。

俗话说:"良言一句三冬暖,恶语伤人六月寒。"美容工作者如果出言不逊,其结果轻则伤害求美者自尊心,使人反感,无法沟通;重则加重病情,引起死亡等美容医疗事故。美容工作中,常见的直接或间接伤害性言语包括对求美者的无端指责、威胁、讥讽和求美者最害怕听到的语言。如有位求美者术前非常紧张地问美容工作者:"我的手术有危险吗?"美容工作者不假思索地回答:"这谁敢保证?反正有下不来手术台的。"这无疑加重了求美者的恐惧,从而导致求美者拒绝手术。

2. 非语言沟通技巧 在任何一种人际沟通中,有超过2/3的信息是以非言语的形式传递的。非言语交流在传递比较微妙的感受、情绪上,往往比言语方式更真实有效。作为美容工作者,必须了解各种非言语行为的表现形式和含义,善于利用非言语行为促进美容工作中良好的人际沟通。非言语行为主要包括仪表和着装、动作和姿态、面部表情、人际距离、触摸等。

(1)仪表和着装:在社会交往中,仪表与着装往往决定着别人对你印象的好坏,甚至会影响别人对你专业能力及任职资格的判断。要建立良好的形象,就需要全方位地注重自己的仪表。从衣着、发式、妆容,到饰物、仪态,甚至指甲都是要注意的。其中,着装是最为重要的,衣着在某种意义上表明了一个人对工作和生活的态度。美容工作者着装应洁净、庄重、合体大方,有利于增强求美者的信任感、安全感。反之,美容工作者蓬头垢面、不修边幅,会让求美者感觉美容工作者状态懒散、疏忽,缺乏责任心,产生不信任感。

(2)动作和姿态:美容工作者在工作中要做到站立有相、坐落有姿、举手有礼、行走有态,从而展现自身良好的职业素质和精神面貌。美容医疗操作中要做到稳、准、轻、快、熟练而敏捷,以精湛的技术给求美者以安全感、信任感。

(3)面部表情:在面部表情中,最重要的是目光的接触。眼睛是心灵的窗口,它既可以沟通情感,也可以折射出个体的心理特征,从而影响对方的言行。人们对于自己喜欢的人,更多地用目光接触;对自己不喜欢的人,目光接触的时间很少。另外,在交谈过程中,倾听的一方目光飘忽不定,表明他心不在焉,对谈话内容不感兴趣;对说话者的注视,则是对所说的话感兴趣的表示。

在问诊过程中,求美者会观察美容工作者的面部表情,并以此来判断自己的病情。如:"美容师,我的美容效果是不是不理想?"如果美容师表情严肃,可能让求美者对自己的猜测深信不疑。同时美容工作者也可根据求美者的面部表情来了解其病情和感受。如求美者因为疼痛困扰常常会出现痛苦、忧虑、疲惫的表情和面容。

微笑是最有吸引力的面部表情,它可表达高兴、喜悦、同意、尊敬、同情等多种含义,给求美者以安慰,让其感受到关心、体贴,增强对美容的信心。但是美容工作者要注意微笑的时间和场合,否则容易引起误会,起到相反作用。

(4) 人际距离:在美容工作中,美容工作者应根据求美者的年龄、性别、文化、病情等,有意识地保持合适的空间距离。

1) 亲密距离:0.5 米以内,一般为亲人、夫妻间的距离,可感到对方的气味、呼吸,甚至体温。儿童、老年求美者可采取亲密距离,有利于情感沟通。在美容医疗操作时,也常需要与求美者进行零距离接触,如面部护理按摩、美容美体等操作需要采用亲密距离,但是美容师要提前做好说明解释,以避免造成对方紧张或误会,尤其是接待异性求美者。

2) 个人距离:0.5~1.2 米,是朋友之间聚会、对话的距离,也是一种较亲密的沟通距离。在美容医疗工作中,双方想进一步密切交往关系,传递关心、爱护、友好时可采用个人距离。

3) 社交距离:1.2~3.5 米,是一般认识的人之间交往的距离。在美容医疗工作中,对于新到求美者、敏感内向求美者、异性求美者可用此距离,以给对方足够的个人空间。美容工作者在初识阶段,对求美者尚未了解,不宜表现过分亲切,以免求美者感觉紧张、不自然。

4) 公众距离:3.5 米以外,是陌生人、上下级之间的距离。美容工作者在为求美者进行集体的健康教育、知识讲座时应该选择此距离。

(5) 人体触摸:人体触摸也是非语言沟通的一种重要形式,包括握手、抚摸、依偎、搀扶、拥抱等。在美容医疗工作中,按摩和触摸是美容治疗中的重要技术和方法,也是表达情感、促进交流的重要形式。适当的触摸可以增进双方关系,给求美者以安慰。如:求美者悲伤时,轻拍肩部,表示理解和支持。但是要注意沟通双方的性别、文化及对触摸理解的差异,注意分寸、把握尺度,避免引起误会。年轻女性美容工作者不宜对年龄相仿的男性求美者进行触摸。

(侯艳芹)

复习思考题

1. 求美者的心理需要有哪些?
2. 简述美容工作中的人际沟通技巧。
3. 简述美容工作中人际沟通的模式有哪些。

扫一扫
测一测

第十一章

营销心理与美容

学习要点

美容营销活动中顾客个体心理过程;美容营销活动中顾客个性心理特征;美容营销活动中各种媒介引起的营销心理效应特征;美容营销人员业务及管理心理特质。

营销心理与美容是指美容营销活动中顾客与营销人员双方心理现象的产生、发展及其变化的过程。营销媒介(产品与价格、营销环境、传播与广告、推销与劝导、营销主体形象等)对营销的具体过程有着很重要的心理效应。学习顾客和营销人员心理特点及营销媒介的心理效应,有助于美容营销人员在营销活动中取得最佳效果。

第一节　顾客的心理特点与美容营销

营销活动的实质是营销人员将各种手段和媒介作用于顾客,以引起顾客的心理反应,激发购买欲望,促进购买行为的实现。因此,对于美容营销人员来说,掌握顾客的心理特点是必要的。

一、顾客个体心理

顾客个体心理是指顾客在购买活动中所表现出的心理现象及行为规律,它是顾客对客观现实的动态反映。顾客在购买活动中既有一般的、共有的心理过程,又有个性心理特征及倾向。

(一)顾客个体心理过程

顾客挑选美容产品时,往往先观察消费环境、营销人员的仪表仪容、服务态度、商品的外观、质地、气味等,通过这些感觉和知觉,初步认识产品的相关特征,形成产品的整体印象;然后再通过注意、记忆、思维、想象等心理活动来深化和发展这种认识。在对美容产品的认识过程中,顾客根据需要必然会对产品产生一定的主观体验和感受,如喜欢或不喜欢、满意或不满意、愉快或痛苦等。能够满足顾客某种需要的产品,会引起顾客积极的情绪体验,增强购买欲望;反之,会引起顾客消极的情绪体验,抑制购买欲望。因此,在营销过程中,营销人员应该采取有效的方法激发顾客积极的情绪,消除消极的情绪,来推进营销活动的顺利进行。顾客在购买活动中,除了对产品产生认识和情绪情感外,还伴随着意志努力。例如,对于家庭经济条件不太好的顾客,要想买一套盼望已久的化妆品或者到美容院做一套护理,就要想办法攒钱,还要多途径搜集信息,甚至跑遍各大商场或者各家美容院,对相关产品进行详细的比对。

(二)顾客个性心理特征

气质是个体典型而稳定的个性心理特征,对顾客的购买行为具有重大影响。在购买活动中,不同气质类型的顾客会采取不同的行为表现方式,从而产生不同的购买结果。胆汁质的顾客选购美容产品时,言谈举止显得匆忙,行动迅速,成交快,但易与他人发生争执,对待这类顾客应及时回答他们的提问,耐心准确地解释产品的特点、功能、适用性及其他相关知识,帮助他们迅速完成购买任务,接待稍有不慎或言语不当往往会引起激烈的反应。多血质的顾客选购美容产品时,善于沟通与交流,情感易于转换,兴趣变化快,对待这类顾客应尽可能多地与他们交流,避免过多谈论与产品无关的话题,尽量帮助他们,提出合理建议,取得他们的信任,尽量让他们成为长期顾客。黏液质的顾客挑选美容产品时,认真、细致,不愿与人多交流,自制力较强,很少受外界影响,对待这类顾客要有耐心,但不能过分热情,摆出产品让他们自由观察、挑选。抑郁质的顾客挑选美容产品时,动作缓慢,一丝不苟,很少表露情感,不愿意主动与营销人员商量,在做决定时优柔寡断,常会因犹豫不决而放弃购买,对于这类顾客服务应更加周到,态度更加温和,引导他们说出内心的想法,尽量取得他们的信任。不过,上述四种类型是气质的典型形态,在现实生活中,只有极少数人是某种气质的典型代表,接触到的多数顾客的气质是中间型或混合型,因此,在面对顾客时,应综合考虑,认真判断,灵活运用营销策略。

顾客不同的性格特点往往会体现在购买活动中。理智型顾客在做出购买决定前,思考周密,详细权衡各种因素,对于这类顾客,营销人员不用交流太多,只需要做好服务工作就可以;情绪型顾客购买行动具有较强的感情色彩,情感反应比较强烈,面对这类顾客,营销人员要具有一定的情绪观察力和情绪感染力,准确把握顾客情绪变化,适时推荐产品;意志型顾客具有较为坚定的意志,目标明确,行为积极主动,决策坚决果断,营销人员应设法帮助他们迅速达到自己的目标。

能力是顾客顺利完成购买活动所必须具备的个性心理特征。顾客要购买到满意的美容产品必须具备某些能力,主要是对产品的感知、记忆、辨别能力,对信息的综合分析、比较与评价能力,购买过程中的选择、决策能力以及记忆力、想象力等。一般来说,能力较强的顾客,能够正确认知产品的属性和特征,做出正确的购买决策,迅速完成购买过程,能力较差的顾客,不能正确认知产品的属性和特性,不能迅速做出正确的购买决策,延长了购买过程,增加了营销难度。在营销过程中,对于前者不必干预过多,对于后者要尽量帮助使其做出更合理的决定。另外,还要充分考虑和信任某些顾客的能力,让顾客自己提出美容要求,甚至是美容方案,营销人员只需给予配合。

(三)顾客个性心理倾向

顾客需要是指对以商品和劳务形式存在的产品的渴望和欲求,它是顾客购买行为产生的源泉。美容顾客的需要具有多样性、伸缩性、发展性、习惯性、可诱导性等特点,这就要求美容营销人员开发和提供能够满足顾客需要的多层次产品、不断推出新品并适当保留旧产品、积极引导、激发和创造顾客新的需要。

顾客的购买动机是建立在顾客需要的基础之上,同时也受需要的制约和支配。

另外,刺激是动机产生的必要条件。在营销活动中,营销人员最大程度地满足顾客的需要和强化产品的刺激,对于促成顾客产生购买动机是非常重要的。美容营销人员可以通过广告、促销活动、发放试用装、赠送美容体验卡或代金券等方式来制造刺激,唤起顾客的潜在欲望,激发购买动机,促使其采取购买行动。

二、顾客群体心理

人总是生活在一定的社会文化之中,社会的主导意识形态、精神文明水平、人们的生活水平、政治信念、宗教信仰、文化底蕴、风俗习惯、价值观、审美观等因素都会对顾客的购买心理及行为产生深刻而持久的影响,并因此而形成一定的消费习俗和流行。消费习俗决定了美容顾客的习惯性购买,强化了美容顾客对某商品或服务的偏好,强化了美容顾客的从众心理,所以出现了婚庆节日的美容消费热潮。消费流行在美容业体现得更为突出,一款特殊功能的化妆品、某个发型、某种装束、某类整容手术等都会掀起消费流行的浪潮。

顾客消费会受到参照群体的影响。参照群体是指对顾客购买心理有一定参考、比较作用的个人或群体,例如邻居、同学、同事、同阶层群体等。如果一个班级多数同学化妆,那么剩下的少数也常常会模仿。但是也不排除有个别同学会受到负向的影响,反其道而行之,坚决不化妆。

每个人都归属于一定的社会阶层,其消费观及生活方式必然要受到所属阶层的制约与影响,因而处于同一阶层的顾客在消费心理与行为上会有很多相似之处,而处于不同阶层的顾客则表现出明显的差异。在美容业,应该针对不同阶层的顾客设计美容产品,同一家美容院最好能将项目细分成不同档次。

美容顾客多为青中年女性。女性顾客一般具有爱美心理、较强的情感心理、实惠心理和炫耀心理。因此,优美的营业环境、独特的产品包装、清新的空气、热情的服务及优惠的促销活动等都能激发她们的购买欲。青年(18~34 岁)女性顾客具有追求时尚、突出个性、科学消费、注重感情的消费心理特征,她们在购买过程中肯出高价、决策迅速、变化性强、购买态度明朗。中年(35~59 岁)女性顾客具有理智性强、计划性强、注重传统等消费心理特征,她们的购买过程较为理智化、实用化。鉴于美容顾客的消费心理和购买特征,美容营销人员要采取相应的营销措施。

三、顾客心理发展

随着社会的发展,经济的繁荣,购买能力的提高,顾客的需求目标与购买行为不断的发生变化,顾客心理也不断的发展成熟。在美容行业,顾客消费正向安全消费、"微"消费、文化消费、情感消费及绿色消费等方向发展。营销人员要及时了解顾客消费心理的动态趋势,做到"以客为尊",调查顾客的现实和潜在需要,分析她们的购买动机、能力和行为,研究他们的消费习俗及流行,开发出顺应顾客需求的产品,热情、真诚地为顾客着想,科学地倾听顾客的意见,做到让每一位顾客都能满意而归。

第二节　美容营销的心理效应

营销心理效应是指在营销过程中,营销人员利用多种营销媒介施加影响,引发顾客一系列心理活动与反应。在美容营销过程中,引起顾客心理活动与反应的媒介主要有产品与价格、营销环境、传播与广告、推销与劝导、营销主体形象等。

一、产品与价格心理效应

产品的效用、质量及其价格是影响顾客购买心理的最直接因素。

(一) 产品设计

从美容顾客群的特点出发,美容产品除了要满足顾客生理、安全、舒适及审美需要外,还应该具有体现威望、标志社会地位、符合年龄及性别、满足自尊、自我实现及满足情感要求等特征。在产品寿命周期的不同阶段,产品对顾客的心理产生不同的影响,营销人员也要做出相应的营销策略。在投入期,大多数人已经形成了对其他产品的习惯性购买意向,而且不了解新产品的功能和特点,从而采取拒绝购买或观望等待态度,只有极少数人求新求异动机强烈,愿意成为新产品的尝试者,这个时期,营销人员可利用广告宣传和馈赠样品等方式帮助顾客了解产品,还要重视率先购买产品的顾客,让他们成为产品的义务宣传者。在成长期,相当一部分人对产品产生了兴趣,有了购买意愿,并采取了购买行动,但仍然有很多人心存疑虑,希望产品的性能进一步完善,价格逐渐下降,这个时期,企业要进一步完善产品性能、提高质量、加强宣传,适当降价。在成熟期,大部分顾客都能放心购买和使用产品,不过已经对产品的质量和服务提出了更高的要求,部分顾客开始期待新的产品问世,这个时期,企业在增加广告投放、改善产品品质及性能的同时,要进行新产品的开发。在衰退期,多数顾客对产品的功能和特性不再满意,部分顾客期待降价,这个时期,企业应该降价处理,并有下一个新的产品上市。

(二) 产品名称、商标与包装设计

在购买过程中,产品的名称、商标与包装直接作用于顾客的感觉器官,并首先被顾客所感知,从而引发一系列的消费心理反应与行为。

美容产品命名要名副其实、便于记忆、诱发情感、激发联想。

商标具有提示和强化顾客消费心理的作用。美容产品商标设计时,要注意个性鲜明、富于特色,寓于艺术性和美学价值,反映社会发展潮流,还要与本身的性质和特点相协调。随着人们生活水平和审美情趣的提高,顾客对美容产品包装的要求越来越高。包装甚至被称为"沉默而极具说服力的推销员"。在包装设计时,应该注意安全实用、便于携带、新颖别致、艺术性强、诱发联想、针对性强、统一和谐及大方得体等方面。

(三) 产品的价格

产品的价格是影响顾客购买行为的最具刺激性和敏感性的因素之一。它对顾客来说具有三方面的功能:一是衡量产品的价值和品质,二是自我意识比拟,三是调节消费需求。产品价格制定得是否合理,将直接影响消费者对该产品的认可程度和购买行为。产品的价格分为客观价格和主观价格,客观价格是指顾客购买产品时要付的货币数量,主观价格是指顾客依据个人感觉和经验对要购买的产品进行评断而给出的价格。顾客的购买决策是由主观价格决定的。某品牌一套化妆品的客观价格为898元,主观价格低于或高于客观价格的顾客,认为该化妆品标价太高或化妆品品质不好,放弃购买,只有那些主观价格与客观价格相差不多的顾客,才会做出购买的决策。主观

价格的形成与顾客自我心理定位、习惯性、价格敏感度、价格倾向性有关。根据顾客的心理特征,企业对产品定价策略主要有尾数定价法、分档定价法、声望定价法、习惯定价法、招徕定价法、撇脂定价法、渗透定价法和折让价格法等。

二、营销环境心理效应

营销活动发生的场所、环境,包括网络平台,是现代营销的主要媒介,对顾客的消费心理和购买行为产生重要的影响。

(一) 选址

店铺地理位置的优劣,是能否把顾客吸引来店的首要因素,"天时不如地利"。能够给人们带来美感的美容店铺在选址时,应充分考虑周围环境的协调性、人群的密集程度、人群的需求心理、交通的便利性等因素。

(二) 店铺外部设计

门面可以体现店铺的内涵。不同风格的门面,使顾客产生不同的心理感受。现代风格门面给人时代的气息和现代化的心理感受,迎合了人们追求时尚美容的心理。而传统外观风格的门面则给人以古朴殷实、传统丰厚的心理感受,经营具有传统元素的美容产品时,可以采用这种设计风格。招牌,是用以识别店铺、招徕生意的牌号,是最重要的广告形式。对于顾客来说,招牌具有触发感知、激发兴趣、象征信誉、便于记忆的功能。美容业店铺招牌应具备美学价值、融入温情、自然朴实、与众不同、含义隽永、体现经营特色等要素。橱窗是店铺向外界宣传自身形象的重要阵地。美容店铺的橱窗应遵循突出特色、塑造美感、渲染启发及激发联想的原则。

(三) 店铺内部设计

美容店铺内部设计应该给人审美的享受,心灵的放松。商品的陈列要层次清楚、高度适宜、清洁整齐、疏密有致、便于选购,色彩要和谐,灯光要柔和,音乐要轻柔,气味要清新淡雅,尽量突出店铺的独特"情调"。在美容店铺内部,不同的功能区内搭配不同的色彩、灯光、音乐及气味,能够迎合顾客不同阶段的心理需求。

(四) 网络营销

互联网已经成为世界上用户最多、规模最大、资源最丰富的互联系统。对任何企业而言,忽视日益膨胀的网络人口,放弃网络市场,就意味着放弃一个新兴的、迅速增长的、无限大的市场。因此,世界各地的企业纷纷上网为顾客提供各种类型的服务,网络营销随之而生。网络营销是以顾客为导向,能够满足顾客个性化、便捷化、经济化等消费心理需求的一种营销方式。目前虽然很多美容产品已经充分利用了网络营销的优势,开拓了自己的网络市场,不过某些美容企业,尤其是生产专业线产品的美容企业,还没有充分利用网络资源,没有提供网上自动服务系统,没有建立很好的网络顾客论坛,没有实现信息的及时沟通。美容企业的网络营销应该加快速度,朝着产品的品牌化和个性化、服务的自动化和便捷化、信息的及时化和完善化方向发展。

三、传播与广告心理效应

从本质上说,营销就是信息传递与沟通的过程,没有信息传播,就没有营销。信息传播的方式主要有三种:大众传播、人际传播和综合传播。大众传播是通过大众媒体将信息传给顾客,例如电视广告、网络广告、户外广告等;人际传播是通过人与人之间的直接联系将信息传给顾客,例如营销人员直接拜访或利用网络交流平台(微信、QQ 等)介绍给顾客;综合传播则是前两者的结合。对于顾客来说,无论是哪种传播方式都具有引起注意和观察、增强记忆、产生联想、诱发感情的作用。

　　广告是信息传播的最广泛、最有效的方式。企业利用广告可以在短期内有效地把企业形象、企业产品、产品质量等信息传播出去。通过广告传播出去的信息能否被顾客注意,能否影响顾客的消费行为,还要取决于广告本身。除了要定位准确和重复传播外,一个成功的广告,包含的信息应该具有刺激性、趣味性、有用性,使用的语言要简洁化、形象化,善于利用接近、相似、对比、关系联想,注重艺术感染力,讲究人情味。

案例分析

丸美《不怕黑》三部曲

　　丸美《不怕黑》三部曲是国内美妆品牌传播中的翘楚,该片由梁朝伟和周迅共同演绎,包括《年轻·不怕黑》《成长·不怕黑》《自在·不怕黑》三集,周迅分别演绎了 20 岁、30 岁、40 岁三个阶段女性面对"黑"的心路历程和"不怕黑"的人生故事,梁朝伟则饰演了一位人生导师,在每个怕黑的夜里给予她温暖的鼓励和指导,"勇气,就是敢跟不安做朋友。年轻就是未知,不怕黑,就是年轻""就算不能拥抱世界,起码你能拥抱你自己,记住这温暖的感觉,在怕黑的时候,你会知道我在哪里""所有的那些过去,都让你成为今天的自己,让生活中的不完美变得温暖起来,就是完美"。该广告的播出让丸美《不怕黑》眼霜成为广大女性推崇的产品。

　　试分析丸美《不怕黑》三部曲成功的原因。

　　分析要点:

　　1. 广告中梁朝伟温柔地安抚周迅的不安、慌张的灰暗心理,暗示着丸美《不怕黑》眼霜通过淡化黑眼圈为女性带来的温暖和抚慰。

　　2. 该广告具有刺激性,以明星代言,并配以简要的故事情节。

　　3. 该广告具有艺术感染力,故事情节和语言均具有艺术性。

四、推销与劝导心理效应

　　推销是美容企业营销的重要途径与方式。面对营销人员的推销,顾客会产生一系列的心理反应,可能会是戒备、厌恶或逆反的不利心态,可能会是不关注、礼貌拒绝或犹豫不决的中性心态,也可能会是注意、欢迎、尝试、信任的有利心态。无论是哪种心态的顾客,在接受推销的过程中,除了期望能够以较低的价格购买所需的美容产品,还期望从营销人员那里获得尊重与友谊。营销人员在推销过程中,可以通过提升企业与产品的形象、注重自己的仪表风度、采取令人信服的策略推介产品、解决顾客对产品的认识问题、情感交际与融通等手段来影响顾客对美容产品的认知、情感、态度和意志,进而促进顾客采取购买行动。

　　推销过程一般可分为四个阶段:推销准备阶段、初始阶段、报价磋商阶段和成交认可阶段。在不同的阶段,顾客具有不同的心理状态,营销人员要针对各种心理采取相应的策略。在准备阶段,顾客具有购买决策及期望购买成功的心理,营销人员则要了解顾客的需求,提高美容产品本身及服务的质量,创造令顾客信任的条件。在初始阶段,顾客具有风险知觉、购买前的思考比较和风险判断的心理,营销人员要利用各种渠道向顾客提供充分的美容信息咨询、加强与顾客的沟通、全面客观的宣传产品。在报价磋商阶段,营销人员在报价前要先了解顾客、分析并把握顾客的心理,做深入的、令人信服的分析,让顾客知道产品的价格与质量是相符的。在成交认可阶段,顾客一般会表现出疑虑心理,营销人员应该再次强化产品的优势,积极营造认可产品的氛围。

案例分析

推销语言技巧案例心理分析

1. 顾客在产品前驻足细看。

营销人员:"您真有眼光,这是我们的明星产品之一,很多顾客用了都很喜欢,您要不要试试,感受一下效果呢?"

分析:在准备阶段,通过肯定与一般化技术建立关系,再进一步引导试用。

2. 顾客:"你们这个牌子我没有听过。"

营销人员:"我们的品牌比较低调,在广告宣传方面投入不是很多,更多的资金用于高品质产品的开发上,所以产品的品质很好,回头客很多。"

分析:在初始阶段,营销人员要从各个方面对产品进行客观的宣传,满足顾客内心深层次的需要。

3. 顾客要求打折。

营销人员:"刚才通过试用您已经认可了它的品质。虽然产品价格略高,但按照每天消费金额算的话,每天只多花 0.5 元左右,0.5 元换来更好的效果,还是很划算的。"

分析:在报价磋商阶段,把总价拆分到每天,顾客心理上更容易接受。

4. 顾客:"花了这么多钱,不知会不会达到预期的效果。"

营销人员:"谢谢您购买该产品,如果用了之后没有达到预期的效果,您可以随时申请售后,我们会马上针对您的问题进行解决。"

分析:在成交认可阶段,营销人员应该再次强化产品的优势,解除顾客心理上的顾虑。

五、营销主体形象心理效应

营销是营销主体(企业及其营销人员)形象作用于顾客的心理过程,因此,他们在顾客心目中的印象或形象,对营销过程与效果有着重大的影响。营销主体形象包括企业形象和营销人员形象。

企业形象是指人们根据企业特征与状况而建立起来的企业总体印象。具有较强实力和较好信誉的企业在顾客心中往往会有较好的形象。企业可通过提高企业实力、产品质量、服务质量、价格的合理性、守信程度、文明程度、社会责任来加强企业形象建设。企业形象建设要渗透到企业活动的所有领域,并贯穿于全部过程,体现在每位员工的一言一行、一举一动之中。将已经建设好的企业形象传播出去,使更多的公众了解企业,也是企业形象塑造的关键。

营销人员的形象是指人们根据营销人员的外表、言行及其内涵而建立起来的营销人员总体印象。对于美容营销人员而言,在工作时间应该统一着装,制服干净整洁,统一发式,头发干净润泽,统一化淡妆,注意及时补妆,口腔洁净,口气清新,不留长指甲,保持手部皮肤的嫩滑、柔软,语言要礼貌、委婉、简练、准确,语感优美,举止大方,动作干脆利落,表情自然、诚恳,时常微笑,另外还要对本公司及其他公司相关产品的信息能够全面了解、正确评价。

知识链接

企业形象的客观构成要素

　　企业形象是企业素质的综合体现,是社会公众对企业客观要素的总体评价。企业的客观要素主要包括:企业的物质要素、制度要素、品质要素、精神要素和习俗要素。物质要素是构成企业形象的基础,主要包括:企业提供的产品和服务,企业的厂房、厂区环境及技术设备水平,企业的经济效益和物质福利待遇,企业排放废物对生态环境的影响情况。制度要素主要包括:企业的组织结构、规章制度及其执行情况。品质要素是企业全体职工展现出的形象,主要包括:企业领导的素质、作风和领导才能,企业职工的工作态度、作风及精神面貌,企业英雄和模范人物的高大形象。精神要素主要指企业的价值观、精神状态、理想追求等。习俗要素主要指企业的礼仪活动、公关礼节、传统作风、商标、品牌、厂徽厂服的展示等。

第三节　美容营销人员的心理特质

　　营销人员作为营销活动的组织者和承担者,其心理特质对整个美容营销过程的作用和影响是至关重要的。

一、营销人员业务心理

　　营销人员业务心理是指在营销活动中营销人员的心理现象、特点与规律,主要包括营销人员对待工作和顾客的心理反应。在营销实践中,营销人员对工作的兴趣程度,对工作复杂性的心理感受,对工作重要性及实现自身价值意义的理解程度,对所承受的工作责任大小、拥有权力大小、工作程序及方法的心理感受和体验,在处理工作中涉及各种业务技术关系时形成的心理反应,对所取得的工作成果、成功的效率与效益而形成的心理反应,以及与顾客交流过程中对顾客行为的心理反应等都属于营销人员业务心理。为了使美容营销人员拥有良好的业务心理,企业要以营销人员的心理需求为基础,提高其工作内容的丰富性、业务的广泛性、工作的挑战性、决策的自主性,及时反馈其工作业绩以增强激励效果,提供学习机会以满足其实现自我的需要。

　　营销工作的特殊性决定着营销人员的心理素质,对于有效推进营销工作、实现营销目标具有极为重要的作用。没有健康、良好的心理素质,就不可能成为一个合格的、成功的营销人员。对于美容营销人员来说,良好的心理素质主要表现在:①自信心,包括对职业、对自己、对企业以及对产品的自信;②强烈的事业心和责任感,包括忠诚于自己的工作,忠诚于企业,忠诚于顾客;③敏锐的观察能力和准确的分析、判断能力,在极为短暂的接触过程中,通过观察顾客的言谈举止和表情来分析、判断其意图;

④广博的知识和广泛的兴趣,对营销产品甚至是其他企业相关产品的知识都要全面准确的了解;⑤良好的工作态度,切忌将任何形式的消极情绪带到工作中,良好的心境才是营销工作开展的前提;⑥良好的交际能力和语言表达能力;⑦较强的自我情绪控制能力,好的情绪可以传给顾客、感染顾客,不良情绪必须对顾客封闭,对于需要掩饰的情绪(如急于达成交易的心理)应加以控制。

二、营销人员管理心理

营销人员作为企业的重要成员,在开展工作时,营销人员之间及其与企业之间存在着大量的联系,而企业为了实现营销力量的整合,也需要大量的管理行为。在进行这些联系和管理行为的过程中,营销人员会有一系列的心理活动。作为管理者要充分感知营销人员的心理活动,做出判断、评价和归因,并采取一定的激励方式和手段,以达到改善心理状态和调动工作积极性的目的。激励的主要方式和手段包括奖酬激励、关心照顾、经济处罚、目标激励、教育激励、表扬与批评、感情激励、尊敬激励、参与激励、榜样激励和竞赛激励等,另外,要充分利用营销群体心理,建设明确目标和个人角色定位,强调自我控制、自主管理、沟通良好、合作协调的现代营销团队。

(陈巧云)

复习思考题

1. 不同气质类型的顾客在购买活动中分别有怎样的行为特点?针对每种类型的顾客营销人员应采取怎样的营销策略?

2. 能够引起顾客心理活动与反应的主要媒介有哪些?

3. 美容营销人员如何塑造良好的形象?

扫一扫
测一测

实践一　美容心理访谈实践

【目的】

1. 掌握标准化访谈的基本方法,能将访谈方法应用到临床工作中。

2. 熟悉半标准化访谈的过程。

【准备】

1. 用品　访谈提纲(见教材相关内容)或躯体变形障碍问卷(BDDQ)、笔和纸,视情况可准备录音、录像设备。

躯体变形障碍问卷(BDDQ)

问题	选择	评分
1. 你对你身体某些部位的外观特别关注吗?	是	1
2. 这些担忧困扰着你吗? 也就是说,你认为这些关注过多,希望能减少关注它们吗?	是	2
3. A. 你的外貌缺陷是否让你感到悲伤、折磨或痛苦?	至少其中1题选择是	3
B. 你的外貌缺陷是否严重影响了你的社交生活?		
C. 你的外貌缺陷是否严重影响了你的学习、工作?		
D. 你是否因为你的外貌缺陷而避免从事以上活动?		
4. 你平均每天花多少时间关注你的外貌缺陷?	≥1h	4
5. 你最关心的是你的外表不够瘦还是会发胖?	如果选是,排除	

注:1. 只有前面的题目选"是",才进行后面的问题。

　　 2. 累积得分 >4 分是 BDD 阳性的筛查标准。

躯体变形障碍问卷(Body Dysmorphic Disorder Questionnaire,BDDQ)是由 Phillips KA 参照 DSM Ⅳ标准开发的,用于筛选可能的 BDD 病人。BDDQ 已经在精神病人群中得到验证。问卷共 5 题,诊断 BDD 要前三个问题做出肯定的答复,并结合问题 4 的答案,每天专心于自己身体大于 1 小时才能做出诊断。第 5 题用于排除饮食障碍。此问卷可以帮助做出诊断,但不提供症状严重程度的定量测量。

2. 案例

案例1:小 M 是一名职业模特,身高 172cm,皮肤白皙,五官清秀。大学毕业那年,小 M 做了第一次美容整形——割双眼皮。随后的 3 年里,她陆续做了隆鼻和去眼袋,还做了 4 次瘦脸和8次抽脂,只要听说哪家医院的整形效果好她立即前往。她对医师的要求是,整形后吃饭看不到腮部,笑时眼角没有一丝皱痕。

案例2:小N,21岁。高考前不小心把鼻子撞了一下,从那以后,她总觉得自己的鼻子是歪的,每次照镜子都感觉别扭,甚至觉得呼吸也不顺畅。她先后跑了十多家医院要做整形。医师们发现她的鼻子很正常,均不同意手术。

案例3:小S对自己的宽脸形不满意,对范冰冰的瘦脸情有独钟。为了把自己整得跟范冰冰一模一样,她跑了多家整形医院,但医师们均表示"无法将她完全变成范冰冰"。

3. 要求　学生熟悉访谈的内容和要求。

4. 场所　实验室等安静的场所。

5. 时间　1学时。

【方法与过程】

1. 教师讲解访谈的训练计划。

2. 学生3人一组,轮换进行访谈训练(1名求美者、1名医生、1名观察者)。

3. 分享作为不同角色对访谈的认识。

4. 对于半标准化访谈,结合案例采用小组合作学习,根据访谈中可能出现的情况,提出深入探讨的追问性问题。

【注意事项】

1. 建立良好的信任和合作关系　建立良好的信任和合作关系是访谈成功的基础。

(1) 访谈者应语气温和,用友好的方式交谈,在访谈开始阶段要向被访者问好、自我介绍、说明访谈的目的。

(2) 如果要录音、录像,应该先征求被访者同意。

(3) 访谈中有适当的目光接触,保持自然并采用积极关注的姿势。

(4) 鼓励被访者积极参与访谈活动,不打断其谈话,及时发现其担忧并对其言语和非言语行为都做出适当的反应。

2. 注意倾听的技巧　诚恳、耐心、专注的倾听是访谈成功的关键。

(1) 倾听时应保持身体稍前倾姿势,保持适当的距离和角度,关注的表情、恰当的点头和赞许。

(2) 一名优秀的倾听者不但在访谈中注意到被访者说了些"什么",还能通过其声音、表情和姿势注意到被访者"如何"说,觉察其尚未说出的感受和问题。

3. 注意提问的技巧　恰当的提问才能获得更多的准确信息。

(1) 提问时,要求用被访者容易理解或听懂的语言,表达应清晰、准确。

(2) 提问要因人而异,根据求美者的年龄、文化水平用词,在称呼上注意使用尊称。

(3) 尽量少用封闭式的提问方式,不要问一些使被访者难堪的问题。

(4) 在提问中,可适时追问,以达到深入了解问题的目的。

4. 不偏离主题　使访谈在有限的时间内关注主要问题。访谈应围绕主题展开,如出现跑题应及时巧妙地回到主题。

5. 注意记录的技巧　尽量使用被访者自己的语言和说话方式记录,做到详细、完整。

(1) 对于半结构式和非结构式的访谈,访谈者则要做详细的记录,将访员手册带在身边,随时参照。

(2) 尽量使用被访者自己的语言和说话方式记录,不任意诠释,不加入访谈者自己的看法。使用录音或录像要征得被访者同意。

（3）用笔记录时,要处理好记录和听的关系,不要因为记录而忽视给予被访者适当的反馈。

（4）记录内容最好分为三个方面:①内容性记录,即被访者所说的话;②观察记录,即访谈者所看到的东西,如求美者的姿势表情等;③内省性记录,主要记录访谈者个人因素可能对访谈产生的影响以及访谈过程中自己的个人感受和心得。注意要将内省性记录和内容性记录区别开来。

【小结】

1. 教师针对学生角色扮演效果讲评,解答学生疑问。

2. 布置作业　①在实施访谈法时,需要注意的非言语行为有哪些? ②对于半标准化访谈,根据美容实践,对哪些问题适合提出更深入的探讨?

（周雪妃）

实践二 常用美容心理测验实践

【目的】

1. 掌握常用美容心理测验的使用方法。

2. 熟悉客观评估医学美容临床中各类求美者的心理和行为特点,为心理咨询和治疗提供依据。

【准备】

1. 物品 心理测验的量表(症状自评量表 SCL-90、抑郁自评量表 SDS、艾森克人格问卷 EPQ、躯体变形障碍自评报告 BDDE-SR、社会支持评定量表 SSRS)、笔和纸。(测验量表及解释见附录)

2. 要求 学生熟悉心理测验的内容和要求。

3. 场所 实验室等安静的场所。

4. 时间 1学时。

【方法与过程】

1. 教师讲解心理测验量表的使用方法。

2. 学生按照标准化程序进行测量。

【注意事项】

1. 正确认识心理测验 心理测验尚有不完善的地方,因此,必须要以科学、慎重、谦虚的态度对待心理测验,绝不能视心理测验为唯一准确可靠的诊断工具。

2. 保密原则 是心理测验的道德标准,包括工具保密和结果保密。后者是对被试者个人利益和隐私给予充分尊重和保护。

3. 慎重选择测验工具 选择恰当的测验,主要考虑以下三个方面:①选择按照科学方法编制的、经过标准化程序处理的心理测验;②根据所要测量的心理特征和测验手册中的有关的介绍来认识并选择恰当的心理测验;③选择测验人员。心理测验是一种专业性、技术性较强的工作,应由经过专业培训的工作人员担任。

4. 控制测量误差 在施测中,主试者应尽量控制和减少误差,以提高测试结果的客观性和有效性。

5. 慎重解释与使用测验结果 主试者应综合所掌握的资料,全面慎重地考虑测验结果,以建设性的方式向被试者传达真实和准确的信息,避免感情用事、虚假的断言和曲解。

【小结】

1. 教师对各量表心理测验做出结果判断,分析其原因,解答学生疑问。
2. 布置作业　综合测验结果进行评价。

(周雪妃)

附录一 症状自评量表（SCL-90）

指导语：以下表格中列出了有些人可能会有的问题，请仔细地阅读每一条，然后根据最近一星期以内下述情况影响您的实际感觉，选择最适合您的答案。(0. 没有　1. 轻度　2. 中度　3. 偏重　4. 严重)

1. 头痛	0	1	2	3	4
2. 神经过敏，心中不踏实	0	1	2	3	4
3. 头脑中有不必要的想法或字句盘旋	0	1	2	3	4
4. 头昏或昏倒	0	1	2	3	4
5. 对异性的兴趣减退	0	1	2	3	4
6. 对旁人责备求全	0	1	2	3	4
7. 感到别人能控制你的思想	0	1	2	3	4
8. 责怪别人制造麻烦	0	1	2	3	4
9. 忘性大	0	1	2	3	4
10. 担心自己的衣饰整齐及仪态的端正	0	1	2	3	4
11. 容易烦恼和激动	0	1	2	3	4
12. 胸痛	0	1	2	3	4
13. 害怕空旷的场所或街道	0	1	2	3	4
14. 感到自己的精力下降，活动减慢	0	1	2	3	4
15. 想结束自己的生命	0	1	2	3	4
16. 听到旁人听不到的声音	0	1	2	3	4
17. 发抖	0	1	2	3	4
18. 感到大多数人都不可信任	0	1	2	3	4
19. 胃口不好	0	1	2	3	4
20. 容易哭泣	0	1	2	3	4
21. 同异性相处时感到害羞不自在	0	1	2	3	4
22. 感到受骗、中了圈套或有人想抓您	0	1	2	3	4
23. 无缘无故地突然感到害怕	0	1	2	3	4
24. 自己不能控制地大发脾气	0	1	2	3	4
25. 怕单独出门	0	1	2	3	4
26. 经常责怪自己	0	1	2	3	4

27. 腰痛	0	1	2	3	4
28. 感到难以完成任务	0	1	2	3	4
29. 感到孤独	0	1	2	3	4
30. 感到苦闷	0	1	2	3	4
31. 过分担忧	0	1	2	3	4
32. 对事物不感兴趣	0	1	2	3	4
33. 感到害怕	0	1	2	3	4
34. 我的感情容易受到伤害	0	1	2	3	4
35. 旁人能知道您的私下想法	0	1	2	3	4
36. 感到别人不理解您,不同情您	0	1	2	3	4
37. 感到人们对你不友好,不喜欢你	0	1	2	3	4
38. 做事必须做得很慢以保证做得正确	0	1	2	3	4
39. 心跳得很厉害	0	1	2	3	4
40. 恶心或胃部不舒服	0	1	2	3	4
41. 感到比不上他人	0	1	2	3	4
42. 肌肉酸痛	0	1	2	3	4
43. 感到有人在监视您、谈论您	0	1	2	3	4
44. 难以入睡	0	1	2	3	4
45. 做事必须反复检查	0	1	2	3	4
46. 难以作出决定	0	1	2	3	4
47. 怕乘电车、公共汽车、地铁或火车	0	1	2	3	4
48. 呼吸有困难	0	1	2	3	4
49. 一阵阵发冷或发热	0	1	2	3	4
50. 因为感到害怕而避开某些东西,场合或活动	0	1	2	3	4
51. 脑子变空了	0	1	2	3	4
52. 身体发麻或刺痛	0	1	2	3	4
53. 喉咙有梗塞感	0	1	2	3	4
54. 感到对前途没有希望	0	1	2	3	4
55. 不能集中注意力	0	1	2	3	4
56. 感到身体的某一部分软弱无力	0	1	2	3	4
57. 感到紧张或容易紧张	0	1	2	3	4
58. 感到手或脚发沉	0	1	2	3	4
59. 想到有关死亡的事	0	1	2	3	4
60. 吃得太多	0	1	2	3	4
61. 当别人看着您或谈论您时,感到不自在	0	1	2	3	4
62. 有一些不属于您自己的想法	0	1	2	3	4
63. 有想打人或伤害他人的冲动	0	1	2	3	4
64. 醒得太早	0	1	2	3	4
65. 必须反复洗手、点数目或触摸某些东西	0	1	2	3	4
66. 睡得不稳、不深	0	1	2	3	4

67. 有想摔坏或破坏东西的冲动	0	1	2	3	4
68. 有一些别人没有的想法或念头	0	1	2	3	4
69. 感到对别人神经过敏	0	1	2	3	4
70. 在商店或电影院等人多的地方感到不自在	0	1	2	3	4
71. 感到任何事情都很难做	0	1	2	3	4
72. 一阵阵恐惧或惊恐	0	1	2	3	4
73. 感到在公共场合吃东西很不舒服	0	1	2	3	4
74. 经常与人争论	0	1	2	3	4
75. 单独一人时神经很紧张	0	1	2	3	4
76. 别人对您的成绩没有作出恰当的评价	0	1	2	3	4
77. 即使和别人在一起也感到孤单	0	1	2	3	4
78. 感到坐立不安心神不宁	0	1	2	3	4
79. 感到自己没有什么价值	0	1	2	3	4
80. 感到熟悉的东西变成陌生或不像真的	0	1	2	3	4
81. 大叫或摔东西	0	1	2	3	4
82. 害怕会在公共场合昏倒	0	1	2	3	4
83. 感到别人想占您的便宜	0	1	2	3	4
84. 为一些有关"性"的想法而很苦恼	0	1	2	3	4
85. 认为应该因为自己的过错而受到惩罚	0	1	2	3	4
86. 感到要赶快把事情做完	0	1	2	3	4
87. 感到自己的身体有严重问题	0	1	2	3	4
88. 从未感到和其他人很亲近	0	1	2	3	4
89. 感到自己有罪	0	1	2	3	4
90. 感到自己的脑子有毛病	0	1	2	3	4

附录二　抑郁自评量表(SDS)

指导语:请仔细阅读每一条,把意思弄明白,然后根据您最近一星期的实际情况,选择最适合您的答案。(1. 没有或很少时间　2. 小部分时间　3. 相当多时间　4. 绝大部分或全部时间)

1. 我觉得闷闷不乐,情绪低沉	1	2	3	4
*2. 我觉得一天之中早晨最好	1	2	3	4
3. 我一阵阵哭出来或觉得想哭	1	2	3	4
4. 我晚上睡眠不好	1	2	3	4
*5. 我吃得跟平常一样多	1	2	3	4
*6. 我与异性密切接触时和以往一样感到愉快	1	2	3	4
7. 我发觉我的体重下降	1	2	3	4
8. 我有便秘的苦恼	1	2	3	4
9. 我心跳比平时快	1	2	3	4
10. 我无缘无故地感到疲乏	1	2	3	4
*11. 我的头脑跟平常一样清楚	1	2	3	4
*12. 我觉得经常做的事情并没有困难	1	2	3	4
13. 我觉得不安而平静不下来	1	2	3	4
*14. 我对将来抱有希望	1	2	3	4
15. 我比平常容易生气激动	1	2	3	4
*16. 我觉得作出决定是容易的	1	2	3	4
*17. 我觉得自己是个有用的人,有人需要我	1	2	3	4
*18. 我的生活过得很有意思	1	2	3	4
19. 我认为如果我死了别人会生活得好些	1	2	3	4
*20. 我平常感兴趣的事我仍然照样感兴趣	1	2	3	4

注:* 为反向计分。

附录三　焦虑自评量表（SAS）

指导语：请仔细阅读每一条，把意思弄明白，然后根据您最近一星期的实际感觉，选择最适合您的答案。（1. 没有或很少时间　2. 小部分时间　3. 相当多时间　4. 绝大部分或全部时间）

1. 我觉得比平常容易紧张和着急	1	2	3	4
2. 我无缘无故地感到害怕	1	2	3	4
3. 我容易心里烦乱或觉得惊恐	1	2	3	4
4. 我觉得我可能将要发疯	1	2	3	4
*5. 我觉得一切都好，也不会发生什么不幸	1	2	3	4
6. 我手脚发抖打颤	1	2	3	4
7. 我因为头痛、颈痛和背痛而苦恼	1	2	3	4
8. 我感觉容易衰弱和疲乏	1	2	3	4
*9. 我觉得心平气和，并且容易安静坐着	1	2	3	4
10. 我觉得心跳得很快	1	2	3	4
11. 我因为一阵阵头晕而苦恼	1	2	3	4
12. 我有晕倒发作，或觉得要晕倒似的	1	2	3	4
*13. 我吸气呼气都感到很容易	1	2	3	4
14. 我的手脚麻木和刺痛	1	2	3	4
15. 我因为胃痛和消化不良而苦恼	1	2	3	4
16. 我常常要小便	1	2	3	4
*17. 我的手脚常常是干燥温暖的	1	2	3	4
18. 我脸红发热	1	2	3	4
*19. 我容易入睡并且一夜睡得很好	1	2	3	4
20. 我做恶梦	1	2	3	4

注：* 为反向计分。

附录四　艾森克人格问卷（成人版）（EPQ-88）

请回答下列问题。回答"是"时，就在"是"上打"√"；回答"否"时就在"否"上打"√"。每个答案无所谓正确与错误。这里没有对你不利的题目。请尽快回答，不要在每道题目上太多思索。回答时不要考虑应该怎样，只回答你平时是怎样的。每题都要回答。

1. 你是否有许多不同的业余爱好？　　　　　　　　　　　　　　是　否
2. 你是否在做任何事情以前都要停下来仔细思考？　　　　　　是　否
3. 你的心境是否常有起伏？　　　　　　　　　　　　　　　　是　否
4. 你曾有过明知是别人的功劳而你去接受奖励的事吗？　　　　是　否
5. 你是否健谈？　　　　　　　　　　　　　　　　　　　　　是　否
6. 欠债会使你不安吗？　　　　　　　　　　　　　　　　　　是　否
7. 你曾无缘无故觉得"真是难受"吗？　　　　　　　　　　　　是　否
8. 你曾贪图过分外之物吗？　　　　　　　　　　　　　　　　是　否
9. 你是否在晚上小心翼翼地关好门窗？　　　　　　　　　　　是　否
10. 你是否比较活跃？　　　　　　　　　　　　　　　　　　　是　否
11. 你在见到一小孩或一动物受折磨时是否会感到非常难过？　　是　否
12. 你是否常常为自己不该作而作了的事、不该说而说了的话而紧张吗？　是　否
13. 你喜欢跳降落伞吗？　　　　　　　　　　　　　　　　　　是　否
14. 通常你能在热闹联欢会中尽情地玩吗？　　　　　　　　　　是　否
15. 你容易激动吗？　　　　　　　　　　　　　　　　　　　　是　否
16. 你曾经将自己的过错推给别人吗？　　　　　　　　　　　　是　否
17. 你喜欢会见陌生人吗？　　　　　　　　　　　　　　　　　是　否
18. 你是否相信保险制度是一种好办法？　　　　　　　　　　　是　否
19. 你是一个容易伤感的人吗？　　　　　　　　　　　　　　　是　否
20. 你所有的习惯都是好的吗？　　　　　　　　　　　　　　　是　否
21. 在社交场合你是否总不愿露头角？　　　　　　　　　　　　是　否
22. 你会服用奇异或危险作用的药物吗？　　　　　　　　　　　是　否
23. 你常有"厌倦"之感吗？　　　　　　　　　　　　　　　　　是　否
24. 你曾拿过别人的东西吗（哪怕一针一线）？　　　　　　　　是　否
25. 你是否常爱外出？　　　　　　　　　　　　　　　　　　　是　否
26. 你是否从伤害你所宠爱的人而感到乐趣？　　　　　　　　　是　否

27. 你常为有罪恶感而苦恼吗? 是 否
28. 你在谈论中是否有时不懂装懂? 是 否
29. 你是否宁愿去看书而不愿去多见人? 是 否
30. 你有要伤害你的仇人吗? 是 否
31. 你觉得自己是一个神经过敏的人吗? 是 否
32. 对人有所失礼时,你是否经常要表示歉意? 是 否
33. 你有许多朋友吗? 是 否
34. 你是否喜爱讲些有时确能伤害人的笑话? 是 否
35. 你是一个多忧多虑的人吗? 是 否
36. 你在童年是否按照吩咐要做什么便做什么,毫无怨言? 是 否
37. 你认为你是一个乐天派吗? 是 否
38. 你很讲究礼貌和整洁吗? 是 否
39. 你是否总在担心会发生可怕的事情? 是 否
40. 你曾损坏或遗失过别人的东西吗? 是 否
41. 交新朋友时一般是你采取主动吗? 是 否
42. 当别人向你诉苦时,你是否容易理解他们的苦衷? 是 否
43. 你认为自己很紧张,如同"拉紧的弦"一样吗? 是 否
44. 在没有废纸篓时,你是否将废纸扔在地板上? 是 否
45. 当你与别人在一起时,你是否言语很少? 是 否
46. 你是否认为结婚制度是过时了,应该废止? 是 否
47. 你是否有时感到自己可怜? 是 否
48. 你是否有时有点自夸? 是 否
49. 你是否很容易将一个沉寂的集会搞得活跃起来? 是 否
50. 你是否讨厌那种小心翼翼地开车的人? 是 否
51. 你为你的健康担忧吗? 是 否
52. 你曾讲过什么人的坏话吗? 是 否
53. 你是否喜欢对朋友讲笑话和有趣的故事? 是 否
54. 你小时候曾对父母粗暴无礼吗? 是 否
55. 你是否喜欢与人混在一起? 是 否
56. 你如知道自己工作有错误,这会使你感到难过吗? 是 否
57. 你患失眠吗? 是 否
58. 你吃饭前必定洗手吗? 是 否
59. 你常无缘无故感到无精打采和倦怠吗? 是 否
60. 和别人玩游戏时,你有过欺骗行为吗? 是 否
61. 你是否喜欢从事一些动作迅速的工作? 是 否
62. 你的母亲是一位善良的妇人吗? 是 否
63. 你是否常常觉得人生非常无味? 是 否
64. 你曾利用过某人为自己取得好处吗? 是 否
65. 你是否常常参加许多活动,超过你的时间所允许? 是 否
66. 是否有几个人总在躲避你? 是 否

67. 你是否为你的容貌而非常烦恼? 　　　　　　　　　　　　　　　　　　　　是　否
68. 你是否觉得人们为了未来有保障而办理储蓄和保险所花的时间太多? 　　是　否
69. 你曾有过不如死了为好的愿望吗? 　　　　　　　　　　　　　　　　　　是　否
70. 如果有把握永远不会被别人发现,你会逃税吗? 　　　　　　　　　　　　是　否
71. 你能使一个集会顺利进行吗? 　　　　　　　　　　　　　　　　　　　　是　否
72. 你能克制自己不对人无礼吗? 　　　　　　　　　　　　　　　　　　　　是　否
73. 遇到一次难堪的经历后,你是否在一段很长的时间内还感到难受? 　　　是　否
74. 你患有"神经过敏"吗? 　　　　　　　　　　　　　　　　　　　　　　　是　否
75. 你曾经故意说些什么来伤害别人的感情吗? 　　　　　　　　　　　　　　是　否
76. 你与别人的友谊是否容易破裂,虽然不是你的过错? 　　　　　　　　　　是　否
77. 你常感到孤单吗? 　　　　　　　　　　　　　　　　　　　　　　　　　是　否
78. 当人家寻你的差错,找你工作中的缺点时,你是否容易在精神上受挫伤? 是　否
79. 你赴约会或上班曾迟到过吗? 　　　　　　　　　　　　　　　　　　　　是　否
80. 你喜欢忙忙碌碌地过日子吗? 　　　　　　　　　　　　　　　　　　　　是　否
81. 你愿意别人怕你吗? 　　　　　　　　　　　　　　　　　　　　　　　　是　否
82. 你是否觉得有时浑身是劲,而有时又是懒洋洋的吗? 　　　　　　　　　　是　否
83. 你有时把今天应做的事拖到明天去做吗? 　　　　　　　　　　　　　　　是　否
84. 别人认为你是生气勃勃吗? 　　　　　　　　　　　　　　　　　　　　　是　否
85. 别人是否对你说了许多谎话? 　　　　　　　　　　　　　　　　　　　　是　否
86. 你是否对某些事物容易冒火? 　　　　　　　　　　　　　　　　　　　　是　否
87. 当你犯了错误时,你是否常常愿意承认它? 　　　　　　　　　　　　　　是　否
88. 你会为一动物落入圈套被捉拿而感到很难过吗? 　　　　　　　　　　　　是　否

附录五 躯体变形障碍（BDDE）

指导语：请你根据自己在过去四周内的实际情况做出回答，并在相符的选项上打"√"，采用七分制（0~6）。请注意：题目中出现的"外貌特征"，即指你自己最不喜欢的身体部位。

1. 请你对身体外貌的缺陷进行描述。

2. 面试者对受访者体貌的评价。
   0= 根本观察不到，1= 极小，2= 明显异常。

3. 受访者其他类型的躯体抱怨
   0= 只关心身体外观，1= 关注其他身体功能（昆虫的侵扰，散发恶臭）

4. 你对自己的外貌特征，感觉异常的程度。（即你认为外貌特征是常见还是罕见的程度）
   0= 每个人都有相同的特征
   6= 没有其他人具有相同的特征或者其他人的问题没有这么严重

5. 你是否经常检查自己的外貌特征？
   0=0 天，不检查
   6=22~28 天，每天或几乎每天都要检查

6. 你是否对自己的外貌特征不满？
   0= 没有不满
   6= 极度不满（伴有极度痛苦）

7. 你是否不满意自己的一般外表？
   0= 没有不满
   6= 极度不满（伴有极度痛苦）

8. 你是否经常向他人求证自己的外貌特征？
   0=0 天，从未向别人求证
   6=22~28 天，每天或几乎每天都是这样

9. 你是否经常对自己的外貌特征感到心烦？
   0=0 天，从未考虑自己的外貌特征，并且不感到心烦
   6=22~28 天，考虑过，并且每天或几乎每天都感到心烦

10. 你对自己外貌特征，在公众场合出现感到担心或尴尬（如在街上、餐馆）？
    0= 从未感到担心或尴尬
    6= 极度担心或尴尬

11. 你对自己外貌特征，在社会生活中出现感到担心或尴尬（如在工作中）？

0= 从未感到担心或尴尬

6= 极度担心或尴尬

12. 你是否经常感觉别人在对你外貌特征进行评论？

0=0 天，从未有过

6=22~28 天，每天或几乎每天都是这样

13. 其他人注意你的外貌特征会让你感到不安吗？

0= 没有不安或没有人注意自己

6= 对所有人的注意都感到极度不安

14. 你是否经常收到别人对你外貌特征的评论？

0=0 天，从未有过

6=22~28 天，每天或几乎每天都是这样

15. 当别人评论你的外貌特征时，是否感到心烦？

0= 不心烦或没有人评论

6= 对所有人的评论都感到极度心烦

16. 你是否经常感觉由于你的外貌特征，而受到不同的对待？

0=0 天，从未有过

6=22~28 天，每天或几乎每天都是这样

17. 当你因外貌特征而受到不同的对待时，你是否感到心烦？

0= 不心烦或没有人对你区别对待

6= 对所有人都感到极度心烦

18. 你的外貌在自我评价中是否占重要地位？

0= 不重要

6= 极度重要（是自我评价的一个重要因素）

19. 由于你的外貌特征，你在多大程度上对自己进行负面的自我评价？

0= 不会对自己做出负面评价

6= 会对自己做出极度的负面评价，外貌特征让你无法发现自己的积极品质

20. 因为你的外貌特征，他人在多大程度上对你进行负面评价？

0= 别人不会因为你的外貌而对你做出负面评价

6= 别人会对你做出极度的负面评价，外貌特征让别人无法发现你的积极品质

21. 你觉得你的吸引力是多少？

0= 有吸引力，或者至少不是没有吸引力的

6= 极度缺乏吸引力

22. 受访者对自己外貌特征确信的程度（是否有洞察力，妄想障碍的躯体表现）

0= 良好的洞察力，充分意识到夸张和愚蠢，即使专注于缺陷

1= 公平的洞察力，可以承认专注有时可能是无意义的或不合理的，外表并不是真正的缺陷

2= 缺乏洞察力，坚信缺陷是真实的，专注是不合理的

23. 你是否因为外貌特征而避免出现在公共场合（如餐厅、洗手间、街道等）？

0= 从未避免去公众场所

6= 极度避免

24. 你是否因为外貌特征而避免社会活动（如社交活动，对权威人物说话）？
　　0= 从未避免去社交场合
　　6= 极度避免

25. 你是否因为外貌特征而避免出现亲密接触（如拥抱、亲吻、跳舞）？
　　0= 从未避免身体接触
　　6= 极度避免

26. 你是否因为外貌特征而避免参加体育活动（如锻炼或户外娱乐）？
　　0= 从未避免参加体育活动
　　6= 极度避免

27. 你是否经常因为外貌特征而进行特殊的化妆或穿着某些特殊衣服？
　　0=0 天，从未有过特殊的装扮或穿着特殊的衣服
　　6=22~28 天，每天或几乎每天都是这样

28. 你是否经常因为外貌特征而改变姿势或身体动作以隐藏缺陷（例如，将双手放在口袋里）？
　　0=0 天，从未改变姿势或身体动作
　　6=22~28 天，每天或几乎每天都是这样

29. 你是否经常因为外貌特征而禁止与他人进行身体接触（在接触期间改变身体运动或姿势以隐藏缺陷，例如不让伴侣接触某些身体区域）？
　　0= 从未故意限制身体接触
　　6= 会对每次的身体接触做出限制

30. 避免看自己的身体
　　0=0 天，从未有过
　　6=22~28 天，每天或几乎每天都是这样

31. 避免别人看到自己没有特殊装扮的样子。
　　0=0 天，从未有过
　　6=22~28 天，每天或几乎每天都是这样

32. 你是否经常把自己的外表和别人的相比较？
　　0=0 天，从未有过
　　6=22~28 天，每天或几乎每天都是这样

33. 受测者试图采取补救措施改变外貌特征。
　　请受测者选择可能的补救措施，例如美容手术

34. 过度关注是由外貌特征引起，而不是由其他疾病引起（如厌食症、神经性贪食症或性别认同障碍）
　　0= 是由外貌缺陷引起
　　1= 由其他精神障碍引起

1. 测验记分
（1）总分：1、2、3、22、33、34 不参与自评计分，计算其他 28 题的总分。
（2）维度分
有关外表的先占观念及负性评价：4、6、7、8、9。
在公共场合的自我意识、尴尬和被观察感：10、11、12、13、14、15、16、17。

外表在自我评价中的过分重视：18、19、20、21。

回避行为：23、24、25、26。

掩饰缺陷：27、28、29。

身体检查行为：30、31、32。

（3）躯体变形障碍的诊断

准则1：关注想象中的外貌缺陷。如果有轻微的身体异常，则需要关注的是是否过度。例如，第2题选择0或1；第3题选择0；第9、10、11、18、19题选择4以上。

准则2：过度关注外貌引起显著的痛苦并导致社会、工作或其他重要领域功能受损。例如，第10、11、13题选择4以上；23、24、25、26题选择4以上。

准则3：过度关注是外貌缺陷引起，而不是其他精神障碍。例如，第34题选择0。

2. 结果解释　分数越高，BDD的可能性越大，一般认为总分大于38，可能是BDD。

附录六　社会支持评定量表（SSRS）

指导语：下面的问题用于反映您在社会中所获得的支持，请按各个问题的具体要求，根据您的实际情况填写，谢谢您的合作。

1. 您有多少关系密切，可以得到支持和帮助的朋友？（只选一项）

(1) 一个也没有　　　(2) 1~2个　　　(3) 3~5个　　　(4) 6个或6个以上

2. 近一年来您：（只选一项）

(1) 远离家人，且独居一室

(2) 住处经常变动，多数时间和陌生人住在一起

(3) 和同学、同事或朋友住在一起

(4) 和家人住在一起

3. 您与邻居：（只选一项）

(1) 相互之间从不关心，只是点头之交

(2) 遇到困难可能稍微关心

(3) 有些邻居很关心您

(4) 大多数邻居都很关心您

4. 您与同事：（只选一项）

(1) 相互之间从不关心，只是点头之交

(2) 遇到困难可能稍微关心

(3) 有些同事很关心您

(4) 大多数同事都很关心您

5. 从家庭成员得到的支持和照顾（在合适的框内划"√"）

	无	极少	一般	全力支持
A. 夫妻（恋人）				
B. 父母				
C. 儿女				
D. 兄弟姊妹				
E. 其他成员（如嫂子）				

6. 过去,在您遇到急难情况时,曾经得到的经济支持或解决实际问题的帮助的来源有:

(1) 无任何来源

(2) 下列来源:(可选多项)

A. 配偶;B. 其他家人;C. 朋友;D. 亲戚;E. 同事;F. 工作单位;G. 党团工会等官方或半官方组织;H. 宗教、社会团体等非官方组织;I. 其他(请列出)

7. 过去,在您遇到急难情况时,曾经得到的安慰和关心的来源有:

(1) 无任何来源

(2) 下列来源:(可选多项)

A. 配偶;B. 其他家人;C. 朋友;D. 亲戚;E. 同事;F. 工作单位;G. 党团工会等官方或半官方组织;H. 宗教、社会团体等非官方组织;I. 其他(请列出)

8. 您遇到烦恼时的倾诉方式:(只选一项)

(1) 从不向任何人诉述

(2) 只向关系极为密切的1~2个人诉述

(3) 如果朋友主动询问您会说出来

(4) 主动诉述自己的烦恼,以获得支持和理解

9. 您遇到烦恼时的求助方式:(只选一项)

(1) 只靠自己,不接受别人帮助

(2) 很少请求别人帮助

(3) 有时请求别人帮助

(4) 有困难时经常向家人、亲友、组织求援

10. 对于团体(如党团组织、宗教组织、工会、学生会等)组织活动,您:(只选一项)

(1) 从不参加

(2) 偶尔参加

(3) 经常参加

(4) 主动参加并积极活动

(周雪妃)

主要参考文献

1. 陈祎凡,邓香兰.美容心理学[M].武汉:华中科技大学出版社,2017.

2. 戴维·迈尔斯.心理学[M].9版.黄希庭,等译.北京:人民邮电出版社,2013.

3. 理查德·格里格,菲利普·津巴多.心理学与生活[M].19版.王垒,等译.北京:人民邮电出版社,2014.

4. 程正方,高玉祥,郑日昌.心理学[M].北京:北京师范大学出版社,2011.

5. 姜乾金.医学心理学[M].2版.北京:人民卫生出版社,2010.

6. 范志宏.我国医疗美容行业的发展现状与未来走向——纪念《医疗美容服务管理办法》颁布实施十周年[J].中国医疗美容,2012,(4):6-9.

7. 叶伊琳.心理干预对美容整形受术者心理状态和满意度的影响研究[J].中国美容医学杂志,2015,(9):68-71.

8. 尹康,高伟成,吴国平,等.鼻整形术对受术者体像影响的研究[J].重庆医学,2017,(12):1629-1631.

9. 侯胜群,傅翠霞,陆箴琦.化妆美容在改善肿瘤患者负性情绪中的应用现状[J].中华护理杂志,2017,(2):228-230.

10. 张雪,李珊,刘蕊.整形美容就医者围手术期心理需求现状调查[J].中国医疗美容,2017,(7):82-84.

11. 孟红.美容心理学[M].北京:中国中医药出版社,2018.

12. 何伦.美容临床心理学[M].北京:人民卫生出版社,2011.

13. 陈力.医学心理学[M].2版.北京:北京大学医学出版社,2010.

14. 郭念锋.国家职业资格培训教程心理咨询师(三级)[M].北京:民族出版社,2015.

15. 郭念锋.国家职业资格培训教程心理咨询师(二级)[M].北京:民族出版社,2017.

16. 潘芳,吉峰.心身医学[M].2版.北京:人民卫生出版社,2017.

17. 彭聃龄.普通心理学[M].4版.北京:北京师范大学出版社,2012.

18. 杨凤池.咨询心理学[M].3版.北京:人民卫生出版社,2018.

19. 杨凤池,崔光成.医学心理学[M].3版.北京:北京大学医学出版社,2013.

20. 汪启荣.医护心理学基础[M].北京:人民卫生出版社,2017.

21. 何伦,张逸.美容心理学[M].北京:科学出版社,2013.

22. 胡佩诚.心理治疗[M].3版.北京:人民卫生出版社,2018.

23. 姚树桥.心理评估[M].3版.北京:人民卫生出版社,2018.

24. 李祚山.心理咨询技术[M].重庆:西南师范大学出版社,2014.5

25. 程灶火. 临床心理学[M]. 北京:人民卫生出版社,2014.

26. 科米尔·纽瑞尔斯,奥斯本. 心理咨询师的问诊策略[M].6 版. 张建新,等译. 北京:中国轻工业出版社,2009.

27. 迈克尔·D. 当代行为疗法[M].5 版. 胡彦玮,译. 上海:上海社会科学院出版社,2017.

28. 林潇骁,罗非,王锦琰. 情绪通路异常与认知情绪偏差:慢性痛与抑郁症共病的神经心理机制[J]. 心理科学进展,2016,24(5):725-738.

29. 单凤儒. 营销心理学[M].4 版. 北京:高等教育出版社,2018.

30. 刘树,马英. 营销心理学[M]. 北京:电子工业出版社,2011.

31. 王永. 营销心理学实用教程[M]. 北京:化学工业出版社,2014.

32. 孙庆群. 营销心理学[M].2 版. 北京:科学出版社,2014.

33. Rosen J C, Reiter J. Development of the body dysmorphic disorder examination [J]. Behaviour Research & Therapy, 1996, 34(9):755-766.

34. Brohede S, Wingren G, Wijma B, et al. Validation of the Body Dysmorphic Disorder Questionnaire in a community sample of Swedish women [J]. Psychiatry Research, 2013, 210(2):647-652.

35. Mulkens S, Bos A E, Uleman R, et al. Psychopathology symptoms in a sample of female cosmetic surgery patients. [J]. J PlastReconstrAesthet Surg, 2012, 65(3):321-327.

36. Baykal B, Erdim I, Ozbay I, et al. Evaluation of Relationship Between Body Dysmorphic Disorder and Self-Esteem in Rhinoplasty Candidates [J]. Journal of Craniofacial Surgery, 2015, 26(8):2339-2341.

复习思考题答案要点与模拟试卷

《美容心理学》教学大纲